心臓手術の実際

外科医が語る術式,
麻酔科医が語る心臓麻酔,
臨床工学技士が語る体外循環法

Part 2

[監修]

許 俊鋭
東京大学医学部重症心不全治療開発講座
東京都健康長寿医療センター

山田芳嗣
東京大学大学院医学系研究科外科学専攻
生体管理医学講座麻酔学

百瀬直樹
自治医科大学附属さいたま医療センター臨床工学部

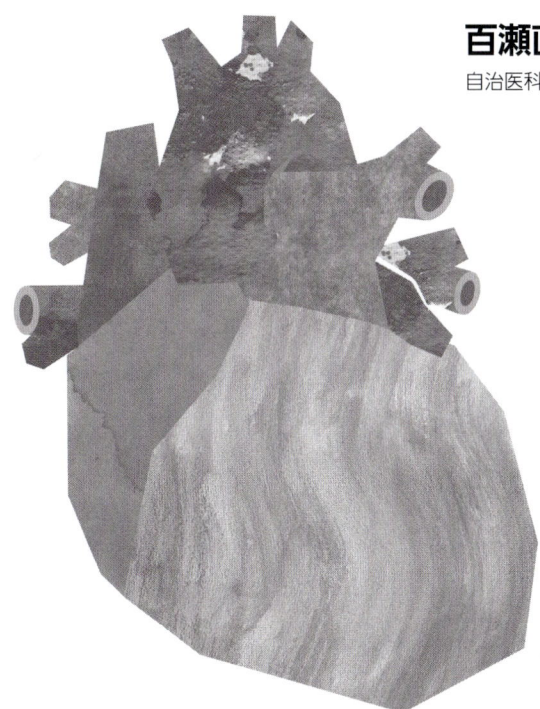

秀潤社

＜初出＞
心臓手術の実際－外科医が語る術式，麻酔科医が語る心臓麻酔，臨床工学技士が語る体外循環法－
月刊誌『Clinical Engineering（クリニカルエンジニアリング）』連載
Vol. 21, No.5, 2010（2010年5月号）～ Vol. 24, No. 1（2013年1月号）よりカテゴリーに分けピックアップして掲載．

　本書に記載されている内容は，出版時の最新情報に基づくとともに，臨床例をもとに正確かつ普遍化すべく，著者，編者，監修者，編集委員ならびに出版社それぞれが最善の努力をしております．しかし，本書の記載内容によりトラブルや損害，不測の事故等が生じた場合，著者，編者，監修者，編集委員ならびに出版社は，その責を負いかねます．
　また，本書に記載されている医薬品や機器等の使用にあたっては，常に最新の各々の添付文書や取り扱い説明書を参照のうえ，適応や使用方法等をご確認ください．

株式会社 学研メディカル秀潤社

序　文

　2008年に(株)秀潤社(現・(株)学研メディカル秀潤社)から『心臓手術の実際』を出版しました．この企画は月刊誌『クリニカルエンジニアリング』で2005年に始まった3年間の連載企画「心臓手術の実際−外科医が語る術式，臨床工学技士が語る体外循環法−」を集大成したものでした．

　「心臓手術の実際」を企画した動機は，私が大学を卒業し三井記念病院に入局した翌年出版された『Cardiopulmonary PERFUSION』(CC Reed & DK Clark著, 1975年)という体外循環の教科書にあります．Denton A Cooleyが率いるTexus Heart InstituteのSchool of Perfusion TechnologyのDirectorとAssociate DirectorであるReedとClarkが著したPerfusionist(体外循環士)向けの教科書ですが，単に体外循環法の教科書ではなく，「心臓手術と一体となった体外循環」の教科書であり，その内容は本当にすばらしいものでした．医師向けの心臓外科手術書よりも手術症例の解剖学・病態生理をはじめ，手術術式や病態生理に応じた体外循環法が実にわかりやすく，理路整然と記述してありました．体外循環担当のME技士(当時)たちと一緒にこの英文の教科書を読み，「この疾患の解剖学・病態生理がこうだ，手術術式がこうだから米国ではこのように体外循環を回しているんだよ」などと議論し合い，多少，医師らしい面目を保ったことを覚えています．

　私が月刊誌『クリニカルエンジニアリング』の編集に参加したときから，単なる体外循環の教科書ではなく，各心臓疾患の解剖学や病態生理，手術術式に応じた体外循環法など実践に則した米国の教科書に勝るとも劣らない体外循環の教科書を作りたいと考えていました．2005年秋に「心臓手術の実際−外科医が語る術式，臨床工学技士が語る体外循環法−」が3年間の連載企画として採用され，その後，1冊の教科書『心臓手術の実際』としてまとめられました．日本の心臓外科エキスパートが実際の手術術式について語り，そのパートナーである体外循環のエキスパートが実践的な体外循環法を語るという，きわめてユニークな企画でした．出版後この教科書は，出版社の想像以上に好評で増刷し，心臓外科医・臨床工学技士のみならず，特に心臓麻酔に携わる麻酔科の先生方に広く読まれていることがわかりました．

　心臓手術に係る手術術式・麻酔法・体外循環法は日進月歩の世界です．連載企画「心臓手術の実際」をスタートして5年経た2010年5月になって，この間の心臓外科の進歩に対応した心臓麻酔も含めた新しい連載企画「心臓手術の実際−外科医が語る術式，麻酔科医が語る心臓麻酔，臨床工学技士が語る体外循環法−」が始まりました．今回の企画は，多くの施設の外科・麻酔科・ME部門の先生方の大きな関心と熱意の下に，多くの術式が取り上げられ，また，監修には山田芳嗣　東京大学大学院医学系研究科外科学専攻生体管理医学講座麻酔学教授に加わっていただき，協力監修として林田眞和　順天堂大学医学部附属順天堂医院麻酔科・ペインクリニック教授，西部伸一　埼玉医科大学国際医療センター麻酔科准教授，百瀬直樹　自治医科大学附属さいたま医療センター臨床工学部技師長にも参加していただき，細部にわたり専門家の目が行き届いた企画になるよう努力しました．3年半に及ぶ長期連載企画となるため，一度，書籍にまとめました(書籍では，百瀬氏は監修)．

　本邦には，心臓外科医と麻酔科医，体外循環担当の臨床工学技士がパートナーを組んで，個々の心臓手術の術式や麻酔法，体外循環法を概説した教科書はありません．世界にもそのような教科書はないと思います．本書が，日々心臓外科手術に携わっている若手心臓外科医・麻酔科医や臨床工学技士の実践的教科書として，心臓外科手術成績の向上と医学の進歩に貢献できることを願っています．

2013年3月　　許　俊鋭

序　文

　月刊誌『クリニカルエンジニアリング』に連載された「心臓手術の実際－外科医が語る術式，麻酔科医が語る心臓麻酔，臨床工学技士が語る体外循環法－」を単行本化しました．この本は，2008年に刊行された同名の単行本を継承するものですが，心臓外科手術の進歩と変遷を踏まえてまったく新しく執筆され，さらに麻酔科医が執筆した心臓麻酔のパートが付け加えられています．

　チーム医療としての心臓外科手術が成立するための基盤は，外科医，麻酔科医，臨床工学技士が行っていることに対するお互いの間の適確な理解です．麻酔科医にとっても，外科医，臨床工学技士が行っていることに対する十分な知識をもつことが大変重要であり，その相互理解の基盤のうえに，適確なコミュニケーションを実践していくことが質の高い医療を実現する要諦であると思います．この本が編纂された趣旨は，まさしくそこにあります．

　この本はいわゆる「標準」的な教科書ではなく実際を記述した実践書ですが，普段心臓手術を一緒に担当している外科医，麻酔科医，臨床工学技士が，特定の疾患病態に対する特定の手術に関して記述していることに大きな特徴があります．麻酔科の立場からいえば，麻酔法や麻酔管理関連事項にはバリエーションがあり，多くの適切なやり方があります．どれが絶対的に正しいと決定できるものではなく，適否は結果が示します．麻酔方法や麻酔管理の記述に関して一般性を重視すれば，実際のプラクティスの記述という面では，かなり漠然としたものになってしまいます．この本では心臓麻酔の現場が執筆者の施設であるという具体性をもっていますので，図らずも，「自分はこういった症例に対しこうやって麻酔をかけていますよ」という内容になっています．したがって，薬剤の種類や用量はオルターナティブを列挙することなく，この薬のこの量を使用するというようにシンプルであり，選択の「まよい」がありません．また，臨床現場での実践の感覚を生かした形で，コミュニケーションの送り手と受け手の関係を読み取ることができるので，3つのパートを興味深く読み進めることができます．したがって，心臓麻酔だけに専従していない麻酔科医にとっても日々の臨床の実践に参考となる部分が大変多いと考えています．

　このような個性的な特徴をもつ本書が，前書同様，若手心臓外科医，麻酔科医，臨床工学技士，看護師に幅広く読まれ，そして，多くの麻酔科医の臨床の実践に役に立つ参考書となれば幸いです．

2013年3月　山田芳嗣

序　文

　人工心肺を用いた心臓外科手術の歴史は，わずか60年に過ぎません．そして，対象とする患者や術式によって体外循環法が異なるため，標準化された体外循環法システムはいまだ存在しないのです．今も各施設で工夫・研究され，試行錯誤を繰り返しながら，より高い次元の手術手技・麻酔法・体外循環法を目指し，進化の過程にあるのです．

　標準化はともかく，各施設であらゆる患者・あらゆる術式に対応できるシステムを構築しておくのが理想です．しかし，すべての術式を日常的に経験できる施設はほとんどありません．ならば，多くの施設に赴きさまざまな経験を積みたいところですが，それは現実的ではありません．本書はそれに応えるべく，幅広い施設において，それぞれの手術経験豊富なスペシャリストが解説した，まさに「心臓手術の実際」なのです．本書には，多くの術式・麻酔法・体外循環のバリエーションが掲載されていて，読者自身の施設で生かすことができる材料が必ずあるはずです．

　また心臓血管外科手術では，外科医・麻酔科医・看護師・体外循環を担当する臨床工学技士で構成される心臓血管手術チーム内の連携がとても重要になります．チーム内の互いの仕事の手技や方法・注意点や問題点，そして潜むリスクを知り，共有していなければならないのです．

　本書は，外科医の視点・麻酔科医の視点・体外循環技士の視点で書かれた，心臓血管手術チームの連携のための実践書でもあるのです．

2013年3月　　百瀬直樹

【監修】

許　俊鋭	東京大学医学部重症心不全治療開発講座, 東京都健康長寿医療センター
山田芳嗣	東京大学大学院医学系研究科外科学専攻生体管理医学講座麻酔学
百瀬直樹	自治医科大学附属さいたま医療センター臨床工学部

【協力監修】

林田眞和	順天堂大学医学部附属順天堂医院麻酔科・ペインクリニック, 順天堂大学大学院疼痛管理学（麻酔科・ペインクリニック講座）
西部伸一	埼玉医科大学国際医療センター麻酔科

【執筆者】

[外科医]（50音順）

饗庭　了	慶應義塾大学外科（心臓血管外科）
青木　満	千葉県こども病院心臓血管外科
荒井裕国	東京医科歯科大学医学部附属病院心臓血管外科
荒木善盛	名古屋大学大学院医学系研究科心臓外科
猪飼秋夫	岩手医科大学附属病院循環器医療センター心臓血管外科
市川　肇	国立循環器病研究センター 小児心臓外科
今中和人	埼玉医科大学総合医療センター心臓血管外科
上田裕一	名古屋大学大学院医学系研究科心臓外科
大野貴之	社会福祉法人三井記念病院心臓血管外科
岡林　均	岩手医科大学附属病院循環器医療センター心臓血管外科
小田晋一郎	九州厚生年金病院心臓血管外科（元・福岡市立こども病院・感染症センター心臓血管外科）
小出昌秋	社会福祉法人聖隷福祉事業団総合病院聖隷浜松病院心臓血管外科
齋木佳克	東北大学病院心臓血管外科
齋藤　綾	東京大学医学部附属病院心臓外科
坂本吉正	東京慈恵会医科大学附属病院心臓外科
坂本貴彦	長野県立こども病院心臓血管外科
鈴木孝明	埼玉医科大学国際医療センター小児心臓外科
髙本眞一	社会福祉法人三井記念病院院長
新田　隆	日本医科大学外科・心臓血管外科
根本　淳	済生会横浜市東部病院心臓血管外科（元・慶應義塾大学医学部外科（心臓血管））
原田順和	長野県立こども病院病院長
廣本敦之	中頭病院心臓血管外科（元・日本医科大学外科・心臓血管外科）
福永周司	久保田アネックスクリニック外科（元・久留米大学医学部外科学講座）
宮入　剛	社会福祉法人三井記念病院心臓血管外科
宮城直人	町田市民病院心臓血管外科（元・東京医科歯科大学医学部附属病院心臓血管外科）
村田眞哉	地方独立行政法人静岡県立病院機構静岡県立こども病院心臓血管外科
森田茂樹	佐賀大学医学部胸部・心臓血管外科
四津良平	慶應義塾大学医学部外科（心臓血管）

[麻酔科医]

市野　隆	信州大学医学部麻酔・蘇生学教室（元・長野県立こども病院麻酔科）
伊藤明日香	久留米大学医学部麻酔学講座
内田篤治郎	東京医科歯科大学医学部附属病院麻酔蘇生ペインクリニック科
大西佳彦	国立循環器病研究センター手術部
大野長良	社会福祉法人三井記念病院集中治療部
大畑　淳	長野県立こども病院麻酔科
岡本靖久	イムス葛飾ハートセンター麻酔科（元・東京慈恵会医科大学麻酔科学講座）
小野寺英貴	日本医科大学千葉北総病院麻酔科（日本医科大学麻酔科学講座）
門崎　衛	自治医科大学とちぎ子ども医療センター小児手術・集中治療部（元・岩手医科大学附属病院循環器医療センター麻酔科）
香取信之	慶應義塾大学医学部麻酔学教室
菅　康二郎	名古屋大学医学部附属病院麻酔科
北村祐司	千葉大学医学部附属病院麻酔・疼痛・緩和医療科（元・地方独立行政法人静岡県立病院機構静岡県立こども病院麻酔科）

栗原理恵子	名古屋第一赤十字病院麻酔科		岩城秀平	地方独立行政法人静岡県立病院機構
	（元・国立循環器病研究センター麻酔科）			静岡県立こども病院診療支援部臨床工学室
黒澤　伸	東北大学病院麻酔科		金子　克	長野県立こども病院臨床工学科
小林隆史	岩手医科大学麻酔学講座		菊地昭二	東北大学病院診療技術部臨床工学部門
小山　薫	埼玉医科大学総合医療センター麻酔科		北本憲永	社会福祉法人聖隷福祉事業団総合病院
近藤一郎	東京慈恵会医科大学麻酔科学講座			聖隷浜松病院臨床工学室
坂本篤裕	日本医科大学麻酔科学講座		北脇丈博	埼玉医科大学総合医療センター
鈴木健二	岩手医科大学麻酔学講座			MEサービス部
鈴木清由	社会福祉法人聖隷福祉事業団総合病院		久保　仁	東京大学医学部附属病院医療機器管理部
	聖隷浜松病院麻酔科		久保田好光	岩手医科大学附属病院臨床工学部
住吉理絵子	福岡市立こども病院・感染症センター麻酔科		倉島直樹	東京医科歯科大学医学部附属病院
谷川義則	佐賀大学医学部附属病院麻酔科蘇生科			MEセンター
寺嶋克幸	社会福祉法人三井記念病院麻酔科		小島英樹	久留米大学病院臨床工学センター
外山裕章	東北大学病院麻酔科		佐々木　章	千葉県立こども病院臨床工学科
西部伸一	埼玉医科大学国際医療センター麻酔科		佐藤直己	長野県立こども病院臨床工学科
西脇公俊	名古屋大学医学部附属病院麻酔科		佐野　茂	久留米大学病院臨床工学センター
原　真理子	千葉県こども病院麻酔科		清水裕也	東北大学病院診療技術部臨床工学部門
平井絢子	社会福祉法人三井記念病院麻酔科（非常勤）,		鈴木健一	日本医科大学付属病院ME部
	東京大学医学部附属病院		田中　淳	佐賀大学医学部附属病院MEセンター
	麻酔科・痛みセンター		新美伸治	名古屋大学医学部附属病院医療技術部
平川奈緒美	佐賀大学医学部麻酔・蘇生学講座			臨床工学部門
三島康典	久留米大学医学部麻酔学講座		林　輝行	国立循環器病研究センター臨床工学部
三輪明子	東北大学病院麻酔科		又吉　徹	慶應義塾大学病院医用工学センター
森　芳映	東京大学医学部附属病院		森田雅教	慶應義塾大学病院医用工学センター
	麻酔科・痛みセンター		山口由美子	埼玉医科大学総合医療センター
山田達也	慶應義塾大学医学部麻酔学教室			MEサービス部
渡邉誠之	九州歯科大学生体機能制御学歯科侵襲制御		山下好史	社会福祉法人三井記念病院MEセンター
	学分野（元・久留米大学医学部麻酔学講座）		吉川貴則	福岡市立こども病院・感染症センター
				臨床工学部
[臨床工学技士]			吉田　譲	埼玉医科大学国際医療センター
安藤理香	東京慈恵会医科大学附属病院臨床工学部			MEサービス部
石井和行	社会福祉法人三井記念病院MEセンター		渡辺　猛	社会福祉法人三井記念病院MEセンター
泉田拓也	岩手医科大学附属病院臨床工学部			

本書の構成と読み方

本書の第Ⅱ章，第Ⅲ章は，1つの疾患について，次の❶❷❸で構成しています．

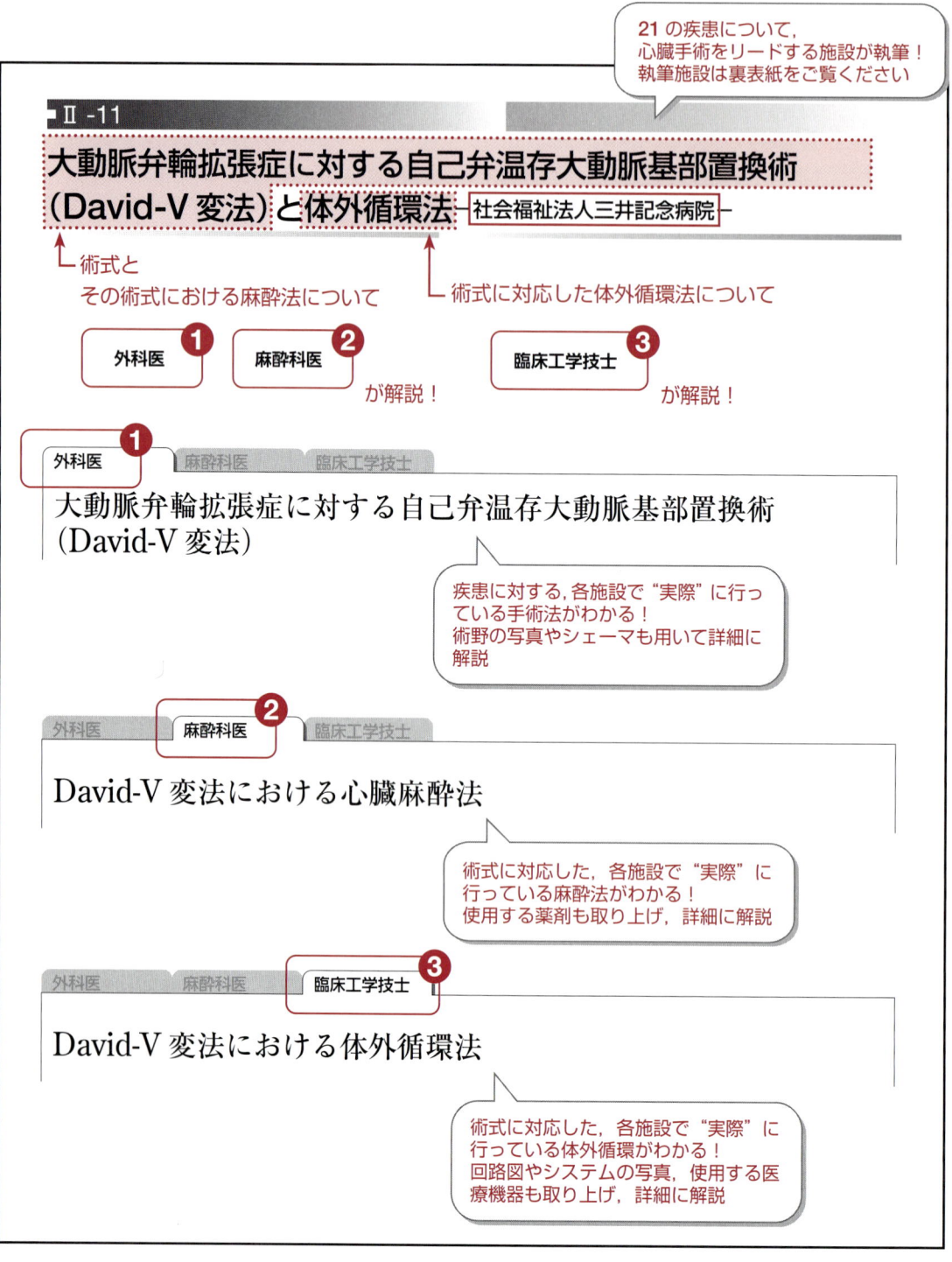

CONTENTS

本書の見方と構成 …………………………………………………………………… 8
略語一覧 ……………………………………………………………………………… 16

第Ⅰ章 体外循環の基本

Ⅰ-1. 人工心肺システム …………………………………………………… 百瀬直樹　20
1．複合的な機能をもつ人工心肺／2．血液ポンプ／3．脱血法／4．体外循環回路の構成の例／5．膜型人工肺の構造／6．ガス交換膜

Ⅰ-2. 人工心肺操作 ………………………………………………………… 百瀬直樹　26
1．体外循環の実際／2．体外循環開始／3．部分体外循環から完全体外循環／4．大動脈遮断と心筋保護／5．心内操作とサクション／6．復温開始と気泡抜き／7．大動脈遮断解除／8．完全体外循環から部分体外循環／9．離脱の確認／10．体外循環の終了／11．体外循環終了後の処置／12．プロタミン硫酸塩投与と残血処理

第Ⅱ章 成人の症例

■ 弁疾患：僧帽弁

Ⅱ-1. 僧帽弁置換術と体外循環法 —佐賀大学医学部附属病院—

外科医 僧帽弁置換術の対象となる疾患の解剖と病態生理，および手術術式 … 森田茂樹　34
1．はじめに／2．僧帽弁置換術のための解剖／3．僧帽弁置換術の対象となる疾患／4．僧帽弁置換術のための視野確保の方法／5．心筋保護の重要性／6．合併手術・特殊な病態／7．おわりに

麻酔科医 僧帽弁置換術における麻酔管理 ………………………… 谷川義則，平川奈緒美　37
1．はじめに／2．麻酔管理の実際

臨床工学技士 僧帽弁置換術における体外循環法 ………………………………… 田中　淳　40
1．当院における標準的体外循環法／2．僧帽弁置換術における体外循環の実際／3．僧帽弁置換術における体外循環のポイント

Ⅱ-2. 僧帽弁形成術と体外循環法 —東京慈恵会医科大学附属病院—

外科医 僧帽弁形成術の対象となる疾患の解剖と病態生理，および手術術式 … 坂本吉正　44
1．僧帽弁の解剖と病態生理／2．診断と術式／3．僧帽弁形成術に関する臨床工学技士が知っておくべき知識

麻酔科医 僧帽弁形成術における麻酔 ……………………………… 岡本靖久，近藤一郎　47
1．はじめに／2．僧帽弁閉鎖不全症に対する手術／3．僧帽弁閉鎖不全症の一般的な注意

点／4. 術前TEE／5. 術後TEE／6. 実際の麻酔管理

| 臨床工学技士 | **僧帽弁形成術における体外循環法** ……………………………… 安藤理香 | 50 |

1. 標準的体外循環法／2. 僧帽弁形成術に対応した体外循環の実際／3. 僧帽弁形成術に対応した体外循環におけるポイント

II-3. 心室細動下僧帽弁手術と体外循環法 －埼玉医科大学総合医療センター－

| 外科医 | **心室細動下僧帽弁手術の術式** ……………………………… 今中和人 | 54 |

1. 心室細動下僧帽弁手術の対象，病態生理／2. 心室細動下僧帽弁手術の実際／3. 術式に関する知識

| 麻酔科医 | **心室細動下僧帽弁手術における心臓麻酔法** ……………………………… 小山　薫 | 56 |

1. 麻酔法の実際／2. 麻酔に関する知識

| 臨床工学技士 | **心室細動下僧帽弁形成術における体外循環法** ……………… 北脇丈博，山口由美子 | 59 |

1. 当院における標準的体外循環法／2. 心室細動下僧帽弁形成術における体外循環法／3. 心室細動下僧帽弁形成術に対応した体外循環のポイント

II-4. 心房細動手術（Maze手術，Radial手術）と体外循環法 －日本医科大学付属病院－

| 外科医 | **心房細動手術の実際** ……………………………… 廣本敦之，新田　隆 | 63 |

1. はじめに／2. 心房細動手術の概要／3. 心房細動手術の実際

| 麻酔科医 | **心房細動手術における麻酔** ……………………………… 小野寺英貴，坂本篤裕 | 65 |

1. はじめに／2. 入室から麻酔導入，執刀までの準備／3. おわりに

| 臨床工学技士 | **心房細動手術における体外循環法** ……………………………… 鈴木健一 | 68 |

1. 当院における標準的体外循環法／2. 当院における心房細動手術に対応した体外循環の実際／3. 当院における心房細動手術に対応した体外循環におけるポイント

II-5. 虚血性僧帽弁閉鎖不全症に対する心拍動下僧帽弁形成術と体外循環法
－東京医科歯科大学医学部附属病院－

| 外科医 | **虚血性僧帽弁閉鎖不全症に対する心拍動下僧帽弁形成術** …… 宮城直人，荒井裕国 | 73 |

1. 虚血性僧帽弁閉鎖不全症の病態生理／2. 心拍動下僧帽弁形成術の実際／3. 当院における僧帽弁手術の成績

| 麻酔科医 | **IMRに対する僧帽弁形成術における麻酔** ……………………………… 内田篤治郎 | 75 |

1. IMRに対する僧帽弁形成術における麻酔法の実際／2. IMRに対する僧帽弁形成術における麻酔に関する知識

| 臨床工学技士 | **IMRに対する手術における体外循環** ……………………………… 倉島直樹 | 77 |

1. 標準的人工心肺システム構成／2. 標準体外循環法／3. IMRに対する手術における体外循環の手順／4. IMRに対する体外循環のポイント

II-6. 低侵襲心臓外科手術（MICS）における体外循環法 －慶應義塾大学病院－

| 外科医 | **低侵襲心臓外科手術（MICS）における僧帽弁手術** ……………… 根本　淳，四津良平 | 82 |

1. MICSにおける僧帽弁手術について／2. 当院のMICSにおける僧帽弁手術の実際／3. 臨床工学技士が知っておくべき低侵襲僧帽弁手術に関連した周辺知識／4. おわりに

| 麻酔科医 | **MICSに対応した麻酔法** ……………………………………………… 山田達也 | 84 |

1．はじめに／2．麻酔法／3．体外循環前のチェック／4．送血管と脱血管の挿入／5．心筋保護／6．心腔内遺残空気／7．体外循環からの離脱／8．まとめ

| 臨床工学技士 | **MICSにおける体外循環法** ……………………………………………… 又吉　徹 | 87 |

1．当院における標準的体外循環法／2．MICSでの体外循環の実際／3．MICSにおける体外循環のポイント

■ 弁疾患：大動脈弁（機械弁・ステントレス弁）

II-7. 大動脈弁置換術と体外循環法－久留米大学病院－

| 外科医 | **大動脈弁置換の術式** ……………………………………………… 福永周司 | 91 |

1．大動脈弁膜症の解剖学・病態生理／2．大動脈弁置換術（AVR）の実際／3．AVRについて臨床工学技士が知っておくべき知識

| 麻酔科医 | **AVRにおける麻酔方法** ……………………………… 渡邉誠之，三島康典，伊藤明日香 | 94 |

1．はじめに／2．AVRの麻酔に使う薬剤／3．ASの病態生理／4．ASにおける麻酔の方針／5．大動脈弁閉鎖不全症の病態生理／6．大動脈弁閉鎖不全症における麻酔の方針／7．体外循環と心筋保護／8．体外循環離脱法／9．大きな声ではっきりと伝える－まず，できることから始めよう－

| 臨床工学技士 | **AVRにおける体外循環** ……………………………………… 小島英樹，佐野　茂 | 96 |

1．当院における標準的体外循環法／2．AVRに対する体外循環の実際／3．AVRに対する体外循環のポイント

■ 弁疾患：大動脈弁（ステントレス弁）

II-8. ステントレス弁を用いた大動脈弁置換術と体外循環法
－岩手医科大学附属病院循環器医療センター－

| 外科医 | **ステントレス弁を用いた大動脈弁置換術** ………………………………… 岡林　均 | 100 |

1．はじめに／2．大動脈弁の解剖／3．ステントレス弁，術式の特徴／4．植込み後の問題点／5．有効弁口面積の大きいステント付き弁の登場／6．再手術の問題点／7．おわりに

| 麻酔科医 | **大動脈弁置換術における麻酔法** ……………………………… 小林隆史，鈴木健二 | 102 |

1．はじめに／2．subcoronary法における麻酔法の実際／3．full root法における麻酔法の実際／4．麻酔に関する知識（臨床工学技士との連携）

| 臨床工学技士 | **大動脈弁置換術における体外循環法** ……………………………………… 泉田拓也 | 105 |

1．体外循環システム／2．大動脈弁置換術における体外循環の実際／3．体外循環のポイント

■ 弁疾患：狭小大動脈弁

II-9. 大動脈弁輪拡大術と体外循環法－名古屋大学医学部附属病院－

| 外科医 | **大動脈弁輪拡大術の術式** ……………………………………… 荒木善盛，上田裕一 | 109 |

1．はじめに／2．狭小大動脈弁輪の解剖と病態生理／3．狭小弁輪に対する術式／4．弁輪拡大術に関する知識

| 麻酔科医 | **大動脈弁輪拡大術の麻酔** ……………………………………… 菅　康二郎，西脇公俊 | 111 |

1. はじめに／2. ASについて／3. ASの周術期管理／4. 麻酔方法／5. 大動脈弁輪拡大術について／6. 要点のまとめ／7. おわりに

| 臨床工学技士 | **大動脈弁輪拡大術の体外循環法** ……………………………………………… 新美伸治 | 114 |

1. システム構成／2. 狭小弁輪に伴う弁輪拡大術に対応した体外循環と手順／3. 狭小弁輪に伴う弁輪拡大術における体外循環のポイント

■ **弁疾患：大動脈弁および大動脈基部**

II-10. 大動脈基部置換術（Bentall手術）と体外循環法 －東北大学病院－

| 外科医 | **大動脈基部置換術（Bentall手術）の実際** ………………………………… 齋木佳克 | 118 |

1. 対象疾患の解剖と病態生理／2. 大動脈基部置換術（Bentall手術）の実際の術式／3. 臨床工学技士が知っておくべき知識

| 麻酔科医 | **大動脈基部置換術（Bentall手術）における麻酔** ……… 三輪明子，外山裕章，黒澤　伸 | 121 |

1. 大動脈基部置換術（Bentall手術）における麻酔法の実際／2. 大動脈基部置換術（Bentall手術）における麻酔に関する知識

| 臨床工学技士 | **大動脈基部置換術（Bentall手術）における体外循環** ………… 清水裕也，菊地昭二 | 124 |

1. 当院における標準的体外循環法／2. 大動脈基部置換術（Bentall手術）に対する体外循環／3. 大動脈基部置換術（Bentall手術）に対する体外循環のポイント

II-11. 大動脈弁輪拡張症に対する自己弁温存大動脈基部置換術（David-V変法）と体外循環法 －社会福祉法人三井記念病院－

| 外科医 | **大動脈弁輪拡張症に対する自己弁温存大動脈基部置換術（David-V変法）**

　　　　　　　　　　　　　　　　　　　　　　　　　髙本眞一，宮入　剛，大野貴之 129

1. 大動脈弁輪拡張症（AAE）の病態と術式／2. UT modification 手術法

| 麻酔科医 | **David-V変法における心臓麻酔法** …………………… 平井絢子，大野長良，寺嶋克幸 | 133 |

1. はじめに／2. 麻酔方法／3. 麻酔に関する知識

| 臨床工学技士 | **David-V変法における体外循環法** ………………… 渡辺　猛，石井和行，山下好史 | 135 |

1. 当院における標準的体外循環法／2. David-V変法に対応した体外循環の実際／3. David-V変法に対応した体外循環におけるポイント

II-12. ホモグラフトを用いた大動脈基部置換術と体外循環法
－東京大学医学部附属病院－

| 外科医 | **ホモグラフトを用いた大動脈基部置換術** …………………………………… 齋藤　綾 | 139 |

1. ホモグラフトを用いた大動脈基部置換術が必要となる病態生理／2. ホモグラフトの凍結・解凍／3. 手術手技／4. 東京大学組織バンクから提供されたホモグラフトの遠隔期成績／5. おわりに

| 麻酔科医 | **ホモグラフトを用いた大動脈基部置換術の麻酔** …………………………… 森　芳映 | 142 |

1. はじめに／2. 再開胸手術に対する準備と注意点／3. 麻酔管理／4. おわりに

| 臨床工学技士 | ホモグラフトを用いた大動脈基部置換術の体外循環 ……………… 久保 仁 | 144 |

1. 当院の基本的な体外循環／2. ホモグラフトを用いた大動脈基部置換術における体外循環／3. ホモグラフトを用いた大動脈基部置換術における体外循環の特殊性／4. まとめ

第Ⅲ章 小児の症例

■ 心房・心室中隔疾患

Ⅲ-1. 小切開右側開胸アプローチによる心房中隔欠損症手術と体外循環法
－千葉県こども病院－

| 外科医 | 小切開右側開胸アプローチによる心房中隔欠損症に対する手術 ……… 青木 満 | 150 |

1. 解剖／2. 病態生理／3. 治療／4. 当院での術式／5. 手術における留意点

| 麻酔科医 | 心房中隔欠損閉鎖術の麻酔 …………………………………………… 原 真理子 | 153 |

1. はじめに／2. ASD患者の特徴／3. 心房中隔欠損閉鎖術の麻酔／4. おわりに

| 臨床工学技士 | ASDに対する手術における体外循環法 ………………………… 佐々木 章 | 155 |

1. 当院における標準体外循環法／2. ASDに対応した体外循環の方法と手順／3. ASDに対応した体外循環におけるポイント

Ⅲ-2. 心室中隔欠損症に対する手術と体外循環法 －長野県立こども病院－

| 外科医 | 心室中隔欠損孔閉鎖手術の実際 ……………………… 坂本貴彦, 原田順和 | 160 |

1. 心室中隔欠損症の解剖学, 病態生理／2. 欠損孔閉鎖術の実際／3. 臨床工学技士が知っておくべき知識

| 麻酔科医 | VSDに対する麻酔法 ……………………………………… 市野 隆, 大畑 淳 | 163 |

1. VSDの術式における当院で行われている麻酔法の実際／2. VSDの術式における麻酔に関する知識

| 臨床工学技士 | VSD手術における体外循環法 ………………………… 佐藤直己, 金子 克 | 165 |

1. 当院における標準的新生児・小児体外循環法／2. VSD手術に対応した体外循環法と手順／3. VSD手術に対応した体外循環のポイント

Ⅲ-3. 小児における心室中隔欠損症に対する無輸血開心術と体外循環法
－社会福祉法人聖隷福祉事業団総合病院聖隷浜松病院－

| 外科医 | 小児無輸血開心術 ……………………………………………………… 小出昌秋 | 171 |

1. 小児における無輸血開心術とは／2. 無輸血開心術を含むVSDの手術適応／3. VSDに対する無輸血開心術の方法／4. 無輸血開心術における臨床工学技士に必要な知識

| 麻酔科医 | 小児無輸血開心術の麻酔 ……………………………………………… 鈴木清由 | 173 |

1. はじめに／2. 許容される血液希釈／3. 輸血による副作用と感染／4. モニタリング／5. 凝固系の管理／6. 麻酔法と経時的な流れ／7. おわりに

| 臨床工学技士 | 小児の無輸血開心術における体外循環法 …………………… 北本憲永 | 176 |

1. はじめに／2. 体外循環システム／3. 体外循環の方法／4. 小児体外循環のポイント

III-4. 心内膜床欠損症に対する手術と体外循環法 －慶應義塾大学病院－

外科医 心内膜床欠損症に対する手術術式 ……………………………………………………… 饗庭　了　181
1. 心内膜床欠損の解剖学，病態生理／2. 手術の実際／3. 関連した周辺知識

麻酔科医 心内膜床欠損症の心内修復術における麻酔管理 ……………………………… 香取信之　183
1. 心内膜床欠損症における麻酔管理のポイント／2. 体外循環前／3. 体外循環中／4. 体外循環離脱後

臨床工学技士 心内膜床欠損症手術における体外循環 ……………………………………… 森田雅教　186
1. 標準的小児体外循環システム／2. 心内膜床欠損症における体外循環／3. 心内膜床欠損症手術における体外循環のポイント

■ ファロー四徴症

III-5. ファロー四徴症に対する手術と体外循環法 －国立循環器病研究センター－

外科医 ファロー四徴症に対する手術 ……………………………………………………… 市川　肇　191
1. ファロー四徴症概要／2. 症状／3. 治療／4. 根治術の流れ／5. 術中の評価方法／6. まとめ

麻酔科医 TOFにおける麻酔法の実際 ……………………………………… 栗原理恵子，大西佳彦　194
1. 術前評価ではBTシャントの既往，anoxic spellを確認／2. 術中管理／3. TOFの手術における麻酔に関する知識

臨床工学技士 TOFに対する手術における体外循環法 ……………………………………… 林　輝行　198
1. 当院における標準的体外循環法（新生児・乳幼児）／2. TOFに対応した体外循環の実際／3. TOFに対応した体外循環におけるポイント

III-6. 肺動脈閉鎖兼心室中隔欠損を伴うファロー四徴症に対するunifocalizationと体外循環法 －岩手医科大学附属病院循環器医療センター－

外科医 肺動脈閉鎖兼心室中隔欠損，MAPCAの解剖と病態生理，およびunifocalizationの術式 …………………………………………………………………………… 猪飼秋夫　205
1. 肺動脈閉鎖兼心室中隔欠損を伴うファロー四徴症の解剖，病態生理／2. unifocalizationの術式

麻酔科医 ファロー四徴症に対するunifocalizationにおける麻酔法 ……………… 門崎　衛　208
1. unifocalizationにおける麻酔法の実際／2. unifocalizationにおける麻酔中の循環呼吸管理の実際／3. unifocalizationにおける麻酔に関する知識／4. 揮発性吸入麻酔薬／5. チアノーゼ性心疾患における輸血の考え方／6. 並列循環におけるrSO$_2$とSpO$_2$モニタの意義

臨床工学技士 標準的新生児・小児体外循環システムとファロー四徴症に対するunifocalizationにおける体外循環法 ……………………………………………………… 久保田好光　210
1. 当院における体外循環システム構成／2. 充填液および組成／3. 標準的体外循環法／4. ファロー四徴症に対するunifocalizationに対応した体外循環のポイント

■ 心房・心室疾患

Ⅲ-7. 左心低形成症候群に対するNorwood手術と体外循環法
― 福岡市立こども病院・感染症センター ―

[外科医] 左心低形成症候群に対するNorwood手術 ……………………………… 小田晋一郎　214
　1．左心低形成症候群の解剖学，病態生理／2．Norwood手術の実際／3．Norwood手術に関する知識

[麻酔科医] Norwood手術の麻酔法 ……………………………………………………… 住吉理絵子　217
　1．当院で行っている麻酔法の実際／2．麻酔管理上必要な知識

[臨床工学技士] Norwood手術における体外循環法 ……………………………………… 吉川貴則　219
　1．人工心肺システムの基本構成／2．標準的体外循環法／3．Norwood手術に対応した体外循環の方法と手順／4．Norwood手術に対応した体外循環管理のポイント

Ⅲ-8. 単心室治療におけるFontan手術（TCPC）と体外循環法
― 地方独立行政法人静岡県立病院機構静岡県立こども病院 ―

[外科医] 単心室治療におけるFontan手術（TCPC）の術式 ……………………… 村田眞哉　225
　1．対象となる疾患の解剖・病態生理／2．当院での術式／3．術式に関する知識

[麻酔科医] 単心室治療―Fontan手術（TCPC）―における麻酔 ………………… 北村祐司　228
　1．はじめに／2．麻酔法の実際／3．臨床工学技士との連携

[臨床工学技士] 単心室治療―Fontan手術（TCPC）―における体外循環 ……… 岩城秀平　230
　1．当院における標準的体外循環法／2．単心室治療時の体外循環法／3．単心室治療時の体外循環のポイント

■ 単心室および弁疾患

Ⅲ-9. Damus-Kaye-Stansel（DKS）手術と体外循環法
― 埼玉医科大学国際医療センター ―

[外科医] Damus-Kaye-Stansel（DKS）手術の実際 ………………………………… 鈴木孝明　235
　1．疾患の解剖学，病態生理／2．当院での術式／3．術式に関する知識

[麻酔科医] Damus-Kaye-Stansel（DKS）手術の麻酔 ……………………………… 西部伸一　238
　1．術前評価／2．術中管理

[臨床工学技士] Damus-Kaye-Stansel（DKS）手術における体外循環法 ………… 吉田　譲　240
　1．当院における小児体外循環（人工心肺システム構成と安全制御機構）／2．標準的体外循環法／3．DKS手術に対応した体外循環の実際とポイント

索引 ……………………………………………………………………………………………………… 247

略語一覧

第Ⅱ章，第Ⅲ章の略語とそのフルスペルをまとめた．

A	artery	CRC	concentrated red blood cells
A-A	arterioarterial	CS	coronary sinus
AAE	annuloaortic ectasia	CT	computed tomography
ABP	arterial blood pressure	CUF	continuous ultrafiltration
AC	anterolateral commissure	CVP	central venous pressure
ACE	angiotensin-converting enzyme	DCM	dilated cardiomyopathy
ACP	antegrade cardioplegia	DEHP	diethylhexyl phthalate
ACS	acute coronary syndrome	DHCA	deep hypothermia circulatory arrest
ACT	activated coagulation time	DILV	double inlet left ventricle
AI	aortic insufficiency	DKS	Damus-Kaye Stancel
AL	anterolateral	DMSO	dimethyl sulfoxide
Ao（AO）	aorta	DUF	dilutional ultrafiltration
AoV	aortic valve	ECG	electrocardiogram
APCO	arterial pressure based cardiac output	ECUM	extracorporeal ultrafiltration method
APLV	apex left ventricle	EF	ejection fraction
AR	aortic regurgitation	EOA	effective orifice area
AS	aortic stenosis	EOAI	effective orifice area index
ASD	atrial septal defect	ePTFE	expanded polytetra fluoroethylene
AT	antithrombin	F-F	femoro-femoral
ATP	adenosine 5'-triphosphate	FFP	fresh frozen plasma
A-V	arteriovenous	FFP-LR	fresh frozen plasma-leukocytes reduced
AV	atrioventricular		
AVN	atrioventricular node	FO	fossa ovalis
AVP	arginine vasopressin	FRC	functional residual capacity
AVR	aortic valve replacement	GIK	glucose-insulin-potassium（K）
BCP	blood cardioplegia	GP	ganglionic plexi
BDG	bidirectional Glenn	GVHD	graft versus host disease
BE	base excess	hANP	human atrial natriuretic peptide
BIS®	bispectral index	Hb	hemoglobin
BNP	brain natriuretic peptide	HBV	hepatitis B virus
BSA	body surface area	Hct	hematocrit
BT	Blalock-Taussig	HES	hydroxyethylated starch
CABG	coronary artery bypass grafting	IAA	interruption of aortic arch
CCI	continuous cardiac index	IABP	intra-aortic balloon pumping
CCO	continuous cardiac output	IAP	inter-atrial patch
CI	cardiac index	ICM	ischemic cardiomyopathy
CoA	coarctation of the aorta	ICU	intensive care unit
CP	cardioplegia	IDO	indoleamine 2,3-dioxygenase
CPD	citrate phosphate dextrose	IE	infective endocarditis

IMR	ischemic mitral regurgitation		**PA**	pulmonary artery
iNO	inhaled nitric oxide		**PAB**	pulmonary artery banding
INV	innominate vein		**PC**	posteromedial commissure
IPAS	intra pulmonary artery septation		**PC**	platelet concentrate
IVC	inferior vena cava		**PCPS**	percutaneous cardiopulmonary support
JB-POT	Japanese Board of Perioperative Transesophageal Echocardiography		**PDA**	patent ductus arteriosus
LA	left atrium		**PDE**	phosphodiesterase
LAA	left atrial appendage		**PEEP**	positive end-expiratory pressure
Lac	lactose		**PGE1**	prostaglandin E1
LALV	left atrium-left ventricle		**PH**	pulmonary hypertension
LAP	left atrial pressure		**PI**	perfusion index
LCX	left circumflex		**PM**	posteromedial
LLL	left lateral leaflet		**PPM**	patient-prosthesis mismatch
LMT	left main trunk		**PR**	pulmonary regurgitation
LOS	low output syndrome		**PS**	pulmonary stenosis
LSL	left superior leaflet		**PV**	pulmonary vein isolation
LV	left ventricle		**QOL**	quality of life
LVEDV	left ventricular end-diastolic volume		**RA**	radial artery
LVESV	left ventricular end-systolic volume		**RA**	right atrium
LVH	left ventricular hypertrophy		**RAA**	right atrial appendage
MAP	mitral annuloplasty		**RAP**	retrograde autologous priming
MAPCA	major aorto pulmonary collateral arteries		**RCA**	right coronary artery
mBT	modified BT		**RCBI**	retrograde continuous blood infusion
MD-CT	multislice helical computed tomography		**RCC**	red cell concentration
MICS	minimally invasive cardiac surgery		**RCC-LR**	red cells concentrates-leukocytes reduced
MOF	multiple-organ failure		**RCCP**	right coronary cusp prolapse
MPA	main pulmonary artery		**RCP**	retrograde cardioplegia
MR	mitral regurgitation		**RCP**	regional cerebral perfusion
MRI	magnetic resonance imaging		**REV**	reparation á lètage ventriculaire
MRSA	methicillin-resistant *Staphylococcus aureus*		**RP**	reduced priming
MS	mitral stenosis		**RS**	respiratory syncytial
MSA	membranous septal aneurysm		**rt-mBTS**	right-modified Blalock Taussig shunt
MUF	modified ultrafiltration		**RV**	right ventricle
MV	mitral valve		**SAM**	systolic anterior motion
MVP	mitral valve plasty		**SCP**	selective cerebral perfusion
NO	nitric oxide		**SICP**	selective intracoronary cardioplegia
NSAIDs	nonsteroidal antiinflammatory drugs		**SL**	septal leaflet
NTG	nitroglycerin		**ST**	sinotubular
NYHA	New York Heart Association		**SV**	saphenous vein

SV	stroke volume	**TRALI**	transfusion-related lung injury
SVC	superior vena cava	**TV**	tricuspid stenosis
SVR	systemic vascular resistance	**TWBC**	terminal warm blood cardioplegia
TAP	Transannular patch	**UCLA**	University of California at Los Angeles
TAVI	trans-catheter aortic valve implantation	**UT**	University of Tokyo
TCI	target-controlled infusion	**V**	vein
TCPC	total cavopulmonary connection	**V-V**	veno-venous
TEE	transesophageal echocardiotraphy	**VAVD**	vaccum assisted venous drainage
TF (TOF)	tetralogy of Fallot	**VF**	ventricular fibrillation
THAM	tromethamine	**VSD**	ventricular septal defect

第Ⅰ章　体外循環の基本

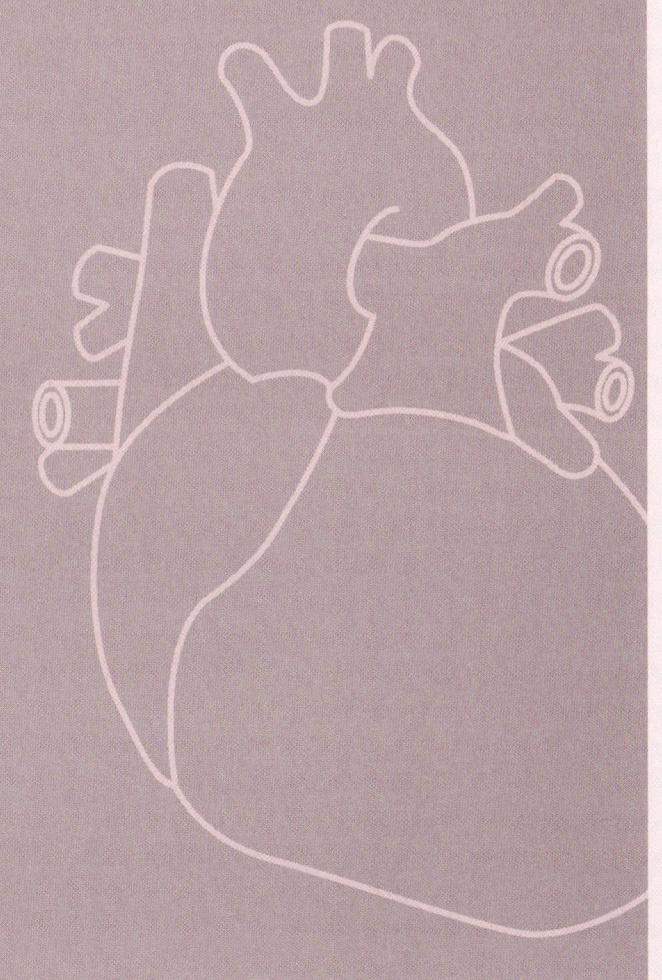

[第Ⅰ章 体外循環の基本]

Ⅰ-1

人工心肺システム

人工心肺システムの基本は開心術における呼吸循環補助が十分実施できることである．さらにおのおのの手術術式に対応して，心肺機能の代行のみならず手術中に全身各臓器が保護され，脳をはじめとする諸臓器が虚血障害に陥らないよう配慮される必要がある．平成19年に若手医師ならびに臨床工学技士の教育を目的とした『人工心肺装置の標準的接続方法およびそれに応じた安全教育等に関するガイドライン』[1]が厚生労働省より提示され，3パターンの体外循環回路が教育の基本回路とされたが，実際の手術では各施設で人工心肺システムにさまざまな工夫が凝らされており，第Ⅱ章「成人の症例」，第Ⅲ章「小児の症例」で十分それらの工夫を学習して欲しい．　　　　　（許　俊鋭）

1 複合的な機能をもつ人工心肺（図1）

手術の補助手段として使用される人工心肺には，心筋保護液の注入，血液ポンプによる血液循環の確保，人工肺によるガス交換，貯血槽による循環血液量の調節，ベント・サクションポンプによる血液の回収，除水による血液濃縮と電解質補正などの多くの機能が求められる．

2 血液ポンプ（図2）

体外循環システムは，送血法，脱血法，回路の種類で大きく分けられ，送血法には遠心ポンプを用いる方法と，ローラポンプを用いる方法がある．

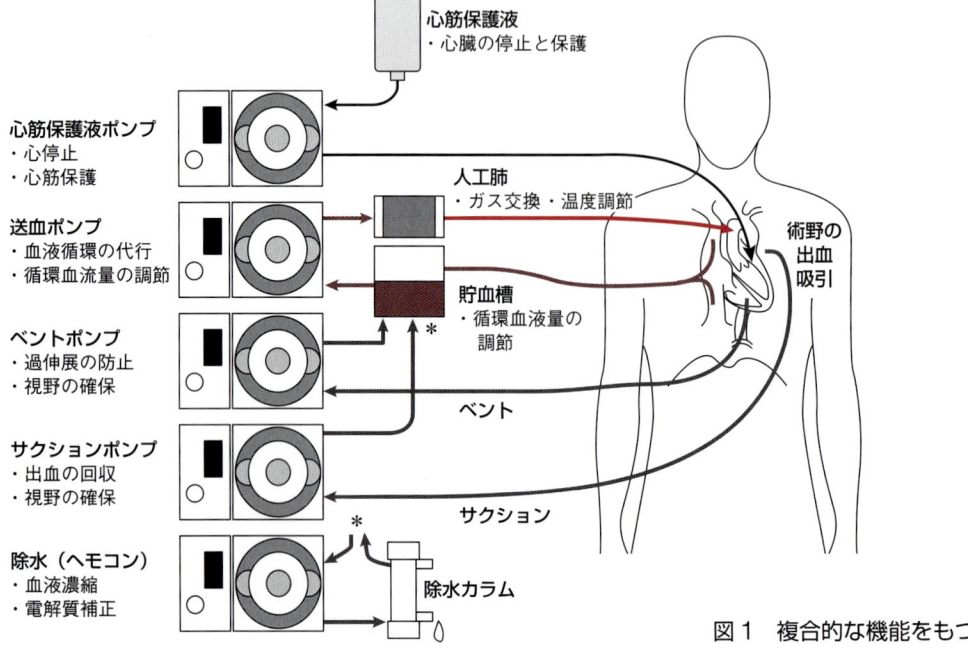

図1　複合的な機能をもつ人工心肺

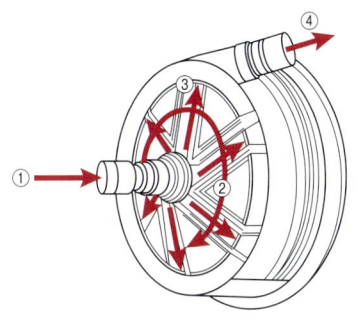
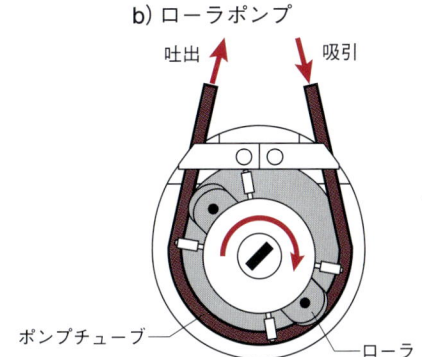

図2 血液ポンプ

2-1 遠心ポンプ（図2a）

遠心ポンプはポンプヘッド内部の回転子が高速回転し，中心部へ血液が流入する（図2a-①）．流入した血液が回転し（図2a-②），遠心力により血液が外側に移動して（図2a-③），流出口から吐出する（図2a-④）．遠心ポンプには，小型で可搬性がある，ポンプ部の自由な配置が可能で回路の取り回しがよい，危険な回路内圧の上昇が発生しにくい，大量の空気を送りにくい，低揚程では血液の損傷が少ない，などの利点がある．一方，低回転では逆流が起こるため，送血側に鉗子操作が必要，流量が圧に依存しているので流量計が必要，ポンプヘッドが高価，などの問題点がある．

2-2 ローラポンプ（図2b）

ローラポンプは，ポンプヘッドのローラがポンプチューブを連続的に圧閉して，内部の血液を一方向に送る．ローラポンプには，流量がつまみ1つで調整できる，ディスポーザブル部材がきわめて安価，流量計を必要としない，圧力に影響されず設定した流量が維持される，故障時に容易に手動操作が行える，などの利点がある．一方，回路の閉塞により異常に回路内圧が上昇し，接続部で回路が抜けるおそれがある，ローラの圧閉が弱いと流量の低下が起こる，ローラの圧閉が強いと血液損傷が生じる，などの問題点がある．

❸ 脱血法

脱血法には落差脱血，陰圧吸引補助脱血，ポンプ脱血がある．

3-1 落差脱血（図3a）

落差脱血はサイフォンの原理で貯血槽に血液を導く方法で，脱血量の調整はベッドや貯血槽の高さを変えたり，脱血回路に鉗子や圧閉器で抵抗を付けて行う．きわめてシンプルな構造で特別な装置を必要としないなどの利点があるが，症例によっては流量を得るために脱血管（カニューレ）と回路を太くしなければならない場合がある．

3-2 陰圧吸引補助脱血（図3b）

陰圧吸引補助脱血は密閉されたハードシェル型貯血槽内を陰圧にして脱血を補助する方法である．脱血管を細くできたり，貯血槽が見やすいなどの利点があるが，陰圧吸引補助ラインが閉塞すると，貯血槽内が陽圧になり脱血回路から空気が逆流するおそれがある．そのため，陽圧防止弁を設置し，確実に陰圧源を設置することが必要である．

3-3 ポンプ脱血（図4）

ポンプ脱血は血液ポンプを用いて患者から血液を導き出す方法である．

ローラポンプを用いる方法では，鉗子操作なしで正確に脱血量を調整，維持できるが，回路が長くなることや，吸引しすぎないことに注意が必要である．

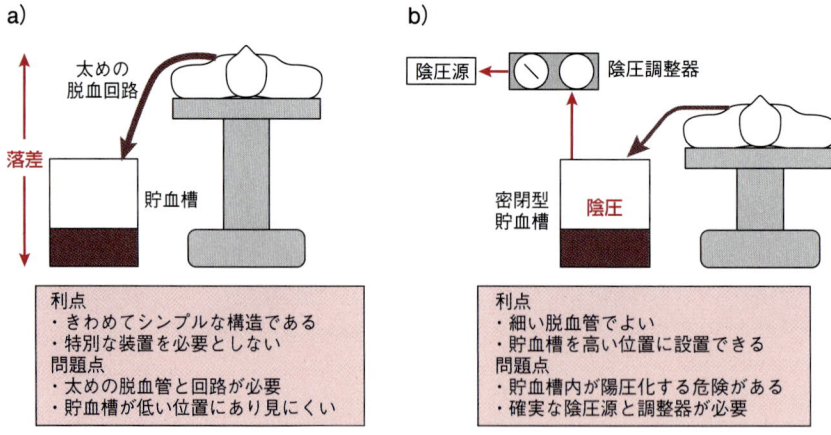

図3　落差脱血(a)および陰圧吸引補助脱血法(b)

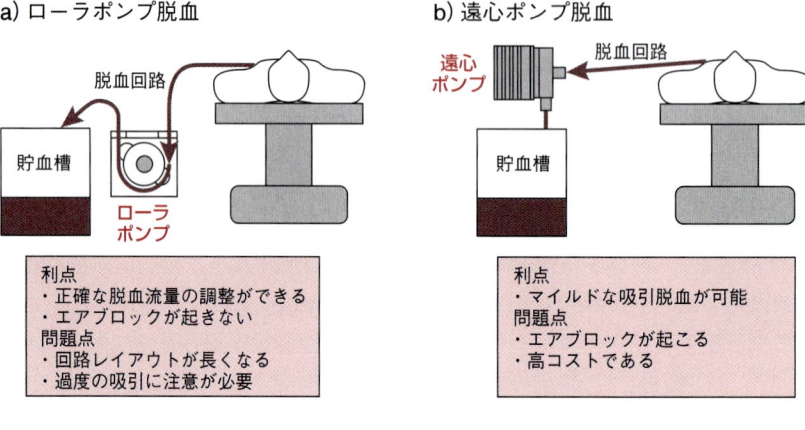

図4　ポンプ脱血法

遠心ポンプを用いる方法では，エアブロックが起こるおそれがあり，コストも高くなる．

❹ 体外循環回路の構成の例

回路構成は，大きく分けて開放回路と閉鎖回路があり，わが国では外郭の硬いハードシェル型貯血槽を用いた開放回路が一般的である．

図5に，体外循環回路構成の代表例を示した．なお，メイン回路に静脈血貯血槽を有する場合で，陰圧吸引補助脱血を行う場合には，3学会合同陰圧吸引補助脱血検討委員会の次の勧告[2]の項目を備える必要がある．

勧告
1. 陰圧吸引補助ラインにはガスフィルターを使用せず，ウオータートラップを装着する．
2. 陰圧吸引補助ラインは毎回滅菌された新しい回路を使用する．
3. 静脈貯血槽には陽圧アラーム付きの圧モニター並びに陽圧防止弁を装着する．
4. 陰圧吸引補助を施行する際には微調整の効く専用の陰圧コントローラーを使用する．

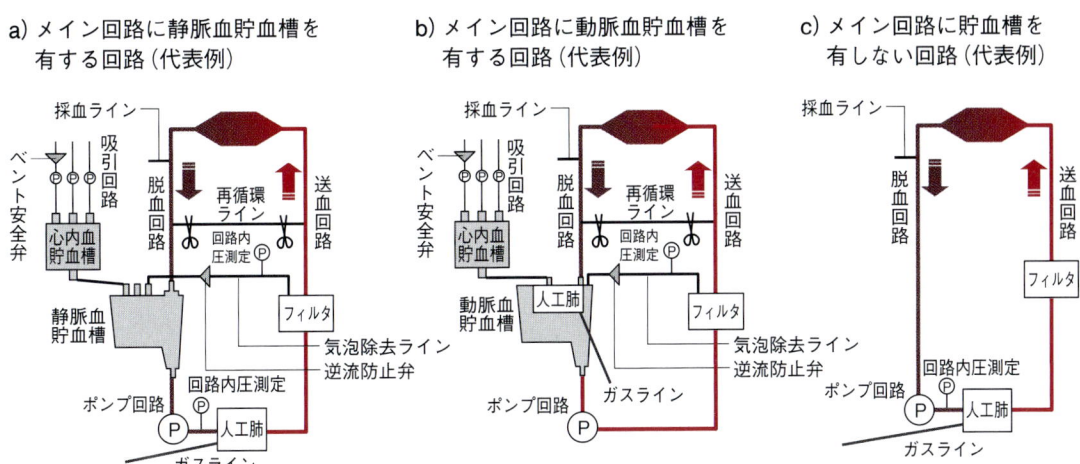

図5　体外循環回路の構成の例（文献1より転載）

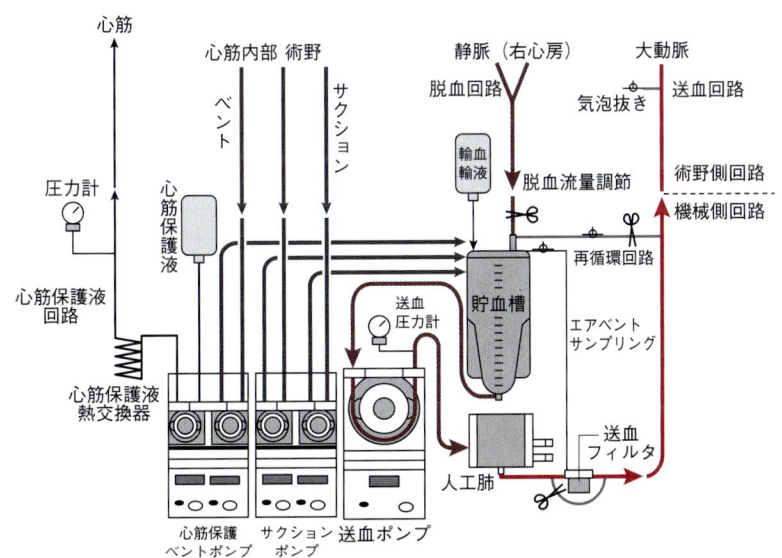

図6　開放回路の例（一般的な人工心肺回路）

4-1 開放回路の例：一般的な人工心肺回路（図6）

開放回路では，脱血回路により貯血槽に送られた静脈血は，送血ポンプで人工肺に送られ，ガス交換を経て動脈血となり，送血回路から患者に送られる．送血ポンプと人工肺の間には送血圧力計，人工肺の後には異物を取り除くための送血フィルタが取り付けられている．送血回路と脱血回路を結ぶ再循環回路は，回路充填時に用いる．

4-2 閉鎖回路の例：貯血槽を分離した人工心肺回路（図7）

体外循環のメイン回路から貯血槽を分離した閉鎖回路では，脱血回路が直接送血ポンプにつながっている．送血ポンプにローラポンプを用いた場合は，過度の脱血を防ぐために脱血側の圧力をモニタする必要がある．また，混入した気泡を貯血槽で除去できないため，図8のようにエアトラップが別に必要である．

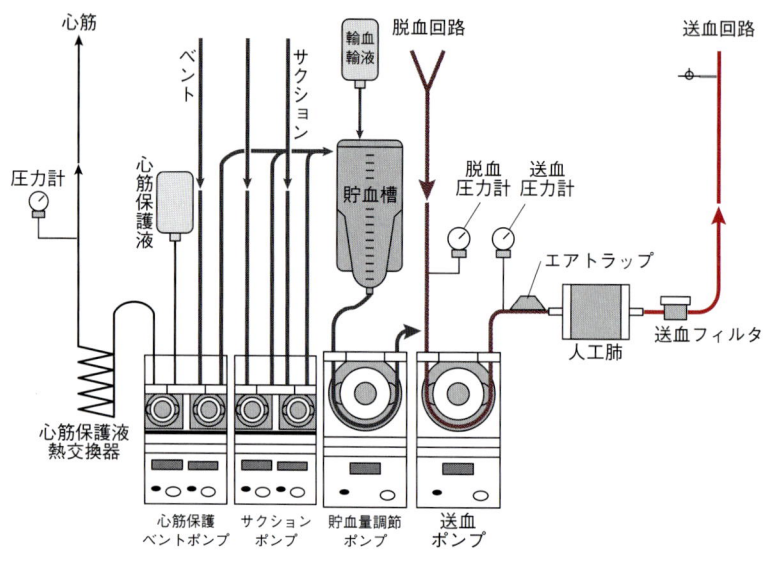

図7　閉鎖回路の一例（貯血槽を分離した人工心肺）

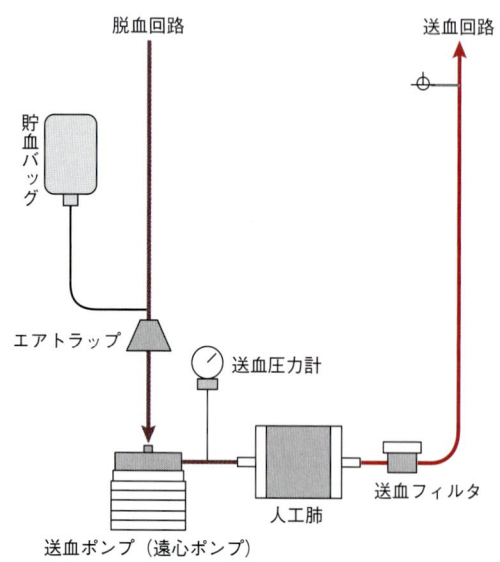

図8　閉鎖回路の一例（ミニサーキット）

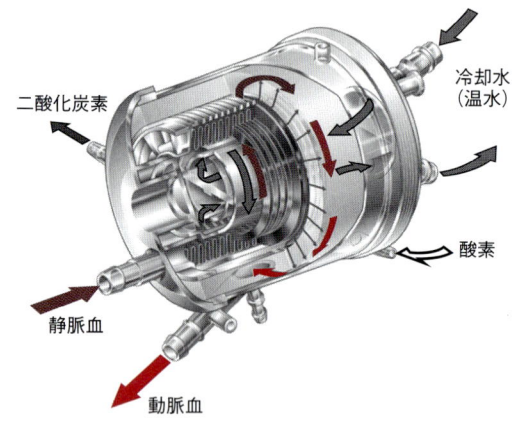

図9　膜型人工肺の構造

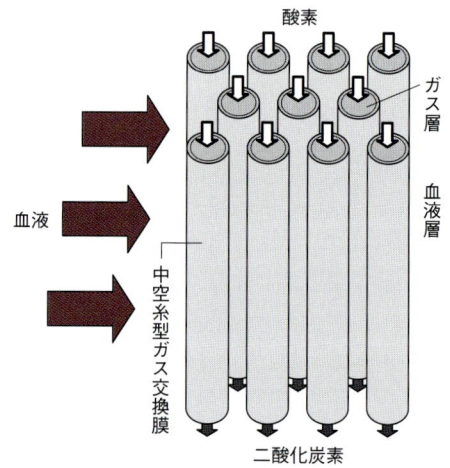

図10　ガス交換膜

4-3　閉鎖回路の例：ミニサーキット（図8）

　ミニサーキットは閉鎖回路で，基本的にはPCPS（経皮的心肺補助）と同様に，サクション回路などはない．脱血回路に空気が流入する可能性があるため，右心房を開ける症例では注意が必要で，予防策として脱血側にエアトラップや送血フィルタが組み込まれている．また，流量調整のために貯血バッグを接続する場合もある．

5 膜型人工肺の構造（図9）

流入口から流れ込んだ静脈血は，人工肺内部の熱交換器で温度調整，ガス交換膜で二酸化炭素の除去と，酸素の添加が行われ，動脈血になる．

6 ガス交換膜（図10）

ガス交換膜には酸素や二酸化炭素の透過性に優れた中空糸膜（フォローファイバ）が使用されている．人工肺は中空糸膜を束ねた構造で，膜の外側を血液が流れる外部環流型のものが多く，血液との接触面積は$1.5 \sim 3 \, m^2$（成人用）にもなる．

■文献
1) 日本心臓血管外科学会，日本胸部外科学会，日本人工臓器学会ほか：人工心肺装置の標準的接続法法およびそれに応じた安全教育等に関するガイドライン，平成19年3月
2) 日本胸部外科学会，日本心臓血管外科学会，日本人工臓器学会：3学会合同陰圧吸引補助脱血体外循環検討委員会報告書，平成15年5月

■執筆
自治医科大学附属さいたま医療センター臨床工学部
百瀬直樹 MOMOSE, Naoki

[第Ⅰ章 体外循環の基本]

Ⅰ-2 人工心肺操作

人工心肺操作の基本は，心臓外科医のカニュレーションを確認して体外循環の開始，部分体外循環から完全体外循環へと進行するが，心臓外科医と麻酔科医とのチームワークの下に臨床工学技士が人工心肺装置を運転していることを常に認識していなければならない．過去に起こった手術事故例では，体外循環開始とともに麻酔科医も心臓外科医も体外循環操作のすべてを人工心肺操作者に委嘱して，極端な場合は，麻酔科医は手術室を退出したと聞く．手術の進行とともに大動脈遮断から心筋保護，心内修復手術へと進行するが，常に心臓外科医・麻酔科医・体外循環を担当する臨床工学技士が一体となって良いチームワークで開心術を実施しているという自覚をもつ必要がある．（許　俊鋭）

1 体外循環の実際（図1）

体外循環回路をセットし，気泡を除去しながら充填液で満たし，回路の点検を行う．サクションやベントポンプで適正に吸引できるかについてもチェックする．術野側の準備が終了したら，ヘパリンナトリウムを投与し，血液の凝固能を制御する．

2 体外循環開始（図2）

ヘパリンナトリウムの効果を活性凝固時間（ACT）で確認し，ACTの十分な延長が確認できたらサクションの使用を開始する．最終チェックを行い，送血管（カニューレ）を挿入し回路と接続したら，送血管先端圧の拍動を確認し，充填液をわずかに送る送血テストを行う．

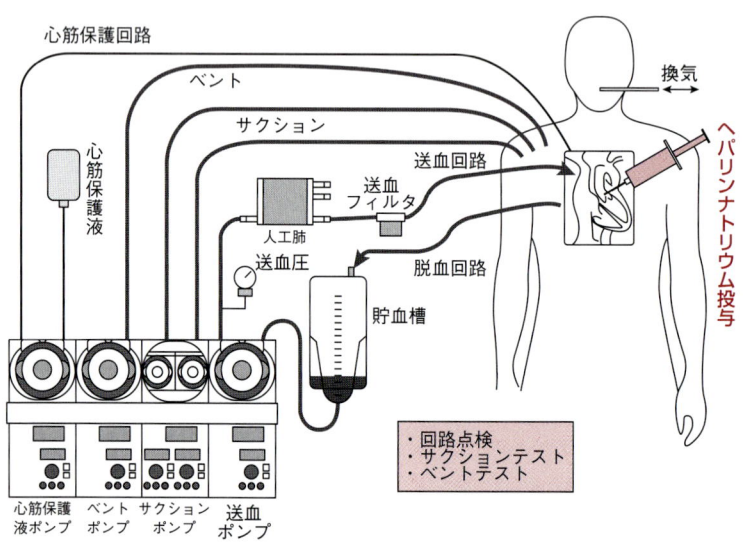

図1　体外循環の実際（開放回路）

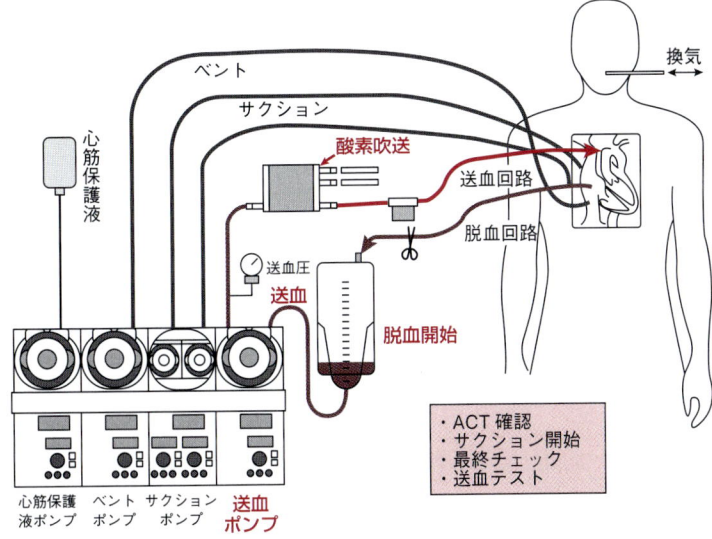

図2 体外循環開始

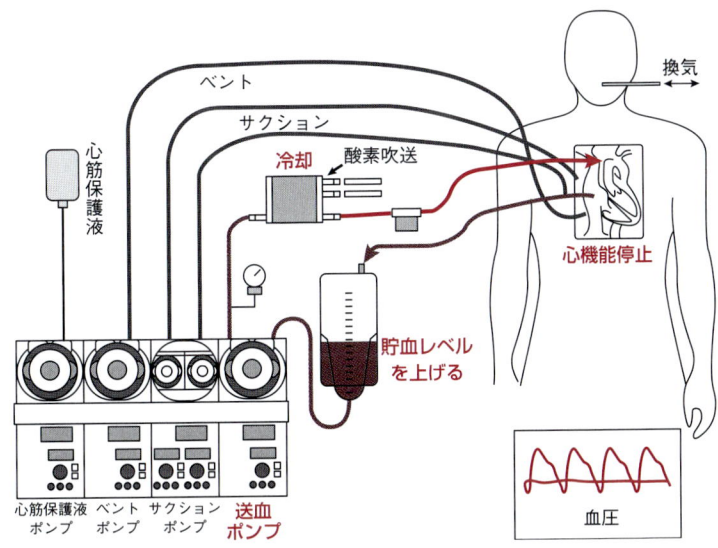

図3 部分体外循環から完全体外循環

脱血管を挿入すると，体外循環が開始できる状態になる．執刀医の指示で体外循環を開始し，最初に酸素ガスを送る．

貯血レベルを見ながら，脱血回路を徐々に開放し，脱血を始めると同時に送血も開始する．送血量を目標流量まで上げて，送血圧も確認する．ベンディングも開始し，麻酔科医，看護師にも体外循環の開始を伝える．

❸ 部分体外循環から完全体外循環（図3）

流量の確保，貯血レベルの安定，血液の色，送血圧，循環動態に異常のないことを確認する．低体温体外循環では血液を冷却する．脱血量を増やして貯血レベルを上げて（自己の心拍出量が減少して脈圧がなくなる），上下のターニケットを締め，完全体外循環へ移行する．さらにベント流量を上げる．体外循環開始直後に血圧が低下するイニシャルドロップが起きた場合は，

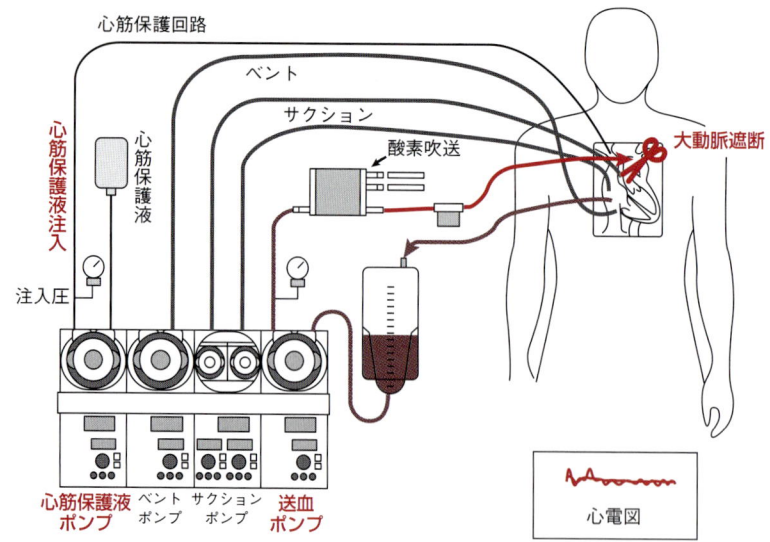

図4　大動脈遮断と心筋保護

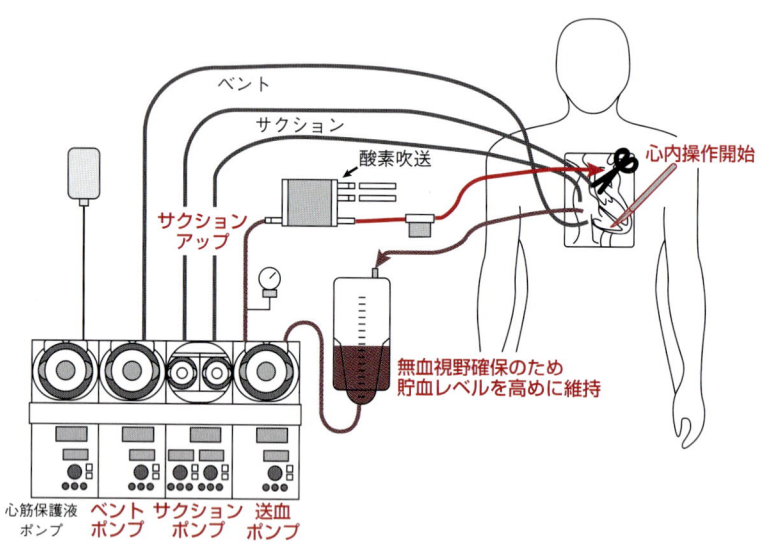

図5　心内操作とサクション

昇圧薬を投与するか送血量を増やして対処する．

❹ 大動脈遮断と心筋保護（図4）

　大動脈壁のストレスを減らすために一時的に送血量を減らし，血圧を下げてから大動脈を遮断する．遮断後，注入圧に注意しながら大動脈基部より心筋保護液を注入する（大動脈弁に逆流がある場合は，大動脈基部を切開し，直接左右の冠動脈に注入する）．心筋保護液の注入により，心電図（ECG）は平坦化するが，規定量を注入しても平坦化しない場合は，執刀医の指示により心筋保護液を追加する．

❺ 心内操作とサクション（図5）

　心筋の活動が停止したら，心内操作を開始する．心内操作を行っている間は，体外循環を適正に維持するとともに，術野の無血視野を確保するためにベントとサクションを適確に操作し，貯血レベルを高めに維持する．

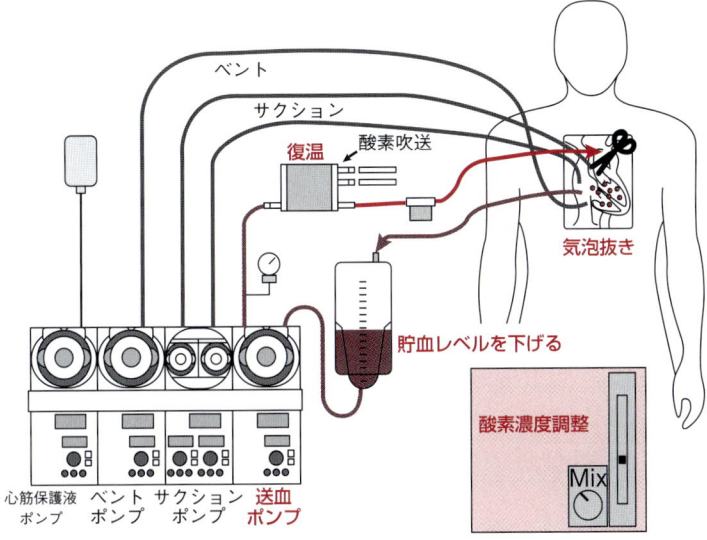

図6 復温開始と気泡抜き

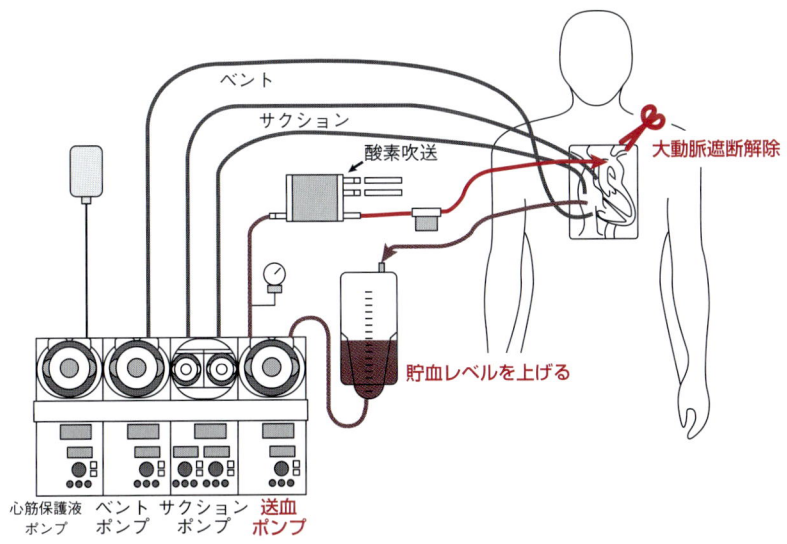

図7 大動脈遮断解除

❻ 復温開始と気泡抜き(図6)

手術終了のめどが立ったら,執刀医の指示により熱交換器に温水を流し,体温を戻すが,体温の上昇に伴い,酸素消費が増えるので,酸素流量や酸素濃度を増やす.大動脈遮断解除の前に心臓にゆっくりと血液を送り込み,心臓内部に残った気泡を取り除く.

❼ 大動脈遮断解除(図7)

大動脈遮断を解除する.遮断時と同様に,大動脈壁のストレスを減らすために一時的に送血量を減らす場合もある.

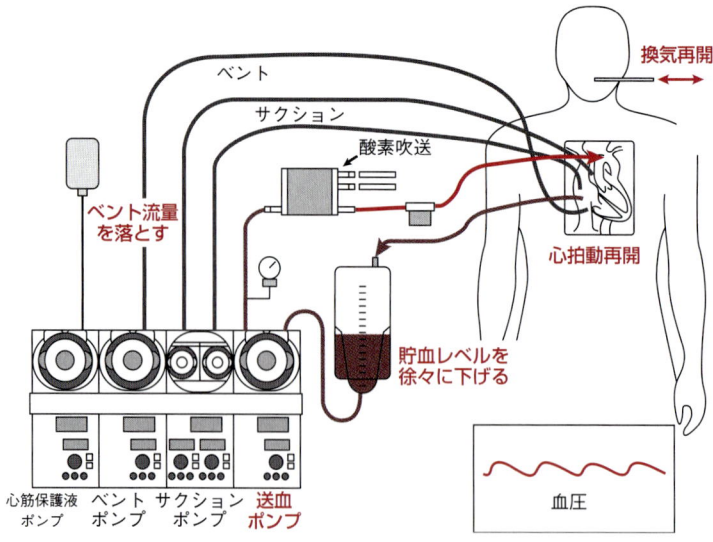

図8 完全体外循環から部分体外循環

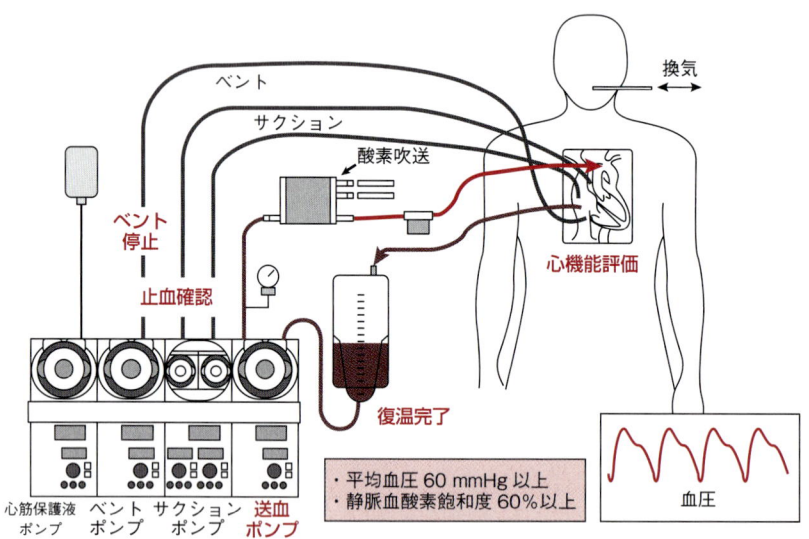

図9 離脱の確認

⑧ 完全体外循環から部分体外循環（図8）

　大動脈遮断の解除により，冠動脈に動脈血が流れ，心筋が活動を開始する．心拍動の再開とともに脈圧が現れたら，部分体外循環に移行する．心拍動が戻らない場合は，直接心筋に除細動電極を当てて電気的除細動を行う．

　部分体外循環に移行したら，麻酔科医は換気を再開する．ベント流量を落とし，貯血レベルを徐々に下げながら心臓の前負荷を増やし，心拍出量を上げる．

⑨ 離脱の確認（図9）

　心電図に異常がなく，貯血レベルを下げて，脈圧が大きくなればベントを停止し，止血の確認，深部体温計による復温の確認を行う．血圧と静脈血酸素飽和度，経食道心エコーなどで心機能の回復を評価する．平均血圧は60 mmHg以上，静脈血酸素飽和度は60％以上が望ましい．

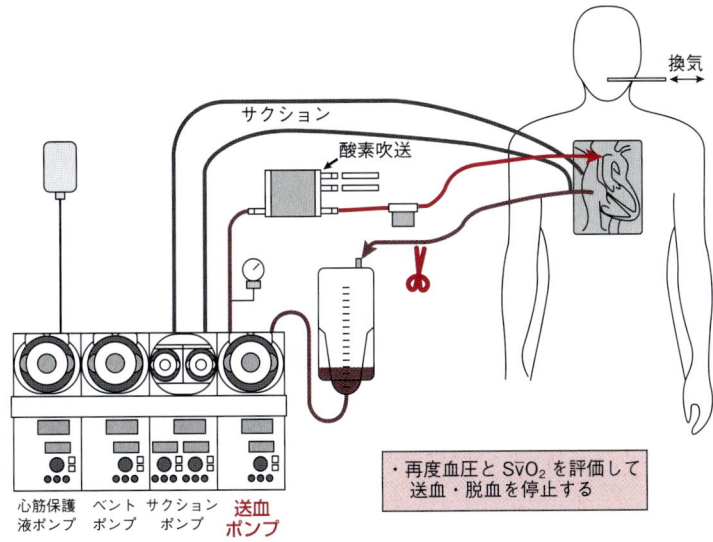

図10 体外循環の終了

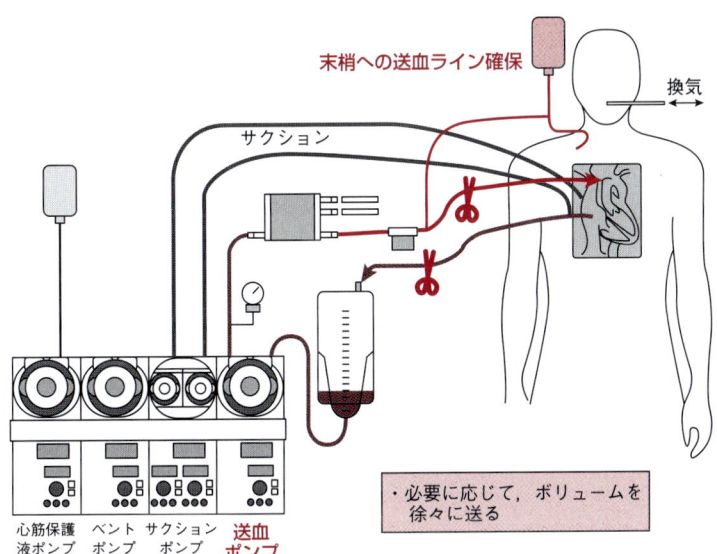

図11 体外循環終了後の処置

❿ 体外循環の終了（図10）

　離脱条件が満たされたら，脱血量を徐々に絞りながら，送血量を減らす．送血量を減らしても循環動態と静脈血酸素飽和度に問題がなければ，ゆっくりと体外循環を停止する．送血量を減らすと血圧や静脈血酸素飽和度が下がる場合は，心臓の前負荷を増やすが，それでも上がらない場合は，心機能の回復が不十分と考えられる．

⓫ 体外循環終了後の処置（図11）

　体外循環終了後しばらくは，循環動態が不安定なため，人工心肺内に残った血液を徐々に送るなどして循環動態を安定させる．安定したら送血回路と患者点滴ラインを接続して末梢への送血ラインを確保し，返血できることを確認する．

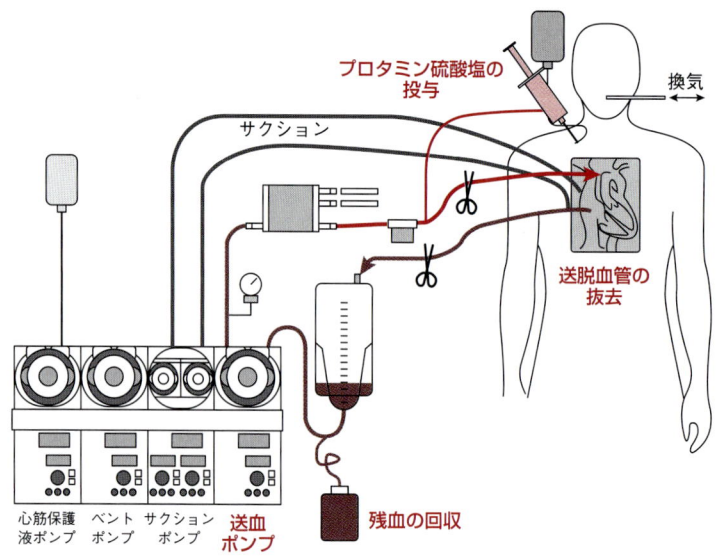

図12 プロタミン硫酸塩投与と残血処理

⑫ プロタミン硫酸塩投与と残血処理（図12）

脱血管と送血管を抜去した後，プロタミン硫酸塩を投与し，凝固能を戻す．プロタミン硫酸塩投与の開始とともにサクションポンプを止め，人工心肺への血液の回収を終了する．人工心肺内に残った血液はバッグに回収し，落差で点滴ラインから戻すか，または自己血回収装置で処理する．

■執筆
自治医科大学附属さいたま医療センター臨床工学部
百瀬直樹 MOMOSE, Naoki

第Ⅱ章 成人の症例

[第Ⅱ章 成人の症例]

Ⅱ-1

僧帽弁置換術と体外循環法
－佐賀大学医学部附属病院－

> 僧帽弁置換術を成功させるには，的確な周術期管理，安定した体外循環操作による視野の確保と心筋保護が重要である．対象となる僧帽弁狭窄症（MS）と僧帽弁閉鎖不全症では術前後で左室への負荷の様態が対症的に変化するので，それに応じた対応が必要である．

外科医 | 麻酔科医 | 臨床工学技士

僧帽弁置換術の対象となる疾患の解剖と病態生理，および手術術式

① はじめに

僧帽弁疾患は，以前はリウマチ性心臓病が多かったが，最近では粘液変性などによる僧帽弁閉鎖不全症が増加している．僧帽弁形成術が行われることが多くなったが，弁尖や弁輪の硬化性病変など，僧帽弁置換術で対応せざるを得ない病変も多い．僧帽弁手術で安定した成績を残すためには，的確な術前の僧帽弁の病態診断と術中の良好な視野を得ることが不可欠である．正中切開で僧帽弁にアプローチする場合，僧帽弁は解剖学的に最も背側に位置する弁であるため，良好な視野を確保するための工夫が必要であり，体外循環操作においてもいくつかの留意点がある．ここでは僧帽弁置換術における体外循環のカニュレーションや心筋保護を中心に述べる．

② 僧帽弁置換術のための解剖

図1aに示すように，僧帽弁は前尖と後尖の2葉の弁葉からなる．弁尖は心房と心室の境界部を走っている線維性の弁輪に付着する．前尖の付着部の一部は大動脈弁と線維性の連続を有する．一方，2つの乳頭筋からは弁尖へ腱索が伸び，弁尖の先端あるいは弁腹に入る．乳頭筋－腱索－弁尖という複合体は左室機能に大きく関与しており，僧帽弁置換術において極力，後尖を温存するなどの工夫が必要である．

図1bは僧帽弁を左心房側から眺めた視野である．前尖は大きな1枚の弁葉からなるが，後尖は3つのscallopに分かれ，外側（向かって左）から順にP1，P2，P3と呼ばれている．僧帽弁には重要な構造物，たとえば，大動脈弁，左冠動脈主幹部，左冠動脈回旋枝，右冠動脈，房室結節，などが僧帽弁輪に隣接しており，僧帽弁置換術を行うときに針糸を深くかけすぎると，これらの構造物を損傷し重篤な合併症を引き起こすことになる．

③ 僧帽弁置換術の対象となる疾患

3-1 僧帽弁狭窄症（MS）

リウマチ性心臓病の場合には，交連部が癒着することにより僧帽弁の弁口面積が減少し，MSをきたす．腱索や乳頭筋などの弁下部に病変が及んでいない場合には癒着した交連部を切開する直視下交連切開術が有効だが，一時的に弁口面積が大きくなっても再発することが多いので，MSに対しては僧帽弁置換術が行われる

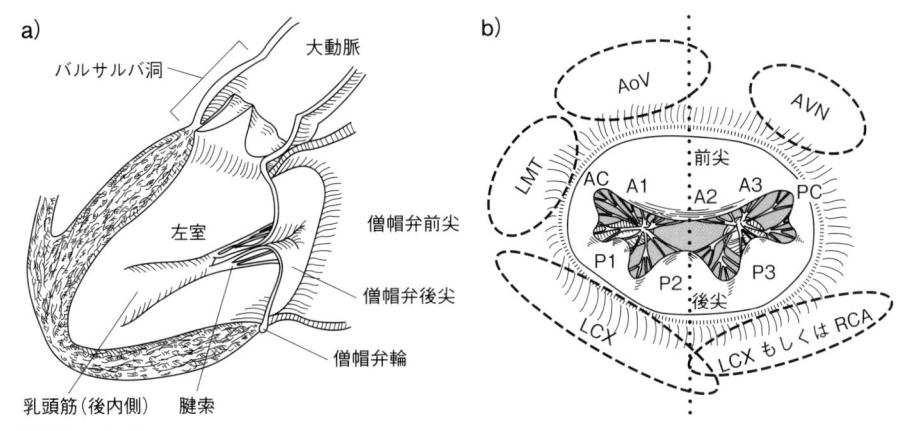

図1 僧帽弁の解剖
a) 心臓長軸での断面．b) の点線（‥‥）での断面で内側（右側）をみたもの．
b) 左房側から僧帽弁を眺めたもの．後尖は cleft にて P1，P2，P3 に分けられ，それに対応する前尖の部分をそれぞれ A1，A2，A3 と呼んでいる．弁輪に隣接して重要な構造物が存在する．
AoV：大動脈弁，LMT：左冠動脈主幹部，LCX：左冠動脈回旋枝，RCA：右冠動脈，AVN：房室結節，AC：前交連，PC：後交連．

ことが多い．
　僧帽弁輪の石灰化はリウマチとは独立した疾患で，僧帽弁輪の石灰化が高度になると MS をきたす．僧帽弁置換術を行うためには石灰化を除去する必要があるが，石灰化した僧帽弁輪を完全に除去すると心房と心室の連続性が断たれてしまい，最悪の場合，左室破裂をきたす．弁輪の再建が必要であるが，僧帽弁輪の石灰化症例における僧帽弁置換術の報告は少なく，後述するように人工弁を心房に縫着する方法も選択肢の1つである．

3-2 僧帽弁閉鎖不全症
　リウマチ性の心臓病が減少しているのに対し，僧帽弁閉鎖不全症は増加している．僧帽弁を修復することにより自己の弁尖を温存できる弁形成術は，抗凝固療法を必要としない，術後の心機能に優れているなどの利点があり，僧帽弁閉鎖不全症の第1選択の術式であるが，僧帽弁形成術がうまくいかなかったときのバックアップとして，僧帽弁置換術はいまだに僧帽弁閉鎖不全症に対しても重要な術式である．

❹ 僧帽弁置換術のための視野確保の方法
　標準的には胸骨正中切開でアプローチする．小切開手術の場合や再手術の場合には右側からの肋間開胸や部分的胸骨切開を用いることがあるが，その詳細については成書に譲る．
　図2a に示すように，僧帽弁の左房側は背側に面しているため，前方（正中切開）から僧帽弁の視野を展開するためにはいくつかの工夫が必要である．
　最も良好な視野を得られる方法は，心房中隔を切開し，切開線を大動脈の背側の左房壁へ延長する経心房中隔アプローチである．しかし，右房を切開するため，完全体外循環にする必要があること，多くの場合洞結節への栄養動脈を切断する必要があり，洞結節機能への懸念があることが留意すべき項目である．
　一方，標準的な方法として，洞結節機能を温存できること，Maze 手術と同時に行えること，右房切開を必要としないことなどから，右側左房切開が用いられている．上大静脈を十分に剥離して受動すること，右上肺静脈の高さでの房室間溝を剥離することなどが視野を確保するために重要である．当院では，図3a のように脱血管をテープで左方に牽引して視野を確保することに努めている．図3b に示すように，向かって右手に後内側交連，左手に前外側交連が展開されるが，前外側交連は左手奥に位置するので，視野確保のために支持糸をかけたり，リトラク

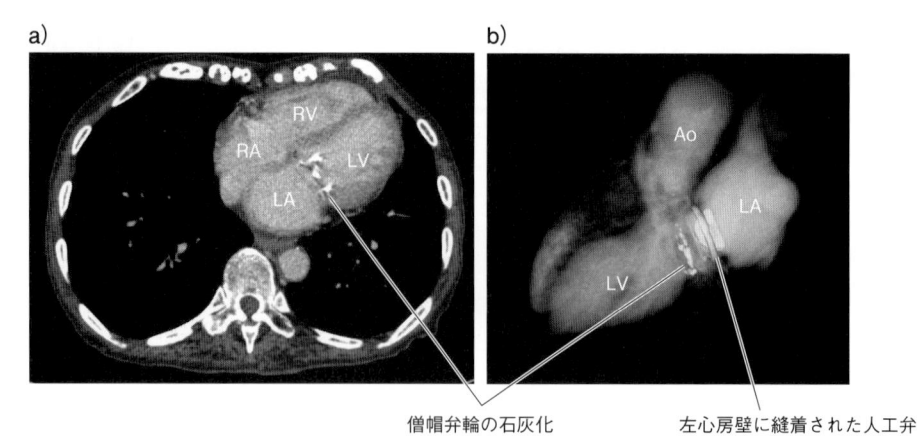

図2 僧帽弁の位置（石灰化した症例）
僧帽弁輪の石灰化症例には，症例により左房壁に人工弁を縫着することが有効である．
RA：右房，RV：右室，LA：左房，LV：左室，Ao：大動脈．

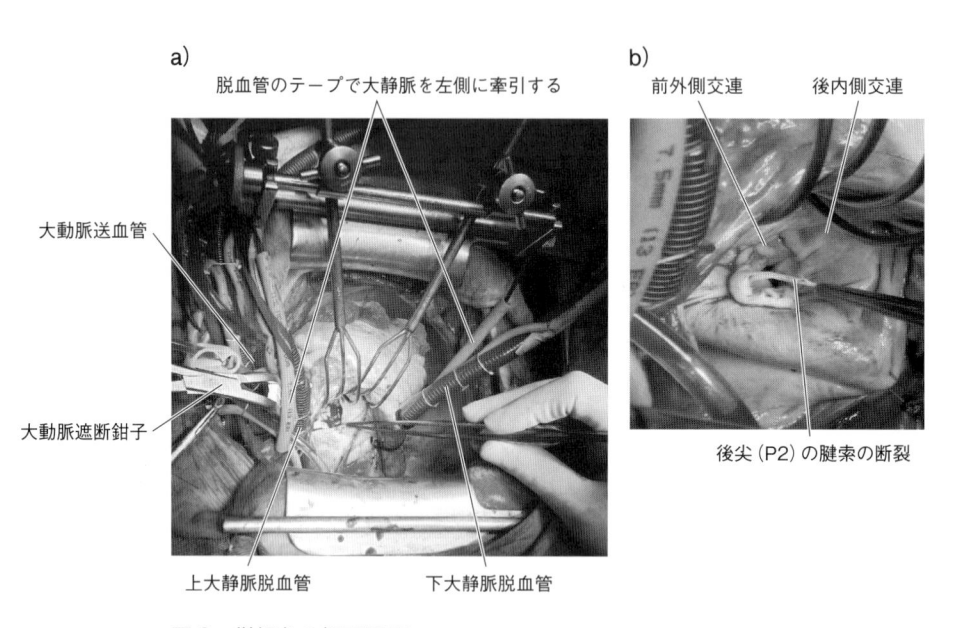

図3 僧帽弁の視野展開

ターの位置を工夫するなどの注意が必要である．

右側左房切開あるいは経心房中隔アプローチのいずれをとるにせよ，良好な脱血が維持されることが重要である．上下の大静脈に挿入された脱血管の先端が適切な位置にあることを確認すること，特に下大静脈への脱血管が肝静脈に入っていないかを経食道心エコー（TEE）で確認するように当院では心がけている．

5 心筋保護の重要性

僧帽弁形成術が多く行われるようになり，心筋保護の重要性がさらに増してきた．形成術を試みても不満足な結果しか得られず弁置換術に術式を転換するという状況は常に想定すべきである．三尖弁手術やMAZE手術，あるいは大動脈弁手術の合併などを考慮すると，3時間程度の心筋虚血には耐えるだけの心筋保護の方法を各施設で確立し，確実に施行できるよう留意すべきである．

僧帽弁手術の場合，視野展開しているときには大動脈基部に心筋保護液を注入しても，基部が変形しているため大動脈弁が閉鎖せず心筋保護液が心筋を灌流しないおそれがある．よって，大動脈基部に心筋保護液を注入する場合にはいったん視野展開を解除して大動脈基部の変形を正し，触診あるいは直接圧を測定して基部に十分な圧がかかり，大動脈の逆流が起こっていないことを確認する．

冠静脈洞にカニューレを挿入して行う逆行性冠灌流は，僧帽弁手術において有効な方法である．心筋保護液を注入する際に手術操作を中断する必要がないことが大きな利点である．一方，連続的に灌流を続けると無血視野を得ることができないので，適宜灌流を中断するか，順行性冠灌流と同様に間欠的に投与するなどの工夫が求められる．また逆行性冠灌流の場合には右室の灌流が不十分であることが知られており，要所では順行性冠灌流を併用すべきである．

6 合併手術・特殊な病態

大動脈弁置換術と同時に僧帽弁置換術を行う場合には，僧帽弁置換術を行う前に，大動脈弁の弁輪と人工弁に縫合糸までかけておき，僧帽弁置換術を行った後に，大動脈の人工弁を挿入して結紮する．そうすると，大動脈弁輪や僧帽弁輪に糸をかけるときに良好な視野が得られる．冠動脈バイパス術を行う場合，僧帽弁置換術を行った後に回旋枝へのバイパスのための心臓脱転を行うと左心破裂の危険があるので，回旋枝へのバイパスを先行させるべきである．高度の僧帽弁輪石灰化を伴う症例への僧帽弁置換術はいまだ困難な心臓手術の1つである．弁置換のためには十分な石灰化の除去が必要だが，弁輪の除去は左心破裂の危険を常に伴っている．症例によっては図2bに示すように人工弁を左房壁に縫着する術式（translocation）も有効である．

7 おわりに

僧帽弁置換術では手術視野を確保することが重要である．確実な体外循環操作，十分な心筋保護に加えて，僧帽弁周囲の解剖を理解することが合併症を予防するうえで必要である．

外科医 | **麻酔科医** | 臨床工学技士

僧帽弁置換術における麻酔管理

1 はじめに

MS，僧帽弁閉鎖不全症いずれも肺高血圧症の原因となるため，術前は利尿薬を使用して厳密な水分管理が行われている．そのため，相対的に血管内容量が不足しており，麻酔導入時には循環動態の維持に難渋することも少なくない．通常はプロポフォール®（プロポフォール）を使用しているが，低心機能症例では導入前に局所麻酔下で観血的動脈圧ラインを留置し，ドルミカム®（ミダゾラム）を使用した導入を行っている．以下では，MSと僧帽弁閉鎖不全症それぞれの麻酔管理について述べる．図4に，僧帽弁閉鎖不全，心房細動に対する僧帽弁置換術，MAZE手術の麻酔管理の例を示す．

2 麻酔管理の実際

2-1 MS（図5a）

MS症例での麻酔管理は，頻脈および極端な徐脈を避けること，肺高血圧を悪化させないこと，心房細動をはじめとする不整脈をコントロールすることが基本となる．浅麻酔になると，頻脈や体血圧上昇が起こり，左房－左室間圧較差の増大や肺高血圧の増悪につながるほか，心筋虚血を惹起することもある．また，左房内血栓を飛散させる可能性もあるため避けなければならない．

具体的には，フェンタニル®（フェンタニル

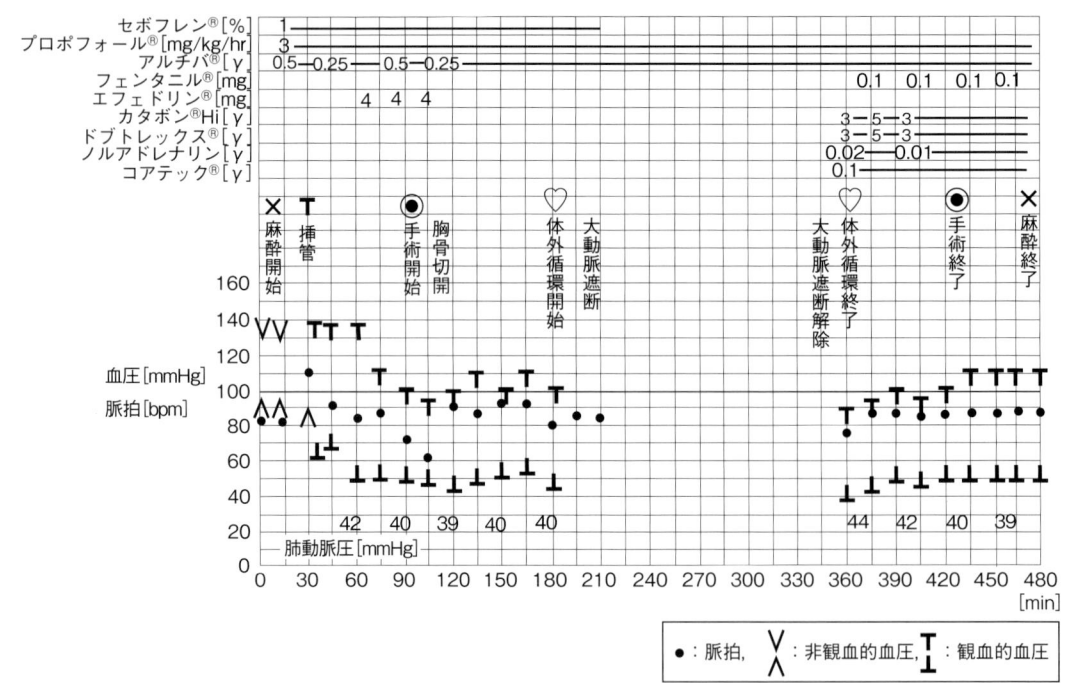

図4 僧帽弁閉鎖不全，心房細動に対する僧帽弁置換術，MAZE手術の麻酔管理の例

60歳台女性，身長150 cm，体重51 kg．術中，TEEでも僧帽弁閉鎖不全はⅣ度と重症であり，左室の拡張不全も疑われたため，体外循環離脱前よりコアテック®を使用した症例．ICU帰室後8時間後に抜管となり，手術翌日にICUを退室した．

a) MS

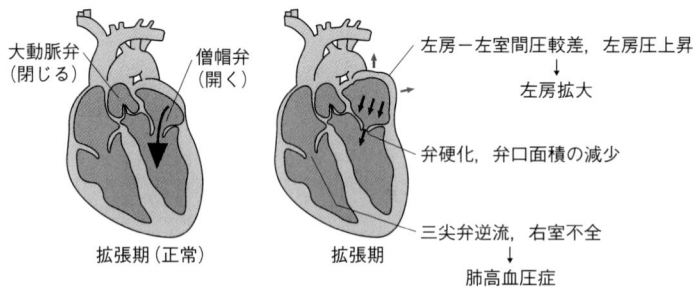

b) 僧帽弁閉鎖不全症

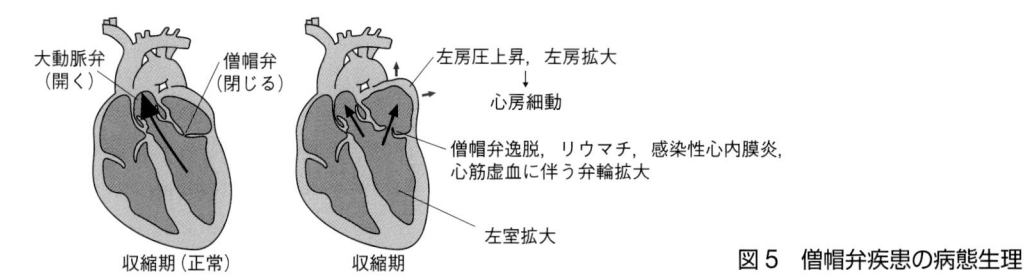

図5 僧帽弁疾患の病態生理

クエン酸塩）とプロポフォール®，セボフレン®（セボフルラン）を基本とした麻酔維持が頻脈を避けるために好ましい．フェンタニル®に代わり，超短時間作用性であるアルチバ®（レミ

フェンタニル塩酸塩）の使用も薦められる．また，MSでは交感神経系の亢進によって血管のトーヌス緊張が維持されていることが多く，麻酔により極度の低血圧になることがある．しか

し血圧低下に対する急速な容量負荷は肺高血圧を招いてしまう．対処としては，麻酔導入前の血管のトーヌスに戻す，すなわちフェニレフリン塩酸塩静注（ネオシネジン®0.05～0.1 mg）やドパミン塩酸塩持続静注（カタボン®Hi 3～5 μg/kg/min）などの血管収縮薬を使用した血圧維持が望ましい．

麻酔導入後に観血的動脈圧ライン，TEE，肺動脈カテーテルを留置し，容量負荷の指標とする．僧帽弁閉鎖不全症などを合併した肺高血圧症例や，三尖弁逆流や右心不全を合併した重症例では，少量のノルアドレナリンを併用したPDE Ⅲ阻害薬やプロスタグランジン製剤の投与も考慮する．

体外循環中は輸液や血管作動薬を中止し，プロポフォール®持続静注のみを行っている．大動脈遮断中は呼吸も低一回換気量・高頻度換気とし，肺の虚脱を防いでいる．

体外循環離脱時に際しては，もともと左心室が容量負荷に暴露されておらず，正常より小さい症例が多いため，一回拍出量がより少なくなる．そのため，輸液量に配慮し，ペースメーカやドブタミン塩酸塩持続静注（ドブトレックス®3～5 μg/kg/min）により心拍数を通常より増やして（80～100 回/分），心拍出量を維持する必要がある．

高度の石灰化弁輪を伴うMSの場合，過度の血圧上昇は，弁置換後の重篤な合併症である左室後壁破裂を招く危険性があり，血管拡張薬およびIABPを用いて十分に後負荷をとるように留意している．また，左心機能が大きく低下した症例では，左室容量が少ないため低心拍出量となりやすい．薬剤投与のみでの離脱困難症例では，PCPS補助も考慮する[1]．

2-2　僧帽弁閉鎖不全症（図5b）

慢性僧帽弁閉鎖不全症症例での麻酔管理は，後負荷増大と肺高血圧を避け，左心機能を保持することが基本となる．左心機能が保たれている症例では，麻酔管理は比較的容易である．麻酔維持としてフェンタニル®とプロポフォール®とともにセボフレン®を併用している．

体外循環開始前では，後負荷の増大によって逆流の悪化が認められる．そのため，血圧を維持するためには強心薬が必要となる．塩酸エフェドリン®（エフェドリン塩酸塩）4～8 mgやドブトレックス®3～5 μg/kg/min などの強心作用と血管拡張作用を併せもつ薬剤の使用が好まれる．ニトログリセリン持続静注でも後負荷の軽減や冠動脈の血流維持が可能である．

体外循環中の管理は，MSの場合と同様である．体外循環離脱時に際しては，弁修復前に大動脈と左心房の2方向にあった流出路が前者のみになるため，実際の後負荷が上昇する（after load mismatch）という状況が生じる．このため，左心室を補助し，血管拡張作用を併せもつドブトレックス®（3～5 μg/kg/min），PDE Ⅲ阻害薬（コアテック®0.05～0.3 μg/kg/min）などが有用となる．過量のカテコラミンは後負荷の増大につながることもあり，低心機能僧帽弁閉鎖不全症症例ではIABPによる循環補助を躊躇すべきではない．

2-3　麻酔科としての知見

リスクのある症例以外は，麻酔導入後に全例でTEEを挿入している．麻酔導入後のMSや僧帽弁閉鎖不全症による血行動態の把握をリアルタイムで行うことができ，循環管理に反映することが可能である．また，体外循環開始前の送血管や脱血管の位置確認，体外循環からの離脱時に自己心機能の評価や置換弁の状態を確認することが可能であり，re-pumpや弁の再置換の決定にも有用である[2]．当院では，次世代3D/4Dアプリケーションを内蔵した超音波診断装置「*iE33*」（（株）フィリップスエレクトロニクスジャパン）を導入し，これらの診断に活用している[3]．

今日，僧帽弁閉鎖不全症に対しては僧帽弁形成術が多く試みられるが，冠動脈・大動脈病変に対する合併手術を要する症例や，低心機能の症例などに対しては，手術操作が容易で，かつ確実に僧帽弁閉鎖不全症を制御できる僧帽弁置換術が選択される場合も少なくない．

再手術症例においては，胸骨背面に癒着して

いる無名動静脈の損傷を避けるために，胸骨切開に細心の注意が必要である．また急激な出血に対応できるように，体外循環回路を手術開始前に駆動可能な状態にしている．胸部操作前に大腿動脈に送血管，大腿静脈に脱血管を挿入し，F-Fバイパスで体外循環を行うこともある．脱血管が挿入困難な場合は，出血分を吸引しながら回路を回すことも考慮すべきである．当院では，術前のカンファレンスを，心臓血管外科医，臨床工学技士，手術部とICUの看護師らとともに行っており，綿密な協議のうえで方針を決定し，手術に臨んでいる．

外科医　麻酔科医　**臨床工学技士**

僧帽弁置換術における体外循環法

① 当院における標準的体外循環法

　当院では人工心肺装置：2機種2台，成人用人工心肺回路：同規格2種（2社），人工肺：成人用5種（5社）・中人用1種を使用し（表1），落差脱血・非拍動流方式（ローラポンプ）で体外循環を行っている．メイン回路となる送血および脱血回路は3/8インチチューブを使用し，体重が約65 kgを超える症例では脱血回路を1/2インチチューブへ変更し，脱血量の確保と，必要に応じて陰圧吸引補助脱血法を用いている（図6）．回路充填液は乳酸リンゲル液をベースに各種薬剤を添加（表2）したものを使用し，回路充填量は約1050 mL（3/8インチ回路）となる．体外循環中は灌流量80 mL/kg/min，灌流圧60～80 mmHgを目標にし，軽度低体温（32℃）で管理を行っている．

　心筋保護液はGIKベースのイニシャル液と，カリウムベースのアンテ液，レトロ液（表3）を作製し，初回順行性血液心筋保護（initial antegrade blood cardioplegia），間欠的順行性血液心筋保護（intermittent antegrade blood cardioplegia），持続的逆行性血液心筋保護（continuance retrograde blood cardioplegia），大動脈遮断解除前順行性加温血液心筋保護（terminal antegrade warm blood cardioplegia）を使用している．

② 僧帽弁置換術における体外循環の実際

2-1　術前カンファレンス

　週1回，心臓血管外科医師，麻酔科医師，看護師，臨床工学技士を含めた術前カンファレンスを行い，患者情報，手術手順，注意点などの確認を行う．また，得られた情報を基に使用する材料などの準備を行い，手術前日に装置の設置，動作確認，情報入力などを行う．

2-2　体外循環開始前

　麻酔導入終了前までに回路の組み立ておよび

表1　人工心肺装置と関連医療機器

人工心肺装置	「メラ人工心肺装置 HAS Ⅱ」（泉工医科工業（株）） 「メラ人工心肺装置 HAS 型」（泉工医科工業（株））
人工心肺回路	「メラ人工心肺用回路」（泉工医科工業（株）） 「人工心肺用回路セット」（平和物産（株））
人工肺　成人用	「メラ NHP エクセラン NSH-R」（HPO-23WRHF-C）（泉工医科工業（株）） 「キャピオックス®RX」（CX-RX25RW）（テルモ（株）） 「QUADROX-i」（VO-VKMO 7000）（マッケ・ジャパン（株）） 「コンパクトフローエボリューション フィジオ」（ソーリン・グループ（株）） 「オキシア AC」（（株）ジェイ・エム・エス）
中人用	「キャピオックス®RX」（CX-RX15RW30）（テルモ（株））

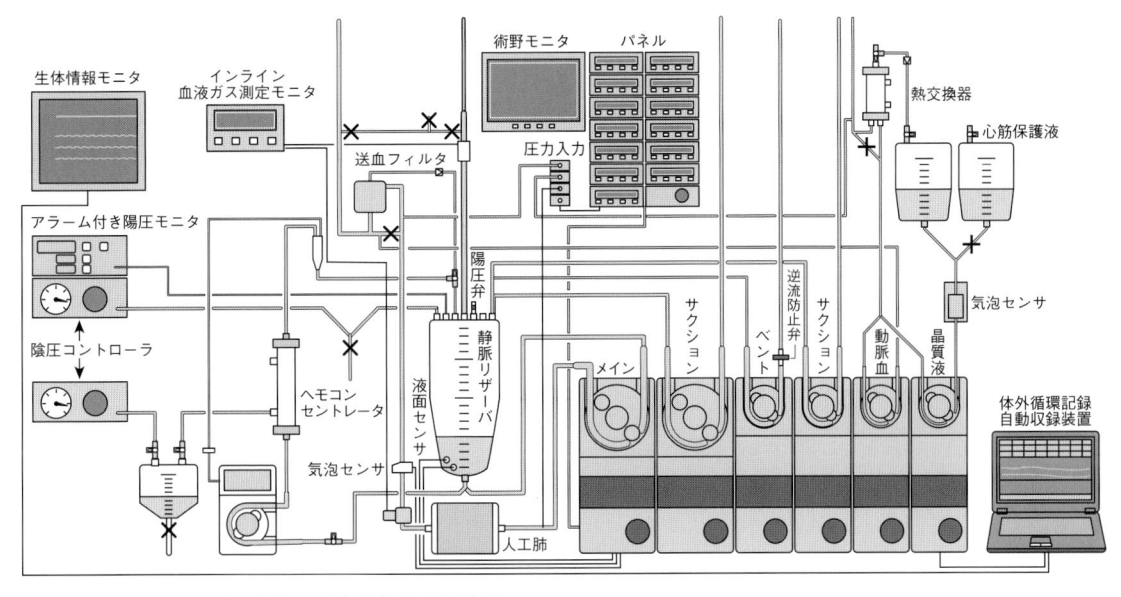

図6 当院における標準的な体外循環回路構成

表2 人工心肺回路充填液の組成

商品名（一般名）	充填量
ハルトマン液 pH：8「HD」（乳酸リンゲル液）	約 700 mL
サヴィオゾール®輸液（低分子デキストラン加乳酸リンゲル液）	100 mL
20%マンニットール注射液「YD」（D-マンニトール）	250 mL
メイロン®静注 8.4%（20 mL 管）（炭酸水素ナトリウム）	30 mL
ノボ・ヘパリン®注 5 千単位/5 mL（ヘパリンナトリウム）	3 mL
ソル・メドロール®1000（メチルプレドニゾロンコハク酸エステルナトリウム）	1000 mg
セファメジン®α注射用 2 g（セファゾリンナトリウム）	2000 mg
ビタ C 注 25%（500 mg/2 mL）（アスコルビン酸）	1000 mg

　プライミングを終了するとともに，体外循環開始前チェックシートを使用して回路の組み立て状況，装置の設定状況，安全装置の作動状況などの確認を行う．また，手術開始直後に術野側回路と機械側回路を接続し，プライミングと回路の最終チェックを行う．

　送血部位の血管性状をエコーで確認後，ノボ・ヘパリン®注 5 千単位/5 mL を 300 単位/kg 投与する．3 分後に活性凝固時間（ACT）の測定を行い，300 秒以上となった時点で術野吸引を開始し，送血管を上行大動脈へ挿入する．その後，送血管と送血回路を接続し，鉗子を開いて拍動と回路圧（動脈圧）の確認を行う．

　脱血管は上大静脈および下大静脈に挿入し，脱血回路に接続する．また，状況により体外循環開始前または開始後に大動脈ルートカニューレを大動脈基部，レトロカニューレを冠静脈洞，ベントカニューレを右上肺静脈より挿入する．

2-3 体外循環開始

　体外循環開始の準備が整った時点で主操作者，副操作者ともに酸素投与（F_1O_2 1.0，換気血流比（$\dot{V}_A/\dot{Q}$）0.5～0.8 程度），回路圧（動脈圧），ACT（400 秒以上）の最終確認を行い，上大静脈からの脱血のみで体外循環を開始する．静脈リザーバレベル，送血圧などに注意しながら送血量を上げ，上大静脈からの脱血量を確認する．続いて下大静脈からの脱血量を確認後，2 本脱血とし，目標灌流量が確保できた時点で冷却を開始する．

　体外循環中の血液ガス，電解質，ACT の管理については，体外循環開始直後と心筋保護液注入から約 5 分後に行い（以降，約 30 分間隔），

表3 心筋保護液の組成

a) イニシャル液

薬品名（一般名*）	充填量
メイロン®静注8.4%（20 mL管）	10 mL
硫酸Mg補正液1 mEq/mL （硫酸マグネシウム）	6.5 mL
アスパラ®カリウム注10 mEq （L-アスパラギン酸カリウム）	15 mL
20%マンニットール注射液「YD」	40 mL
リドカイン静注用2%シリンジ「テルモ」 （リドカイン塩酸塩）	0.325 mL
ヒューマリン®R注100単位/mL （ヒトインスリン）	0.2 mL
大塚糖液5%（ブドウ糖）	500 mL

＊既出のものは除く．

b) アンテ液

薬品名	充填量
メイロン®静注8.4%（20 mL管）	10 mL
硫酸Mg補正液1 mEq/mL	8.1 mL
アスパラ®カリウム注10 mEq	20 mL
20%マンニットール注射液「YD」	80 mL
リドカイン静注用2%シリンジ「テルモ」	0.6 mL

c) レトロ液

薬品名	充填量
メイロン®静注8.4%（20 mL管）	13.5 mL
硫酸Mg補正液1 mEq/mL	11 mL
アスパラ®カリウム注10 mEq	13.6 mL
20%マンニットール注射液「YD」	54.5 mL
リドカイン静注用2%シリンジ「テルモ」	0.9 mL
ハルトマン液pH:8-「HD」	61 mL

送・脱血回路の血ガスおよび電解質については
インライン血液ガス測定モニタを使用し，連続
的にモニタを行う．

2-4 大動脈遮断

約1 L/min程度まで送血量を下げ，大動脈
遮断を行う．遮断後は回路圧，灌流圧に注意し
ながら送血量をゆっくりと戻していく．

2-5 心筋保護

大動脈遮断後は速やかに心筋保護液を注入す
る．初回は大動脈ルートカニューレよりイニ
シャル液を順行性に，動脈血：心筋保護液比
1：4，送血温度4℃，送血圧180 mmHg程度
で1000 mL注入する．初回心筋保護終了後，
レトロカニューレよりレトロ液を逆行性に，動
脈血：心筋保護液比94：6，送血温度4℃，カ
ニューレ先端圧30 mmHg以下，目標流量80
～100 mL/minで持続的に注入する．初回心
筋保護から30分間隔で大動脈ルートカニュー
レよりアンテ液を順行性に，動脈血：心筋保護
液比93：7，送血温度4℃，送血圧180
mmHg程度で600 mL注入する．

2-6 大動脈遮断解除

人工弁の縫着が終了した段階で復温を開始
し，左心房を縫合後，大動脈ルートカニューレ
よりアンテ液を，動脈血：心筋保護液比93：7，
送血温度36℃，送血圧180 mmHg程度で600
mL注入する．また，同時にリドカイン静注用
2%シリンジ「テルモ」を5 mL投与する．

心筋保護液注入後，約1 L/min程度まで送
血量を下げ，大動脈遮断解除を行い，回路圧，
灌流圧に注意しながら送血量をゆっくりと元に
戻していく．また，送血量の約10%の流量で
大動脈ルートカニューレよりルートベントを行
う．

2-7 気泡除去

ペースメーカのリード装着後，徐脈の場合は
ペーシングを行う．塩化カルシウム注「ヒシヤ
マ」2%（塩化カルシウム水和物）を20 mL投
与し，体温が約34℃になったら心腔内に血液
を充填していき，TEEで確認しながら気泡除
去を行う．また，体外循環からの離脱に向けて
電解質などの補正を行う．

2-8 体外循環終了

体内に血液を送り込みながら脱血量，送血量
を徐々に下げていき，心機能などに問題がなけ
れば体外循環を終了する．体外循環終了後は初
回ノボ・ヘパリン®注5千単位/5 mL投与量
と等量のノボ・硫酸プロタミン®静注用100
mg/10 mL（プロタミン硫酸塩）を投与し，約
1/2投与した時点で術野吸引を停止する．

体外循環終了後は出血量に応じて血液を体内
に送り込みながら脱血管およびほかのカニュー
レを抜去し，状態が安定した時点で送血管を抜

去する．その後，回路内の血液を自己血回収装置で処理後，回路に乳酸リンゲル液などを再充填し，患者状態の急変に備え再循環させながら待機する．

③ 僧帽弁置換術における体外循環のポイント

僧帽弁置換術を行う疾患はおもに僧帽弁閉鎖不全症であるが，僧帽弁閉鎖不全症では僧帽弁を置換（修復）することにより左心房への血液の逆流が消失し，左心室に対する後負荷が高くなる．そのため，体外循環離脱時にボリューム負荷を行う際は十分な注意が必要である．

僧帽弁置換術における体外循環は基本的なものであるが，安全な体外循環を行うことが重要である．当院では安全な体外循環を行うため，術前カンファレンスで手術手順を確認し，さらにチェックシートによる体外循環開始前安全確認を全症例で行っている．また，2台の人工心肺装置の仕様を標準化するとともに安全装置などの設置についても十分な対策を行い，不具合などの発生に備え，回路などについても2種（2社）以上のものを使用している．

体外循環中の事故は患者生命にかかわる可能性が非常に高いものである．そのため，体外循環に携わるすべてのスタッフが1つのチームとして連携するとともに個人のスキルを向上させ，お互いの信頼の下で安全な体外循環を行わなければならない．

■文献
1) Bonow RO, Carabello B, de Leon AC Jr, et al: Guideline for the management of patients with valvular heart disease: executive summary. A report of the American College of Cardiology/American Heart Association Task Force on Practice Guideline (Committee on Management of Patients with Valvular Heart Disease), Circulation 98(18): 1949-1984, 1998
2) Shanewise JS, Cheung AT, Aronson S, et al: ASE/SCA Guidelines for performing a comprehensive intraoperative multiplane transesophageal echocardiography examination: recommendations of the American Society of Echocardiography Council for Intraoperative Echocardiography and the Society of Cardiovascular Anesthesiologists Task Force for Certification in Perioperative Transesophageal Echocardiography, Anesth Analg 89: 870-884, 1999
3) Vegas A, Meineri M: Three-dimensional transesophageal echocardiography is a major advance for intraoperative clinical management of patients undergoing cardiac surgery: a core review, Anesth Analg 110(6): 1548-1573, 2010

■外科医
佐賀大学医学部胸部・心臓血管外科
森田茂樹 MORITA, Shigeki

■麻酔科医
佐賀大学医学部附属病院麻酔科蘇生科
谷川義則 TANIGAWA, Yoshinori

佐賀大学医学部麻酔・蘇生学講座
平川奈緒美 HIRAKAWA, Naomi

■臨床工学技士
佐賀大学医学部附属病院MEセンター
田中 淳 TANAKA, Atsushi

[第Ⅱ章 成人の症例]

Ⅱ-2

僧帽弁形成術と体外循環法
－東京慈恵会医科大学附属病院－

近年，リウマチ熱の後遺症による弁膜症に代わり変性，虚血性僧帽弁閉鎖不全症（IMR）の増加に伴い，弁形成術が増加している．ある意味画一的といえる人工弁置換術と異なり，僧帽弁形成術は多様性のある自己弁温存手術である．術後に抗凝固療法が基本的に不要であるなど患者の術後QOL向上には有利な術式であり，最近では手術成績や診断技術向上，治療法の浸透とともに早期手術を受ける患者も少しずつ増えてきている．

外科医 麻酔科医 臨床工学技士

僧帽弁形成術の対象となる疾患の解剖と病態生理，および手術術式

1 僧帽弁の解剖と病態生理

1-1 解剖

僧帽弁は，左心房と左心室の境にある線維組織が芯となる弁で大動脈側の大きな前尖と左心室後壁側の後尖の2尖からなり，その主要な支えは房室弁輪である（僧帽弁の基本的な解剖については，35ページの図1参照）．前尖の付着部位は弁輪全周の1/3，後尖は2/3を占めている．前尖と後尖の左右移行部分は交連部（commissure）と呼ばれ，左側を前交連（AC），右側を後交連（PC）と呼ぶ．両弁尖が閉鎖時に接合する部分を coaptation zone または rough zone，それ以外の弁輪側を clear zone と呼ぶ．腱索（chordae）は密な膠原組織からなり，大部分が前乳頭筋（anterior papillary muscle），後乳頭筋（posterior papillary muscle）から扇状に出ている．後尖では，弁輪近傍で左室後壁から直接起始する腱索（basal chordae）によって支持される部分を basal zone と呼んでいる．腱索と乳頭筋は弁を引っ張る装置を形成する．

超音波検査や外科的観点から，便宜的に前尖，後尖をそれぞれ3分割し，両交連部分を含めた8つの部分に分けて病変部位を表現するのが一般的[1]で，前尖部分は A1（anterior），A2（middle），A3（posterior），後尖部分は P1（anterolateral），P2（middle），P3（posteromedial），交連部分は AC，PC としている（図1）．

1-2 僧帽弁閉鎖不全の病態生理

僧帽弁形成術の主たる適応となる僧帽弁閉鎖不全では，収縮期に左心室から左心房に逆流が生じることによって，拡張期の左心室に対する容量負荷が増大し，徐々に左心室，左心房が拡大する．僧帽弁輪は心拡大とともに変形拡張するが，前尖側は大動脈弁輪と連続性のある強固な線維組織のために拡大しにくく，拡大はおもに後尖側の弁輪で生じる．左心室のポンプ機能は，急性期や代償期には左心室の後負荷の減少（左房側への逆流のため）により収縮末期容積が減少する一方，左室拡張末期容積が増大するために駆出率（EF）は増大する．

このような代償期を過ぎ心拡大がより進行すると，徐々に収縮能は低下してくる．したがって僧帽弁閉鎖不全症の場合，EFが正常範囲であってもそれは左心房への逆流のための見かけ

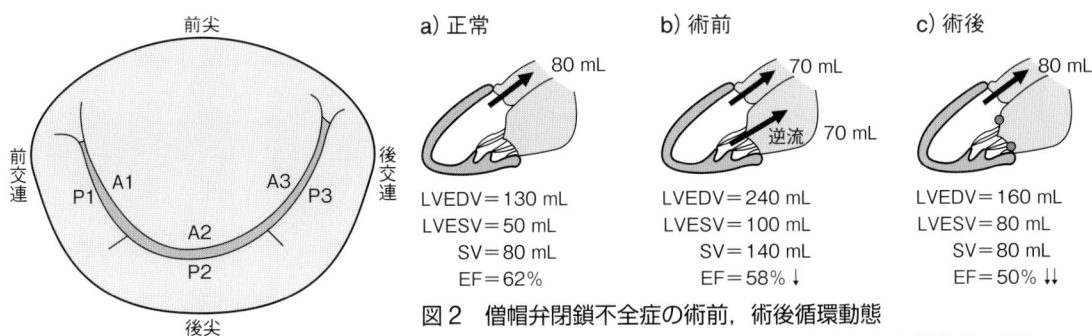

図1 弁葉マップ

図2 僧帽弁閉鎖不全症の術前，術後循環動態
LVEDV：左室拡張末期容積，LVESV：左室収縮末期容積，SV：一回拍出量．

上の数値であり，実際の心機能は低下していることを考慮しなければならない（手術適応の目安として，EF＜60％，左室収縮末期径＞45 mmなど）．形成術後早期には，僧帽弁逆流の消失（減少）とともに左心室の容量負荷は減少するが，逆に後負荷が増大するためにEFは減少する（図2）．

2 診断と術式

2-1 術式の選択

僧帽弁形成術は，僧帽弁閉鎖不全を主たる病態とした心臓弁膜症に対し施行される自己弁温存手術である．手術に際し病態生理を十分に理解し，的確な術式を選択する必要がある．Adams[2]は，僧帽弁疾患を考えるうえで重要な病態生理の3要素を，①弁機能不全のタイプ[3]，②病変部位，③病因とし，心筋症（拡張型や虚血性）にみられるType Ⅰ（弁輪拡大による），退行性変性疾患にみられるType Ⅱ（弁尖逸脱），リウマチ性（a）や虚血性僧帽弁閉鎖不全（b）にみられるType Ⅲ（弁尖の動きに制限．aは収縮期および拡張期，bは収縮期）の3つに分類し（図3），術式を決定する際の指標にしている．すなわち，

・Type Ⅰ：リング弁輪形成術
・Type Ⅱ：逸脱弁尖切除，flip over法，人工腱索による腱索再建など
・Type Ⅲa：人工弁置換術や直視下交連切開術
・Type Ⅲb：リング弁輪形成術，左室形成術，

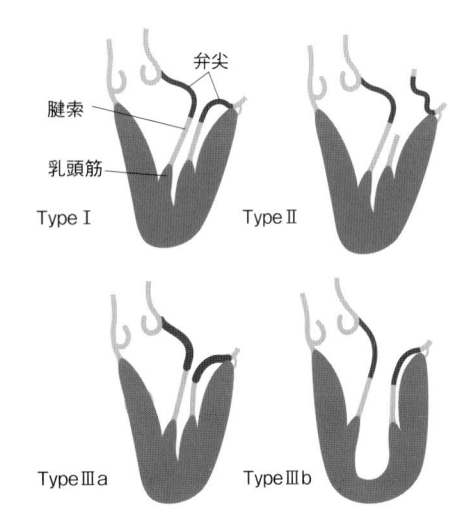

図3 Carpentier's functional classification
（文献2より一部改変転載）

腱索切断術など

2-2 当院における僧帽弁形成術

当院では，近年リウマチ性（Type Ⅲa）が減少しType Ⅱ症例に対する手術が多く，その概要を述べる．

体外循環軽度低体温心停止下に右側左房切開で僧帽弁にアプローチする（再手術症例などでは，経心房中隔の場合もある）．「Cosgrove self retractor」（St. Jude MeDical, INC.）で左心房を展開し，病変を観察（感染性心内膜炎後など，比較的早期で左心房が小さな場合でも十分に視野の展開は可能）し，逸脱部位や腱索断裂部位などを確認する．スムーズで十分な前後尖の接合面（coaptation zone）を確保するために，①余剰逸脱弁尖は可及的に切除縫合，②人工腱索

による支持腱索の補強，③拡大した弁輪のリモデリングのため complete rigid ring（縦軸：横軸＝3：4）によるリング形成術を基本とし，形態を回復させることにより正常な機能を得ることを考える．

前尖逸脱の場合には，逸脱余剰弁尖の三角切除を基本とするが，clear zone には切り込まない程度にとどめる．後尖逸脱に対しては，以前は矩形，逆台形切除と弁輪の compression suture を基本としていたが，弁輪，弁尖への過剰なストレスをなるべく少なくするよう，最近では三角切除を行っている．広範囲の逸脱でA2部分の場合には切除範囲が制限され弁尖の支持腱索も希薄になり，人工腱索による再建が必要となることが多い．そのほかA1やA3の場合も同様であるが，edge to edge repair で逆流を制御できることもある．後尖逸脱では余剰逸脱弁尖を切除した場合，人工腱索による再建を必要とする場合は比較的少ない．弁尖を切除せず腱索再建だけを行った場合，術後の後尖の可動性はよりスムーズであるが，この場合には後述する収縮期前方運動（SAM）の出現に注意を要する．

弁尖，腱索の修復が終了した時点で逆流試験を行い，良好であれば原則として complete rigid ring を縫着，変形拡大した弁輪をリモデリングすることでより広い coaptation zone を確保する．

手術中の経食道心エコー（TEE）は必須である．術直前，術中の心機能や僧帽弁逆流の定性，定量による術中再修復術の判断やSAMの診断，心内空気の状況把握など多くの点で有用である．さらに詳細な診断，機能評価のためには3D-TEEを行うとよい（図4）．

❸ 僧帽弁形成術に関する臨床工学技士が知っておくべき知識

体外循環離脱直後に起こり得る合併症に備え，体外循環をすぐに再開できる状態にしておくことはいずれの手術でも同様であるが，僧帽弁形成術の場合には，以下のような合併症が考えられる．

a) 3D-TEE

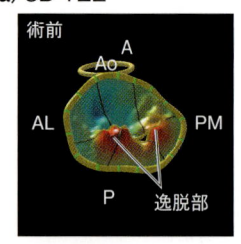

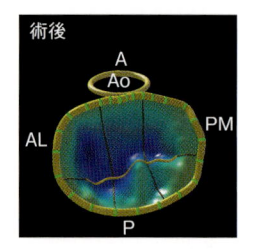

b) 術中写真

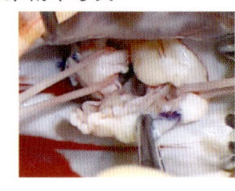

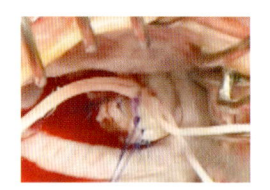

c) シェーマ

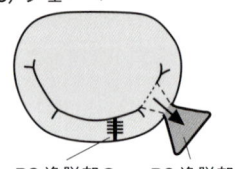

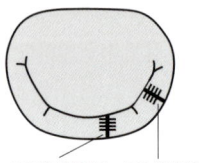

図4 僧帽弁形成術
A：前尖，P：後尖，Ao：大動脈，AC：前交連，PC：後交連．

3-1 SAMおよび残存逆流

僧帽弁形成術直後の合併症として SAM があり，体外循環離脱時に慎重な対処が必要とされる．中隔の肥厚が著しい症例や，形成術後に後尖との接合面に前尖がさらに大きく左心室にはみ出る，後尖の高さが高い，弁輪の前後径が短い場合など，後尖が前尖を収縮期に中隔側へ押し出し，左室流出路の閉塞をきたすことがある．カテコラミンの減量，β遮断薬投与，輸液負荷などで改善しない場合には，体外循環を再開し再形成術あるいは人工弁置換術を行う．

形成術後の残存逆流についてどの程度許容できるかは議論があるが，前尖，後尖逸脱など病変によっても変わってくると考えられる．TEEを行い，体外循環離脱直後にわずかに残存する場合には再修復は行わず，逆流が軽度以上の場合は症例ごとに判断している．

3-2 空気塞栓

体外循環離脱時に十分に左心系から空気を除

去する．ベントは，上行大動脈心筋保護液注入部位と，右上肺静脈より左心房にチューブを挿入しているが，TEEでよく観察し，麻酔科医に手術台を傾けてもらい，左心房（特に左心耳），左心室をマッサージしたり肺を加圧したりして空気抜きを十分に行う．右冠動脈への空気流入を防止するために，大動脈遮断解除は冠動脈入口部を圧迫しながら行う．心電図モニタでST変化が出現した場合には，補助循環を続けその回復を待つ．必要に応じて心房，心室ペーシングを行う．

3-3　低心拍出量症候群（LOS）

罹病期間が長期になり，心房細動を合併し心機能が著しく低下している症例では，形成術後僧帽弁逆流が減少することにより前述のように左心室の後負荷が増大するため，LOSに陥って体外循環離脱が困難となり，IABPによる補助が必要となることがある．

3-4　出血

術後出血は本手術に限らないが，僧帽弁形成術後に右側左房縫合部より出血した場合，特に上大静脈の下方に深く切り込んだ部分からの出血に際しては，体外循環下での止血操作を余儀なくされることがある．

外科医　**麻酔科医**　臨床工学技士

僧帽弁形成術における麻酔

❶ はじめに

ここでは，僧帽弁形成術における麻酔について，次の要点に触れながら解説する．
・僧帽弁置換術に対する弁形成術の利点と限界を知る．
・僧帽弁逆流の循環動態を理解する．
・体外循環移行〜離脱時にかけての麻酔科医の視点
・ICUに向けての麻酔薬やオピオイドの変更

❷ 僧帽弁閉鎖不全症に対する手術

僧帽弁閉鎖不全症に対する外科修復術には人工弁置換術と弁形成術があるが，置換術が主流であった時代は，術後に抗凝固療法を要する，腱索損傷による心機能低下などの問題点があり，全身状態が悪くなった患者に対する手術が多かった．形成術はそのような欠点がなく，長期に症状を改善させることができるため，現在では無症状の患者にも積極的な手術適応となっている．

❸ 僧帽弁閉鎖不全症の一般的な注意点

心筋梗塞と心内膜炎によるIMRを除けば，僧帽弁閉鎖不全症は慢性に緩徐な経過をたどる．虚血がない場合は左心機能・心拍出量もよく保たれていることが多い．僧帽弁閉鎖不全症を最も増悪させるのは後負荷の増加であり，各操作の刺激や昇圧薬による血管収縮で容易に増悪し得る．また前負荷の低下による血管収縮や，徐脈による逆流量増加も増悪因子であるため，バイタルサインや輸液の管理をするうえでの注意点となる．

❹ 術前TEE

僧帽弁を評価するうえで，TEEは必須である．通常は図1のように前尖（A），後尖（P）をそれぞれ左心耳側から1・2・3と分類し，6分画で評価する．そして，どの領域からどの程度の重症度の逆流があり，予定通り弁形成ができるのかを執刀前に再評価しなくてはならない．現在，P2の逸脱症が最も良い適応とされている．逆に，両弁尖に異常が及ぶ場合，形成が不十分になりやすいとされている．また，診断さ

れていない弁疾患（大動脈弁逆流，三尖弁逆流）や虚血性心疾患，石灰化，血栓などがないかを決まった手順で確認する．

❺ 術後TEE

術後のTEEで数％に残存逆流を認めると報告されている．このような場合，再手術の頻度が高まるので，患者背景を考慮し，再形成をするのか閉胸するのか術者と相談する．しかし，体外循環離脱直後は心機能，後負荷，脈のリズムなどが不安定な状態であるため，正確な評価が常にできているとは限らないことに注意する．

❻ 実際の麻酔管理（図5）

動脈圧ライン確保後，導入を開始する．前述したように，後負荷の増加が最大の増悪因子であるため，挿管操作の前に十分な麻酔深度，つまりオピオイド投与をする必要がある．僧帽弁閉鎖不全症では血行動態が保たれているケースが多いが，心不全などを合併しているような場合は少量から慎重に開始する．

近年は超短時間型オピオイドのアルチバ®（レミフェンタニル塩酸塩）の登場により，侵襲の強さによって投与量を調節できるようになった．導入による血管拡張は僧帽弁閉鎖不全症では有利に働くことが多いが，術前に利尿薬を投与されているケースでは血圧低下を招くため，同時に十分な輸液負荷を行う．低血圧時の輸液には，異論もあるが，人工膠質液としてヘスパンダー®（HES）を慎重投与している．輸液が追い付くまでは塩酸エフェドリン®（エフェドリン塩酸塩）を用いて血圧と脈拍を維持している．心房細動がある場合も導入により脈拍は低下していることが多く，管理に難渋はしない．導入には十分な鎮痛薬（フェンタニル®（フェンタニルクエン酸塩），アルチバ®），鎮静薬（ドルミカム®（ミダゾラム）），筋弛緩薬

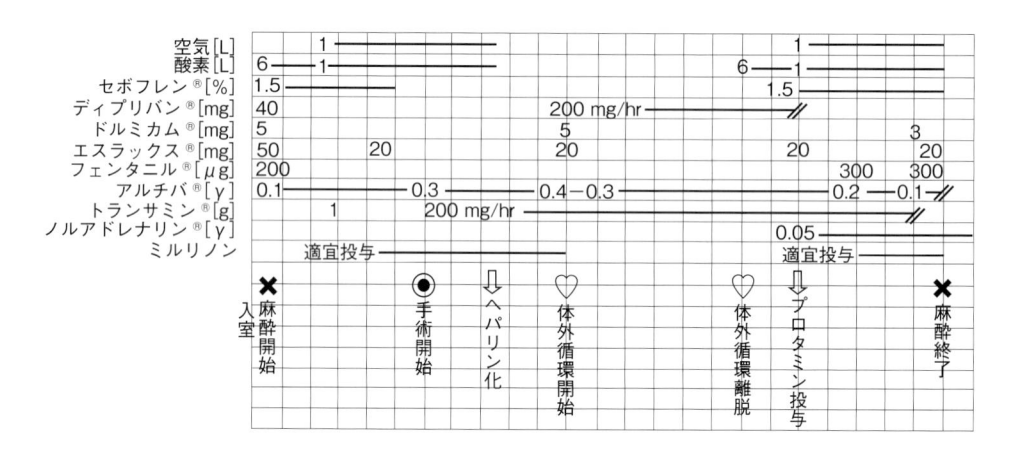

図5 僧帽弁形成術における麻酔管理の例（手術時間は5時間くらい）

後負荷を増やさないように導入後は十分な麻酔深度を保ち，収縮期血圧80～100 mmHgで良しとする．心機能も低下しているようならPDE Ⅲ阻害薬（ミルリノン）で心機能改善＋後負荷軽減を行う．オプションとして，トランサミン®（トラネキサム酸）の持続投与を行っても良い．最近ではより調節性が良いアルチバ®を使用することが多いが，高容量になりすぎないように注意している（術後疼痛やシバリング予防のため）．体外循環中の灌流圧は通常50 mmHg以上，虚血リスクがある症例では70 mmHg以上が好ましいと考えている．離脱後は，僧帽弁の性状をTEEで確認して，軽度残存逆流があれば後負荷を軽減，軽度～中等度の僧帽弁狭窄となった場合はノルアドレナリン®で後負荷を増加させて管理する．特に心房細動がある場合は，強心薬（ドパミン塩酸塩，ドブタミン塩酸塩）よりもノルアドレナリン®を進んで使用している．心拍数が70以下であれば，積極的にペーシングを行っている．体外循環離脱後の血圧は通常収縮期圧で100 mmHg前後を目標としている（離脱後は動脈圧ラインと非観血的血圧の値が乖離することがあり，両者を比較する）．

（エスラックス®（ロクロニウム臭化物））を投与し，麻酔が不十分な場合は揮発性吸入麻酔薬（セボフレン®（セボフルラン））を併用している．その後，TEE，スワン・ガンツ®カテーテルを挿入し，手術体位をとる．挿管から執刀までの間は侵襲は大きくないため，低濃度のセボフレン®と少量のオピオイドで管理可能である．

執刀時と開胸時には，刺激を避けるため再び十分な麻酔深度が必要となり，オピオイドを十分投与する．状態が悪い患者でもアルチバ®の量を調節することにより，比較的安全にオピオイドの濃度維持が可能となった．心機能・脈拍などに問題がある場合は，積極的にPDE III阻害薬やカテコラミンを用いている．これらは心拍出量，脈拍を上げ，後負荷を減らすため，重症の逆流性弁疾患では理想的な薬といえる．さらに体外循環中の抗炎症効果も期待されている．うっ血が重度なケースではハンプ®（カルペリチド）を併用して管理することもまれにある．

体外循環の開始までは，血管拡張や出血による輸液不足と麻酔深度が浅くなることに注意する．重症例ではスワン・ガンツ®カテーテルとTEEを用いて，カテコラミンを積極的に用いて管理を行う．体外循環開始時には，輸液バランスはプラス1〜1.5Lで，血管は開いた状態で移行することが多いと思われる．

体外循環開始後は，以前はフェンタニル®，ドルミカム®を適宜投与していたが，最近は0.1 μg/kg/minのアルチバ®増量，2〜4 mg/kg/hrのディプリバン®（プロポフォール）増量に筋弛緩薬適宜追加を基本とし，維持予定体温，「Bispectral index®（BIS®）」による測定値や体外循環回路で測定した後負荷の値などを参考に麻酔深度を変更している．後負荷の調整が安定しなければ，各種血管拡張・収縮薬剤の持続投与を術者と相談のうえ開始している．

離脱時は，十分な空気抜きをした後，遮断解除15分程度からPDE III阻害薬にカテコラミン（ドパミン塩酸塩かドブタミン塩酸塩）を併用して開始している．できるだけ自己脈が出て後負荷がない状態が好ましいので，ノルアドレナリン®（ノルアドレナリン）は積極的には使用しない．TEEで残存逆流と新たな病変の有無を十分検索する．問題がなければ離脱を開始する．通常，ポンプ時間は短いので回収血か赤血球輸血のみで十分である．バイタルサインによりカテコラミンと麻酔深度を適宜調節するが，自己脈が十分であればカテコラミンはほぼ必要としないことが多い．ペーシングが必要であれば，自己脈が出るまでカテコラミン投与は持続している．当院では基本的にICUでの覚醒，抜管とするため，手術終了時までは鎮静，鎮痛，筋弛緩に関しては十分に維持するが，アルチバ®は手術室内の使用に限られており，フェンタニル®への変更やプレセデックス®（デクスメデトミジン塩酸塩）の持続投与を始めることが多い．

ICU搬送時は2〜4 mg/kg/hrのディプリバン®，場合によりプレセデックス®併用で移動する．術後の出血，肺合併など問題がないと判断された時点でプレセデックス®のみの投与とし，基準を満たし次第抜管となる．アルチバ®の発売以降，フェンタニル®総投与量は減少して20 μg/kg程度となり，ドルミカム®をディプリバン®に変更したこともあり，覚醒は比較的速やかである．

僧帽弁形成術における体外循環法

1 標準的体外循環法

1-1 術前カンファレンス

毎週月曜日に開催される心臓外科のカンファレンスに臨床工学技士も参加しており，1週間の症例について検討している．その中で，術前の超音波検査やカテーテル検査，CT画像，MRI画像を再確認し，最終的な方針を決定している．

1-2 装置および回路構成

当院の体外循環装置は新生児から成人まで対応可能なポンプ構成で使用している．

- 「メラ人工心肺装置 HAS 型」（泉工医科工業（株）．7基ベース，スレーブ型，送脱血ポンプ 100 mm もしくは 150 mm）
- 「メラ人工心肺装置 HAS II 型」（泉工医科工業（株）．ポンプ制御ユニット7基，モニタベース 8，送脱血ポンプ 100 mm もしくは 150 mm）

脱血方法は落差脱血を使用し，補助的に陰圧吸引補助脱血を行っている．新生児・乳児の無効送血量の評価は脱血回路にフローセンサを取り付けている．

送血方法は，ローラポンプを基本としているが，成人症例の緊急時および脳分離体外循環では遠心ポンプを使用している．成人症例はすべてプレコネクト回路を採用している（図6）．

心筋保護液供給装置は「メラ心筋保護液供給

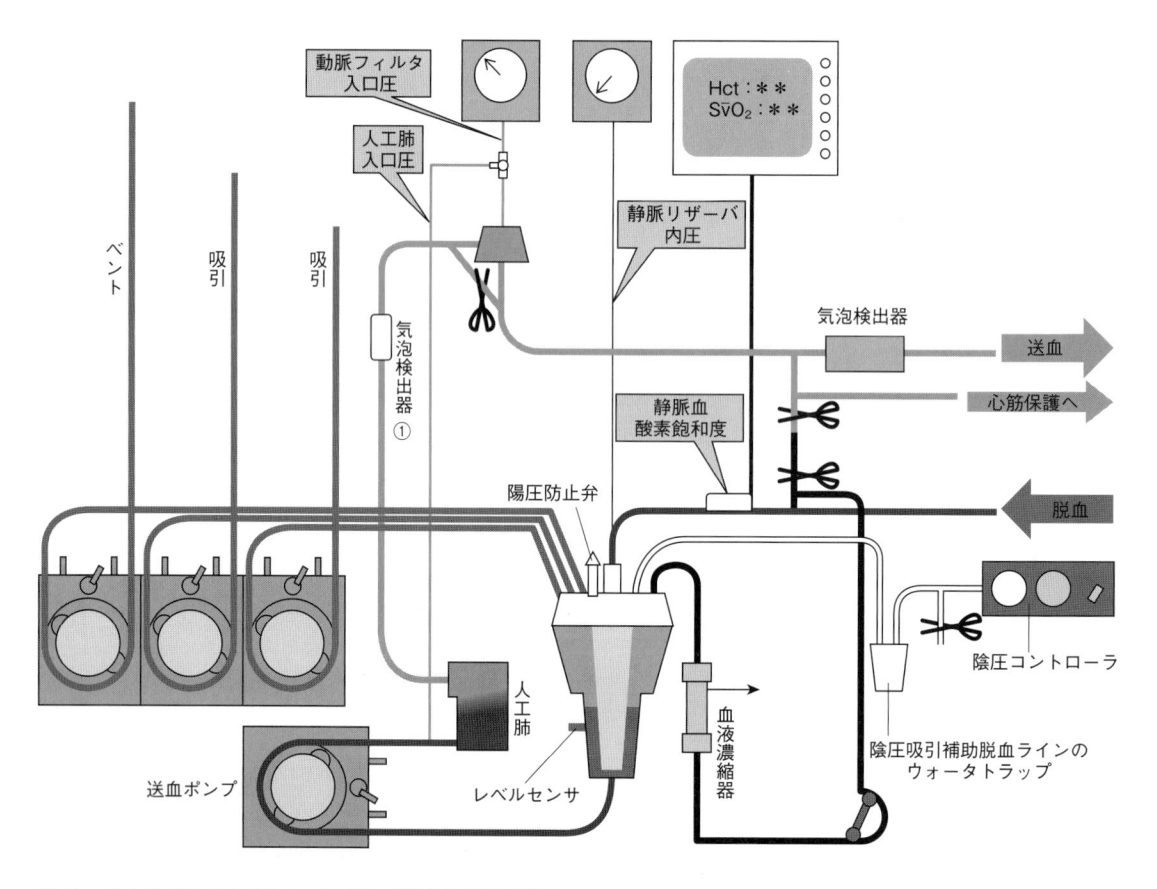

図6 成人症例で用いるローラポンプ体外循環回路図

システム HCP-5000」(泉工医科工業(株))で，回路はすべて共通，血液濃縮器は，「アクアストリーム®」((株)ジェイ・エム・エス)を使用している．

1-3 成人症例の体外循環中の管理

灌流指数は 2.4～2.6 L/min/m^2，灌流圧は 60～80 mmHg を基準としているが，合併症がなく尿量が十分あれば 50 mmHg でも可能としている．高血圧にはミオコール®(ニトログリセリン)，コントミン®(クロルプロマジン塩酸塩)，レギチーン®(フェントラミンメシル酸塩)の順で使用し，低血圧にはネオシネジン®(フェニレフリン塩酸塩)を使用している．

温度管理は軽度低体温を基本としており，1 弁修復の場合 34℃，2 弁修復の場合および術式が 2 つ以上の場合 32℃ としている．混合静脈血酸素飽和度 (SvO$_2$) は 70% を目標とし，無輸血目標などがない限り，ヘマトクリット (Hct) 値は離脱時 30% 程度となるように管理している．尿量は 1～2 mL/kg/hr 以上を目標とし，十分な量が得られず，灌流量を上げても変化がない場合はラシックス®(フロセミド)を使用する．DUF[*1] および CUF[*2] は，術前の重症度や体外循環中の血中カリウム値および乳酸値を評価し，実施している．

1-4 心筋保護法

心筋保護はミオテクター®冠血管注をベースに 3 種類 (I 液～III 液) の心筋保護液を調剤し，心筋保護液と血液を 1：4 で混合し，注入する (表 1)．

2 僧帽弁形成術に対応した体外循環の実際

2-1 準備

患者入室前に，使用する機器の試運転を実施し，入室確認後，体外循環装置，血液濃縮器，自己血回収装置，心筋保護装置のプライミング

---

*1 DUF は余分な水分の除去を目的とした限外濾過法．
*2 CUF は血管作動性物質などの除去を目的とした限外濾過法．

表 1 心筋保護液の組成

心筋保護液	組成	
I 液 (心停止用)	ミオテクター®冠血管注 塩化カリウム (20 mEq)	500 mL 40 mL
II 液 (心停止維持用)	ミオテクター®冠血管注 塩化カリウム (20 mEq)	500 mL 20 mL
III 液 (Ca^{2+} : 0.4～0.5 mmol/mL) (TWBCP 用)	ミオテクター®冠血管注 塩化カリウム (20 mEq) アスパラ® (L-アスパラギン酸カリウム・マグネシウム) テルモ血液バッグ CPD® (血液保存液 C 液) メイロン® (炭酸水素ナトリウム)	400 mL 22 mL 20 mL 100 mL 20 mL

を実施する．

体外循環回路のプライミングは，年齢が 70 歳以下で無輸血目標がある場合は，ヴィーン F®(酢酸リンゲル液)をベースとして，ヘスパンダー®10 mL/kg(最大 500 mL)，20% マンニットール®(D-マンニトール)200 mL，7% メイロン®(炭酸水素ナトリウム)50 mL，ノボ・ヘパリン®(ヘパリンナトリウム)4000 単位にて充填する．70 歳以上および無輸血目標がない場合は，ヘスパンダー®ではなく，アルブミン-ベーリング 20% 静注を 100 mL 充填している．症例により充填量が 1100～1400 mL と異なるため，無輸血目標などを考慮して使い分けている．

始業時点検・動作点検記録表に従って点検を実施する．

2-2 体外循環開始

ノボ・ヘパリン®200 単位/kg を投与し，5 分経過後に ACT (活性凝固時間) を測定する．ACT 300 秒以上になったことを確認したら体外循環装置の吸引を開始する．送血管 (「ソフトフロー大動脈カニューラ」7.0 mm，テルモ(株)) を挿入後，器械側回路と接続し，拍動を確認する．送血部位の空気抜きが終了した時点で試験的に少量の送血を実施し，送血圧に異常上昇がないことを再度確認する．以後，血圧は

収縮期圧にて 80 mmHg 以上を保つように送血する．

上大静脈に曲がりの脱血管を挿入し，落差にて脱血の確認をする．下大静脈に「マリアブルカニューレ」（エドワーズライフサイエンス（株））を挿入し，脱血の確認をする．

上行大動脈基始部に心筋保護用の順行性カニューレ（先端圧，ルートベント付き）を挿入した後，心筋保護装置の器械側回路と接続し，先端圧に異常がないことを確認する．大動脈ルートベントは静脈リザーバに接続しており，開閉は術野で行う．次に冠状静脈洞に逆行性カニューレを挿入する．

送血ポンプをスタートし，目標灌流量の半分になったところで上大静脈および下大静脈の脱血量を確認し，問題がなければ目標灌流量まで上げる．右側左房にベントカニューレを挿入するため，左房内に空気を引き込まないように容量負荷をする．ベントカニューレ挿入後，ゆっくりとポンプを回転させる．その後，十分に脱血する．

2-3 大動脈遮断

大動脈遮断時は，十分に脱血してポンプを一時停止し，血圧を 60 mmHg 以下にする．上行大動脈に石灰化などがある場合は，患者冷却後に完全にポンプを停止させて十分に血圧を下げてクランプする．遮断後は送血圧に異常がないことを確認し，目標灌流量まで上げていく．

2-4 心筋保護注入

I 液と動脈血を 1：4 で混合し，カニューレ先端圧 50 mmHg 前後を基準に，順行性カニューレより流量 150〜300 mL/min にて 2 分間注入する．次に，I 液を動脈血と混和し，先端圧 20〜40 mmHg 基準に，逆行性カニューレより流量 150〜250 mL/min にて注入する．以後，II 液を動脈血と混和したものを逆行性カニューレより 2 分間追加し，順行性カニューレからは 1 時間ごとに追加する方針としている．手術の進行に影響がなければ，II 液追加の間に血液のみを逆行性カニューレから注入する．順行性のみの場合は，20〜40 分ごとに II 液を追加注入する．

大動脈遮断後，心筋保護液注入中に心拍が減少してきたら，心筋が過伸展しないようにベントカニューレの回転を調整する．

2-5 体外循環中

僧帽弁形成術において無血視野の確保は重要であり，脱血およびベントの吸引を適切に保つことを重視する．通常は静脈のタニケットを締めないので右心房が完全に虚脱し，脱血が適切であることを常に確認する．また，肺静脈から左房へ流入する血液が多い場合も脱血不良の可能性があるので注意し，改善できない場合は静脈のタニケットを締める．このとき脱血の変化に注意を要する．弁形成の場所や状態を確認する逆流試験の際は，ベントカニューレから生理食塩液を吸引しないように回転を止め，外科医に体外循環装置以外の吸引で対処してもらう．

手術の進行に合わせて復温を開始する．左房切開線の縫合閉鎖に合わせてベントカニューレの回転を下げ，左心系の空気抜きを行う．最終的にベントカニューレは停止のままとし，大動脈ルートベントを開放にする．

2-6 TWBC

心筋保護液を 37℃ 前後に加温し，III 液と動脈血を 1：4 で混合し，先端圧 20〜40 mmHg を基準に，逆行性カニューレより流量 150〜250 mL/min にて 1 分間注入する．次にカニューレ先端圧で 50 mmHg 以下を基準に，順行性カニューレより流量 150〜350 mL/min にて 3 分間注入する．次に，血液のみを 2 分間注入する．その際，心臓が張らない程度にベントカニューレの回転数を調整する．最後に，不整脈防止のためキシロカイン®（リドカイン塩酸塩）100 mg を注入する．

2-7 大動脈遮断解除

遮断するときと同様に十分血圧が下がったことを術者に報告し，遮断解除となる．解除後は送血圧の異常な上昇がないことを確認しながら，目標灌流量まで戻す．大動脈ルートベントを開放し，心内の空気を抜く．

2-8 離脱

大動脈遮断解除後10分程度で昇圧薬投与および人工呼吸を開始する．心臓の機能回復を待って，ベントカニューレの回転を停止し，カルシウムなどの電解質調整を行う．その後，TEEにて心収縮の状況，心内空気を観察し，空気が完全に抜けるまで体位変換，心マッサージを行う．血圧，静脈圧をみながら，容量負荷しながら灌流量を下げ，ポンプを停止する．依然として空気がある場合はポンプ停止後も大動脈ルートベントを開放とし，吸引した血液量のみ送血する．

2-9 離脱後

送血管を抜去するまではいつでも再度送血できるようにしておく．抜去されたら，胸骨を閉鎖するまで再循環回路で回転する．胸骨閉鎖後，自己血回収装置へ残血を回収し，洗浄赤血球を作製する．

3 僧帽弁形成術に対応した体外循環におけるポイント

- 内頸動脈の狭窄および脳梗塞既往がある場合は，血圧を80 mmHg以上に保つ．
- 先行して肺静脈電気的隔離術を行うことも多く，その際は十分に脱血し，肺静脈の視野を確保する．
- 感染性心内膜炎にて疣贅がある場合，急激な圧の変動により，付着している疣贅が飛ばないように注意する．
- 右側左房の吊り上げ時に，上大静脈に挿入した脱血管からの空気の引き込みや脱血不良が生じないかを注意深く観察し，問題があれば術者に報告する．心筋保護液の注入において，順行性投与では大動脈弁の変形により弁が閉鎖しないことや，カニューレ先端が大動脈壁に密着することが発生する．この場合は術者に左房のリトラクタの牽引を中止してもらう．また，逆行性投与についても，挿入位置の変化や圧迫などが生じることがあり，両方向ともに注入圧に注意する．
- 弁形成の場所や状態を確認する逆流試験の際，生理食塩液が体外循環装置に吸引されることがあるため，水分のin/outバランスには十分注意する．
- 巨大左心房の場合，離脱時に必要となるボリュームが多いため，リザーバの残量に注意する．
- 左心房壁が薄くなった症例はまれに縫合ラインの裂開が生じる危険性があるため，離脱時に急激な容量負荷をしないように注意する．

■文献
1) Foster GP, Isselbacher EM, Rose GA, et al: Accurate localization of mitral regurgitant defects using multiplane transesophageal echocardiography, Ann Thorac Surg 65(4): 1025-1031, 1998
2) Adams DH, Filsoufi F: Another chapter in an enlarging book: repair degenerative mitral valves, J Thorac Cardiovasc Surg 125(6): 1197-1199, 2003
3) Carpentier A: Cardiac valve surgery–the "French correction", J Thorac Cardiovasc Surg 86(3): 323-337, 1983

■外科医
東京慈恵会医科大学附属病院心臓外科
坂本吉正 SAKAMOTO, Yoshimasa

■麻酔科医
イムス葛飾ハートセンター麻酔科
（元・東京慈恵会医科大学麻酔科学講座）
岡本靖久 OKAMOTO, Yasuhisa
東京慈恵会医科大学麻酔科学講座
近藤一郎 KONDO, Ichiro

■臨床工学技士
東京慈恵会医科大学附属病院臨床工学部
安藤理香 ANDO, Rika

[第Ⅱ章　成人の症例]

Ⅱ-3
心室細動下僧帽弁手術と体外循環法
―埼玉医科大学総合医療センター―

> 複雑な症例でも心室細動下に僧帽弁手術を安全に実施できる．28℃前後，灌流圧70 mmHg以上が一応の目安で，時に一時的流量低下や大動脈遮断を要する．虚血性僧帽弁閉鎖不全症（IMR）と高度大動脈病変が最もよい適応だが，大動脈弁閉鎖不全合併例では実施困難である．

外科医 ｜ 麻酔科医 ｜ 臨床工学技士

心室細動下僧帽弁手術の術式

❶ 心室細動下僧帽弁手術の対象，病態生理

　昨今，特に心臓外科手術に携わる若手の医療スタッフの中には，左心系の心内修復手術では大動脈遮断と心筋保護液の投与が必須だと誤解している人も少なくない．大動脈非遮断・心室細動下の開心術は古典的手法で，いくつかの制約が存在することは事実であるが，優れた心筋保護法が存在する今日でも知っておくべき有用なオプションである．標準的方法では問題が生じ得る症例でも，この手法によりしばしば安全・確実に手術を行うことができる．

　僧帽弁手術は大多数の症例で心室細動下に実施可能であるが，最もよい適応は，
①遮断鉗子の使用を回避したい上行大動脈病変が存在する場合
②癒着などから標準的方法が困難な場合（特に右開胸で僧帽弁手術を行う再手術症例など[1]）
③心筋保護液の投与が不完全になる冠動脈病変が存在する場合（特に虚血性僧帽弁閉鎖不全症（IMR）に対する手術で *in situ* 動脈グラフトを使用する症例[2]や，冠動脈バイパス術後で開存グラフトの多い症例など）

である．

　③は心筋保護の点に限れば，本手法を用いずとも逆行性冠灌流によって問題はかなりクリアできる．しかし，IMRの多くは僧帽弁[*1]自体にはほとんど問題がなく，心筋の重度虚血（梗塞を含む）による左室の拡大・乳頭筋の偏位によって僧帽弁が釣り込まれて（tethering）閉鎖不全をきたしているため，これらの症例での形成術後は，ある程度以上の圧をかけて逆流テスト[*2]を行う必要がある．心筋保護液投与によって弛緩した左室に通常の水試験[*2]を行っても十分な圧はかからないため，水試験では良好な逆流制御が得られたと判断しても，心拍動再開後に思いがけず逆流が遺残することがある．心室細動下手術では，大動脈基部を用指的に変形させて大動脈弁逆流を生じさせることにより，左室に体灌流圧に等しい高い圧をかける逆流テストを容易に繰り返し行うことができる．

＊1　僧帽弁の基本的な解剖については，35ページの図1参照．
＊2　水試験は逆流テストの代表的な一手法で，ほかにも逆流テストの方法はある．

また，冠動脈バイパス術後で in situ 動脈グラフトが開存している場合は，逆行性冠灌流を用いてもなお心筋保護が不十分となる．そのため，心筋保護液注入に固執するならグラフトを剥離・遮断する必要が生じるが，これは一定頻度でグラフト損傷を生じる高難度な手技であるため，心室細動下手術が明らかに有利であると考える．

一方，心室細動下僧帽弁手術が不適な症例は，
① Sellers 分類（大動脈造影による重症度分類）
Ⅱ度以上の大動脈弁閉鎖不全を合併する場合
② 不安定な vegetation を有する感染性心内膜炎症例
である．

いずれも，安定して完全な無血野を得ることが難しい場合があるためであり，①については，逆流が Sellers 分類Ⅰ度以下と判断していても左室から血液が湧き出してきて実施不可能な症例もある．また，大動脈が弧を描いて大きく右側に張り出している症例では，視野展開によって大動脈弁逆流を生じて困難となる場合がある．

心室細動下開心術はいわゆる「流行り」の方法ではまったくなく，その心筋保護効果については古い知見が主である．UCLA のグループは[3]常温での体外循環下では empty beating 状態が最も心筋傷害が少なく，心室細動ではまず心内膜下心筋から虚血傷害が生じ，その大きな原因は血流分布不均衡（心内膜下付近まで十分に灌流されない）であることで，これは冠動脈が心外膜側を走行していることや，手術時間が長引くと組織浮腫も加わってくることに由来する不可避な問題であると報告した．心室細動下手術での心筋保護効果を高める重大要件は，温度と灌流圧である．これについては超低体温を推奨しているグループ[4]もあれば，中等度低体温で平均灌流圧 70〜80 mmHg 以上を推奨する意見[5]もあるが，両者は相互に関係するうえ，左室肥大の強い症例では一層の配慮を要するなど，ベストな条件の一般化は困難である．

❷ 心室細動下僧帽弁手術の実際

アプローチやカニュレーションは症例に応じて最適な場所を選ぶが，心室細動下手術に特有なものはない．開胸器をはじめ使用する手術器械も特有なものはなく，当院ではコスグローブ開胸器（エドワーズライフサイエンス（株））を使用している．僧帽弁へのアプローチは心室細動下手術に限らず右側左房切開を原則としており，それが不適な症例のみ経心房中隔でアプローチする．

冠動脈バイパスを同時に行う場合は，まず間欠基部灌流下に冠動脈バイパス末梢側吻合を行う．末梢側が完了したら，大動脈基部，および全グラフトから血液灌流（送血回路に側枝を立ててグラフトへ接続）しながら僧帽弁手術へ移行する．僧帽弁手術中は，心臓を灌流しているはずのグラフトの屈曲に注意する．

患者の体格などにより僧帽弁の視野が不良な場合，心房鉤による牽引ばかりが強いと大動脈弁逆流を生じて心室細動下手術が困難になることがあり，その場合は上大静脈・下大静脈をある程度剥離すると改善が得られることが多い[6]．なお，きわめて視野不良なときは，間欠的に体外循環流量低下や大動脈遮断を行う場合がある．弁形成術では逆流テストを何回も行うことになるが，上大静脈と大動脈の間から左示指を挿入してバルサルバ洞を圧迫することで大動脈弁逆流を生じさせ，体灌流圧に等しい高い圧による逆流テストを簡便に行うことができる．この逆流テストに伴って左室内に生じる気泡への対策としては，大動脈基部に 14 G か 16 G のカテーテルを留置し，クレンメ付きの輸液回路を介して左室ベント回路の側枝に接続し，持続的に緩やかに引くことによって気泡排除を行っている．

手術手技は，前述の tethering 絡みの IMR に対する手術では，近年，左室形成術・乳頭筋近接術など，より病態に即した術式が考案されているが，最も関係があるはずの乳頭筋と僧帽弁輪との距離が有効に短縮されない可能性があ

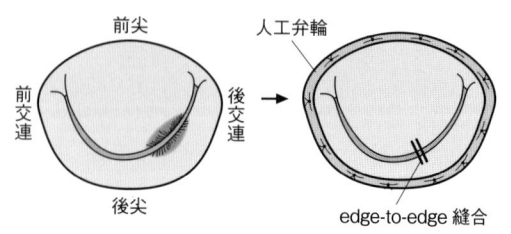

図1 Alfieri 法
向かって右の陰を付けたところが釣り込まれている (tethering 部).

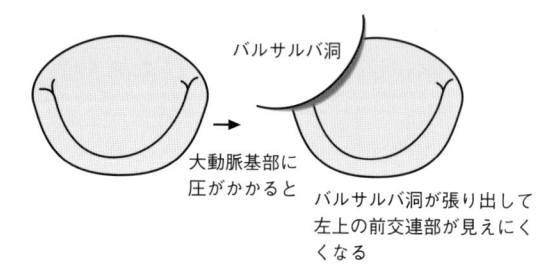

図2 前交連部の弁輪が直視しにくい症例

るうえ，長期の成績はいまだ不明であることから，当院では主として全周性人工弁輪を用いた2段階弁輪縫縮＋edge-to-edge 縫合 (Alfieri 法，図1) を行っている[7]．なお，IMR 以外の疾患については，心室細動下手術に特有な手技はない．

　当院では，大動脈手術以外のほとんどの体外循環下開心術で中等度低体温 (30℃内外) を選択しているが，心室細動下僧帽弁手術の場合には28℃かやや下回る程度まで冷却し，70 mmHg 以上の平均灌流圧を維持するよう努めている．復温のタイミングは，僧帽弁手術のみであれば左房切開閉鎖を始めた後で開始し，冠動脈バイパスの中枢側吻合がある場合は，それに応じて遅らせる以外は特別なことはない．

③ 術式に関する知識

　一般に無血野に近い状態での手術は，良好な結果を得るカギである．心室細動下僧帽弁手術では心筋保護上，灌流圧を高めに保つことが望ましいが，この目的のためにボリューム負荷中心に対処すると肺静脈還流が大幅に増え，大動脈弁逆流がなくても非常に血液の多い，理想的でない術野になってしまう可能性がある．そのため，外科医・麻酔科医と密に連携しながら，血管収縮薬を適宜投与して灌流圧を維持するよう努める．

　僧帽弁手術では前尖弁輪部への糸かけが難しいことがしばしばあるが，心室細動下手術では一層難しいことが多い．さらに前交連部付近には大動脈弁無冠尖に対応するバルサルバ洞があるため，大動脈が遮断され，基部圧がゼロのときにはあまり気にならないが，大動脈非遮断・心室細動下に手術する場合，このバルサルバ洞が左房内に張り出してくると，前交連部の弁輪が非常に直視しにくくなる症例が散見される (図2)．無理に心房鉤で展開を試みても大動脈弁逆流が生じてうまくいかないことが多いので，一過性に体外循環流量を低下させたり，それでも難しければ一時的に大動脈遮断してこの付近の手術操作を行うことになる．

外科医 | **麻酔科医** | 臨床工学技士

心室細動下僧帽弁形成術における心臓麻酔法

① 麻酔法の実際

　心室細動下僧帽弁形成術の麻酔は，基本的にはほかの心臓手術と同じである．ここでは当院における麻酔法について述べる．また，麻酔管理の例を図3に示した．

1-1 術前チェック

　心臓手術の麻酔は術前の患者状態の把握から始まる．症状，現病歴，既往歴，内服薬，合併症，検査所見 (生化学，血算・凝固，心電図，心エコーなど) のみならず，日常生活の程度 (NYHA 分類) など，身体診察所見と合わせて総合的に判断する．

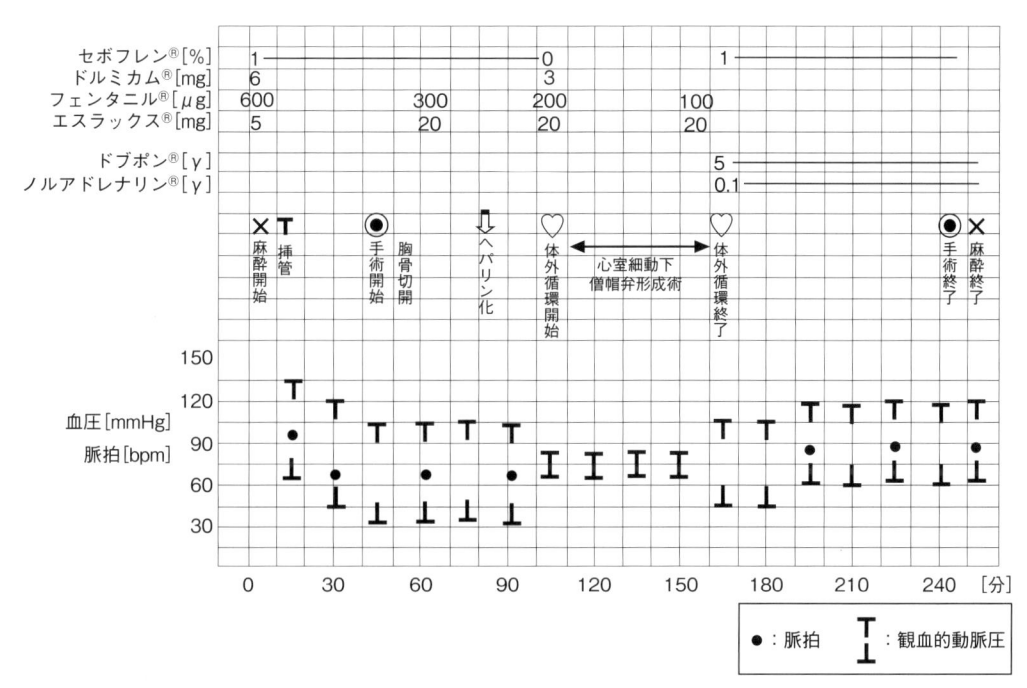

図3 僧帽弁閉鎖不全症に対する心室細動下僧帽弁形成術の麻酔管理の例
50歳台，男性，体重60 kg．ドルミカム，フェンタニル，エスラックスで麻酔導入，セボフレン吸入併用で維持した．ICU帰室後3時間に抜管となり，手術翌日にICUを退室した．

心室細動下僧帽弁形成術では，大動脈弁逆流の有無・程度をチェックする必要がある[7)~11)]．

手術の緊急度にもよるが，心機能および脈拍コントロール，呼吸機能，その他（貧血，感染，血糖コントロールなど）について改善の余地があれば，手術の延期を考慮する場合もある．術前全身状態の把握と同時に，術式や体外循環法などについて外科医や臨床工学技士に確認する．

1-2 モニタ（表1）

当院における心臓手術では，経食道心エコーに加えて，動脈圧波形解析による心拍出量（APCO，「フロートラックセンサー」（エドワーズライフサイエンス（株）））と，中心静脈血酸素飽和度（$ScvO_2$，「プリセップ CV オキシメトリーカテーテル」（エドワーズライフサイエンス（株）））を標準的なモニタとしている[12), 13)]．僧帽弁疾患に合併して心房細動がある場合，APCOは不正確となるので注意が必要である[12)]．

肺動脈カテーテルに関しては，肺動脈圧モニタが必要な場合や，不整脈やIABP挿入で

表1 当院における心臓麻酔で使用するモニタ

心電図	5電極
血圧	観血的動脈圧（「フロートラックセンサー」，APCO），自動血圧計
中心静脈圧	「プリセップ CV オキシメトリーカテーテル」（$ScvO_2$）（肺動脈カテーテル）
心エコー	経食道心エコー
体温	咽頭温，直腸温
呼吸	パルスオキシメータ（SpO_2），カプノメータ（$_{ET}CO_2$）
その他	バイスペクトラルインデックス（BIS）
	近赤外光分析装置（NIRS）
	神経筋刺激装置（筋弛緩モニタ）

APCOによるモニタが不正確となる場合などは，外科医と相談のうえ適応を決定している．当院における心臓麻酔に使用するモニタを**表1**に示す．

1-3 麻酔導入

現在の心臓麻酔は，大量のフェンタニル®

（フェンタニルクエン酸塩）（50〜100μg/kg）などの麻薬を中心とした麻酔方法ではなく，少量〜中等量のフェンタニル®にセボフレン®（セボフルラン）などの吸入麻酔薬を併用，あるいはプロポフォール®（プロポフォール）やアルチバ®（レミフェンタニル塩酸塩）といった調節性に富む静脈麻酔薬を併用した，早期覚醒〜抜管・早期ICU退室を目指した方法（いわゆる，fast-track cardiac anesthesia）が主流である[14]．

当院における麻酔導入は，局所麻酔下で観血的動脈圧（Aライン）を確保した後，静脈麻酔薬を用いて行うが，現在では以下の2つの方法で行うことが多い．

1) ドルミカム®（ミダゾラム）＋フェンタニル®による導入

ドルミカム® 0.05〜0.1 mg/kgとフェンタニル® 2〜6μg/kgを静注，入眠確認後，非脱分極性筋弛緩薬であるエスラックス®（ロクロニウム臭化物）0.6〜0.9 mg/kgを静注，2〜3分後に気管挿管を行う．喉頭展開時の血圧上昇や脈拍数増加など麻酔が不十分と思われる場合は，フェンタニル®の追加，あるいはセボフレン®吸入を併用する．

2) プロポフォール®＋フェンタニル®による導入

プロポフォール®はTCI機能付きのインフュージョンポンプを使用し，効果部位濃度を2〜4μg/mLに設定して持続静注を開始する．フェンタニル® 2〜4μg/kgを併用する場合もある．入眠確認後，①と同様にエスラックス®で筋弛緩を得て気管挿管を行う．入眠時の効果部位濃度は個人差があるので，麻酔導入時の効果部位濃度を麻酔維持での目安にする．

導入方法の選択は麻酔担当医の判断に委ねている．②では導入時に血圧低下をきたすことがあるため，心機能低下例では①を選択することが多い．いずれにしても塩酸エフェドリン®（エフェドリン塩酸塩），ネオシネジン®（フェニレフリン塩酸塩）などの昇圧薬を用意しておく．

気管挿管し，バイタルサインが安定していることを確認後，右内頸静脈から中心静脈カテーテル「プリセップCVオキシメトリーカテーテル」，および経食道心エコーを挿入する．

1-4 麻酔維持

麻酔維持は麻酔深度モニタ「BISモニタ」（日本光電工業（株））を参考に，セボフレン® 1〜2％，プロポフォール® 1〜3μg/mL（TCI），フェンタニル® 5〜20μg/kg，アルチバ® 0.05〜0.3μg/kg/minを適宜併用して行う．体外循環を開始し，換気を中止している間はセボフレン®吸入を中止する．

体外循環中は灌流圧を70 mmHg以上に維持するために，必要に応じネオシネジン®間欠静注，あるはノルアドレナリン®（ノルアドレナリン）持続静注を行う．

体外循環離脱時は経食道心エコーで僧帽弁形成後の弁の状態，心臓の動き，左室流出路狭窄の有無などをチェックし，血圧，APCO，$ScvO_2$などと合わせて総合的に判断し，循環管理（輸液管理，適宜，カコージン®（ドパミン塩酸塩），ドブタミン®（ドブタミン塩酸塩），ノルアドレナリンなどの併用）を行う．

1-5 術後

手術終了後は気管挿管のままICUに搬送し，術後管理を行う．バイタルサイン，ドレーンからの出血などに問題がなければ全覚醒後に抜管する．抜管までの時間は平均で3時間ほどである．抜管後，創部痛が強く胸部理学療法ができない場合には塩酸モルヒネ®（モルヒネ塩酸塩水和物）1 mg/hrの持続静注を開始し，疼痛緩和にも留意する．

2 麻酔に関する知識

心室細動下僧帽弁形成術では麻酔方法自体はほかの心臓手術と大きな差異はないが，体外循環中の灌流圧の維持が1つのポイントとなる[10),11)]．血管収縮薬投与時はもちろんのこと，体外循環の流量を変化させる場合，大動脈遮断を行う場合，また復温のタイミングなどにおいて，麻酔科医，外科医，臨床工学技士の緊密な連携が要求される．

外科医　麻酔科医　**臨床工学技士**

心室細動下僧帽弁形成術における体外循環法

❶ 当院における標準的体外循環法（図4，図5）

1-1　体外循環システム

体外循環装置は「サーンズ®8000パーフュージョンシステム」(テルモ(株))，心筋保護装置「KIC-01」(ゼオンメディカル(株))，冷温水供給装置「ヘモサーム400R」((株)日本エム・ディ・エム)を使用している．

体外循環回路はテルモ(株)のXコーティング回路あるいは(株)ジェイ・エム・エスのヘパリンコーティング回路，人工肺は「キャピオックス®RX」(テルモ(株))あるいは「オキシア ST」((株)ジェイ・エム・エス)を使用している．心筋保護回路は「CPFOUR」(泉工医科工業(株))，血液濃縮器は「アクアストリーム®AS11」((株)ジェイ・エム・エス)を使用して血液濃縮や血中カリウムの除去を行っている．

1-2　充填液組成

ノボ・ヘパリン®(ヘパリンナトリウム)6000単位/6 mL，メイロン®静注7%(炭酸水素ナトリウム)40 mL，マンニゲン®(20% D-マンニトール)4 mL/kg，残りをラクテック®(乳酸リンゲル液)とし，総充填量1500 mLとしている．さらに膠質浸透圧維持のため，体外循環開始後，計算上，血清タンパクが5.0 mg/dL以上となるように献血アルブミン25「化血研」(25%アルブミン)を，感染予防のために抗生物質セファゾン®(セファゾリンナトリウム)を1 g回路内投与している．

1-3　体外循環法

ハードシェルリザーバー体型リザーバを用いたオープンリザーバシステムを使用し，ローラポンプによる非拍動方式送血，落差脱血を基本とし，脱血量が足りないときには陰圧吸引補助脱血を行っている．

灌流量は $2.2 \sim 2.6$ L/min/m^2，灌流圧は $60 \sim 90$ mmHgに維持し，必要に応じネオシネジン®間欠静注あるいはノルアドレナリン®持続静注を行う．ガス交換はPaO$_2$ $200 \sim 300$ mmHg，PaCO$_2$ $35 \sim 45$ mmHgを目標とし，「CDI®500システム」(テルモ(株))を使用してガス流量，酸素濃度の管理をしている．血液データとしてヘモグロビン値 $8.0 \sim 10.0$ g/dL，pH $7.35 \sim 7.45$，電解質はいわゆる正常値を目標に維持している．

体温は基本として中等度低体温を選択しており，術式により適宜変更される．ACTは400秒以上とし，それ未満のときには適宜ノボ・ヘパリン®の追加投与を行っている．

1-4　心筋保護法

当院で行われる心筋保護法には2種類あり，心室細動下で行われる手技の場合は中等度低体温下大動脈非遮断・心室細動あるいは中等度低体温下において28℃・3分の冠状動脈への血液灌流，もしくは15分のanoxic VFを繰り返す間欠大動脈遮断によるanoxic arrest(無酸素心停止)を使用した間欠的冠動脈灌流法を選択している．

心停止が必要な場合は細胞内液型の心筋保護液(Bretschneider液)を使用し，注入量2000 mL，注入温度5℃，注入時間7分，注入間隔90分を基本として行っている．

❷ 心室細動下僧帽弁形成術における体外循環法

2-1　体外循環開始前

心室細動下僧帽弁形成術の体外循環は，通常，当院で行われているほかの心臓手術と基本的には大きな違いはない．術野から動脈回路，静脈回路，ベント回路，吸引回路を下して機械側回路と接続し，プライミングを行う．機械側充填時に回路内を二酸化炭素で満たしているため，術野側充填時(術野側プライミング時)に人工肺に21%酸素を流し，充填液中の二酸化炭素濃度を正常化させる．また，体外循環開始直後

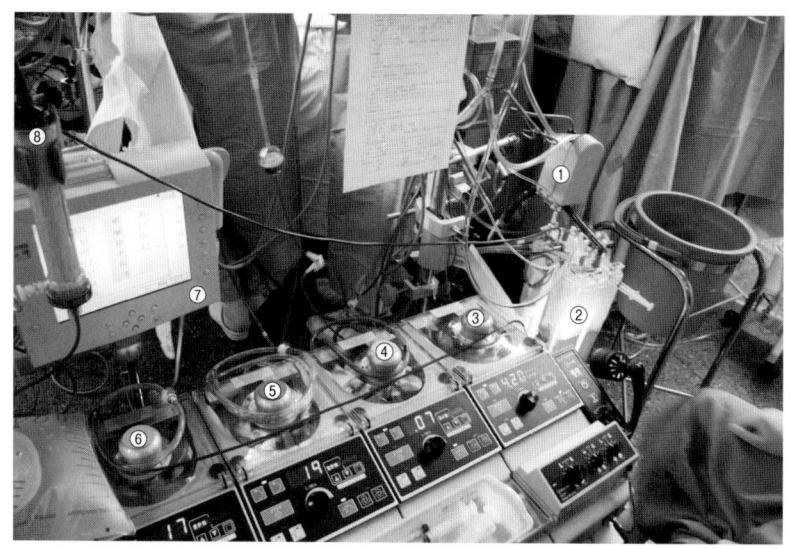

図4 標準的体外循環システム
①オクルーダ，②リザーバ一体型人工肺，③送血ポンプ，④ベントポンプ，⑤吸引ポンプ，⑥吸引ポンプ，⑦血液ガス分析装置，⑧血液濃縮器．

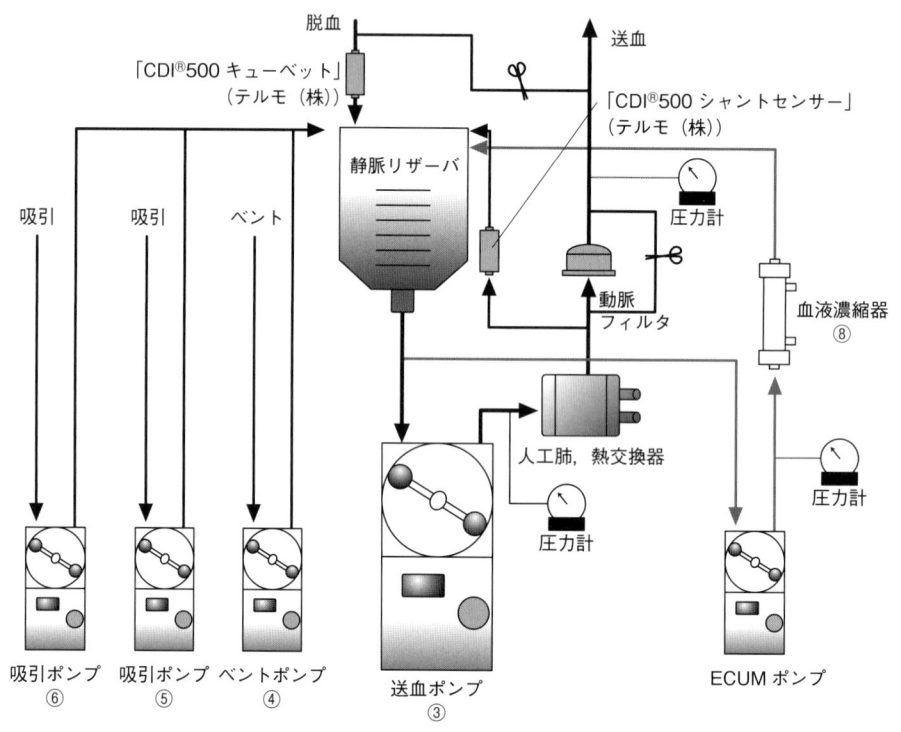

図5 体外循環回路図
図中の数字は，図4の番号と対応している．

の心室細動などの予防のため，充填液を36℃まで加温する．

ノボ・ヘパリン®を中心静脈ラインより250単位/kg注入後，ACTを測定し，200秒を超えたところで吸引ポンプを回し，同時にカニュレーション手技も開始する．

2-2 体外循環開始

右心房からの上大静脈へのカニュレーション

が終了し，ACTが400秒を超えたことを確認後，外科医の「ポンプスタート」の合図により体外循環を開始する．急激な血行動態の変動を起こさないよう注意しながら目標流量の6割を目途に流量を上げていき，脱血流量を確認する．その後，下大静脈へのカニュレーションとなり，2本脱血となったところで，目標流量の$2.2 \sim 2.6$ L/min/m^{2}とする．目標流量まで達した後，呼吸停止し，ベントカニューレを経肺静脈的に左心房へ挿入し（僧帽弁逆流のない症例では左心室まで挿入），ベントポンプを回して冷却を開始する．その際，同時に血液をサンプリングし，血液ガス，ACT測定を行う．ベントポンプ回転後にベント流量の評価を行う．ベント流量が多いと十分な心筋保護を期待することができない，無血視野の確保ができず手技が困難になるなど，本術式自体が施行できない場合もある．

2-3 体外循環中

冷却を開始し脱血温度が30℃となったところで，心室細動を誘導する．心室細動誘導後は特に灌流圧に注意し，通常，60〜90 mmHgで維持しているところを，最低でも70 mmHg以上とし，送血温度も27℃として心筋保護に留意している．さらに左心房切開を行うまでの間は左心室過進展に留意し，ベント流量および脱血のコントロールを行う．僧帽弁形成中は術者の無血視野確保のためにさらに繊細な脱血コントロールが必要になってくる．

2-4 体外循環離脱

左房切開閉鎖前にベントカニューレを左心室へ挿入し，左房切開閉鎖を始めたところで復温を開始する．直腸温が32℃を超えたあたりで必要に応じて除細動，リドカイン®（リドカイン塩酸塩）投与などを行い，ペーシングを適宜行う．

直腸温が34℃を超えたらボリュームを送り自己圧を出し，経食道心エコーで僧帽弁を中心に心臓を検査して問題がなければベントポンプを停止させ，動脈圧，中心静脈圧，左心房圧を確認しながら徐々に心臓にボリュームを送る．目標流量の半分まで下げたところで脱血管を1本抜き，出血，循環動態を確認した後，体外循環離脱となる．

❸ 心室細動下僧帽弁形成術に対応した体外循環のポイント

①心筋保護のため，灌流圧は高めに維持し，中等度低体温にて行う
②無血視野確保のため，脱血のコントロールおよび安易なボリューム付加を制限する
③左心室過進展予防のため，適正なベント流量の維持と脱血コントロールを行う

以上3点について通常以上に注意すると，問題なく体外循環を行うことができると考える．

術式の項（54ページ）で，「優れた心筋保護法が存在する今日でも知っておくべき有用なオプションである」と述べているように，オプション的な立場の体外循環法であるのかもしれない．しかしながら，この方法は心筋保護液を使用しない，大動脈遮断がない，心臓の虚血時間がないなどのメリットがあるほか，体外循環を行ううえで最もシンプルといっても過言ではないほどのシンプルな構成，方法で体外循環を行うことができる．これらのことは臨床工学技士として最も有用と考える．

■文献
1) Holman WL, Goldberg SP, Early LJ, et al: Right thoracotomy for mitral reoperation: analysis of technique and outcome, Ann Thorac Surg 70(6): 1970-1973, 2000
2) Imanaka K, Kyo S, Ogiwara M, et al: Noncardioplegic surgery for ischemic mitral regurgitation, Circ J 67(1): 31-34, 2003
3) Hottenrott C, Maloney JV Jr., Buckberg G: Studies of the effects of ventricular fibrillation on the adequacy of regional myocardial flow. III. Mechanism of ischemia, J Thorac Cardiovasc Surg 68(4): 634-645, 1974
4) Byrne JG, Aranki SF, Adams DH, et al: Mitral valve surgery after previous CABG with functioning IMA grafts, Ann Thorac Surg 68(6): 2243-2247, 1999

5) Akins CW: Hypothermic fibrillatory arrest for coronary artery bypass grafting, J Card Surg 7(4): 342-347, 1992
6) 飯田浩司, 砂澤 徹, 石田敬一ほか：僧帽弁形成術のための視野確保の工夫, 日心外会誌 38: 100-2, 2009
7) 今中和人, 許 俊鋭, 加藤木利行ほか：虚血性僧帽弁閉鎖不全の外科治療, 呼吸と循環 54: S8-10, 2006
8) Imanaka K, Kyo S, Ogiwara M, et al: Mitral valve surgery under perfused ventricular fibrillation with moderate hypothermia, Circ J 66(5): 450-452, 2002
9) Imanaka K, Kyo S, Ogiwara M, et al: Noncardioplegic surgery for ischemic mitral regurgitation, Circ J 67(1): 31-34, 2003
10) Umakanthan R, Leacche M, Petracek MR, et al: Safety of minimally invasive mitral valve surgery without aortic cross-clamp, Ann Thorac Surg 85(5): 1544-1550, 2008
11) Loulmet DF, Patel NC, Jennings JM, et al: Less invasive intracardiac surgery performed without aortic clamping, Ann Thorac Surg 85(5): 1551-1555, 2008
12) 伊藤健二, 鈴木利保：FloTracと1回拍出量変動SVVの有用性, 臨床麻酔 33(3): 535-541, 2009
13) 小山 薫：混合静脈血酸素飽和度と中心静脈血酸素飽和度, 臨床麻酔 33(3): 542-547, 2009
14) Myles PS, Daly DJ, Djaiani G, et al: A systematic review of the safety and effectiveness of fast-track cardiac anesthesia, Anesthesiology 99(4): 982-987, 2003

■外科医
埼玉医科大学総合医療センター心臓血管外科
今中和人 IMANAKA, Kazuhito

■麻酔科医
埼玉医科大学総合医療センター麻酔科
小山 薫 KOYAMA, Kaoru

■臨床工学技士
埼玉医科大学総合医療センター
MEサービス部
北脇丈博 KITAWAKI, Takehiro
山口由美子 YAMAGUCHI, Yumiko

本テーマの「麻酔法」「体外循環法」は, 月刊誌『Clinical Engineering』での連載当時 (2010年11月号) の方法である.

[第Ⅱ章 成人の症例]

Ⅱ-4

心房細動手術（Maze 手術，Radial 手術）と体外循環法
－日本医科大学付属病院－

> 20年以上も前に臨床応用されたMaze手術は現在の心房細動手術のゴールドスタンダードとなっているが，当院ではそれに改良を加えたRadial手術をおもに施行している．この術式では，近年開発が進んだアブレーションデバイスを駆使し，cut and sewを施す部位を極力少なくして出血量を抑えている．さらに最近は心臓神経叢（GP）アブレーションがトピックとなっているが，当院でも心房細動手術にこの手技を付加する試みを行っており，ここではこれら手技の概要および実際を述べる．

外科医 | 麻酔科医 | 臨床工学技士

心房細動手術の実際

❶ はじめに

　心房細動に対するリズムコントロールを目的に臨床応用された初の非薬物療法が，1987年に米国ワシントン大学にて施行されたMaze手術である．それから20年以上が経過し，その間に外科的アブレーションデバイスが導入されるなど術式は変遷と改良を重ね，心房細動に対する標準術式として世界中で施行されるようになった．心房細動は薬物療法のみでは十分なコントロールが困難な場合があるため，近年外科治療が注目されており，手術件数の増加は目覚ましいものがある．ここでは，当院で施行している心房細動手術の実際を述べる．

❷ 心房細動手術の概要

2-1　Maze 手術

　Coxらにより開発されたMaze手術は今では心房細動に対する外科治療のゴールドスタンダードとなっているが，現在のMaze手術は2回の改良を重ねて生まれたCox-Maze Ⅲ手術と呼ばれるものである．この術式においては，すべての肺静脈を含んだ左房後壁を完全に切離した後に再縫合し，心房自由壁をも切開・再縫合し，さらに上下大静脈（SVC，IVC）や房室弁輪を旋回するマクロリエントリーのブロックのために各切離線を弁輪部・SVC・IVCにまで延長する（図1a）．

　Maze手術は洞調律復帰率が非常に高く，血栓塞栓症の予防効果も優れているが，術後の左心房の収縮能は必ずしも良好ではない．これは，①左心房後壁を隔離することによる心房収縮不全，②迷路状の切開から生じる非生理的な心房興奮パターンに起因する心房収縮不全，③冠動脈心房枝を切断することで生じる心房筋の虚血，などが原因として考えられている．また心房切開線が複雑であるために出血のリスクが高まり，心停止時間や手術時間が長くなるという欠点ももち合わせている．

2-2　Radial 手術

　Radial手術はNittaらにより提唱された術式である．本術式はMaze手術と同様に肺静脈の隔離と両心房の切開を行うが，Maze手術の欠点を補い，術後に有効な心房収縮をもたらすように切開線が改良されている．すなわち，洞結節から房室間溝に向かって放射状に切開する

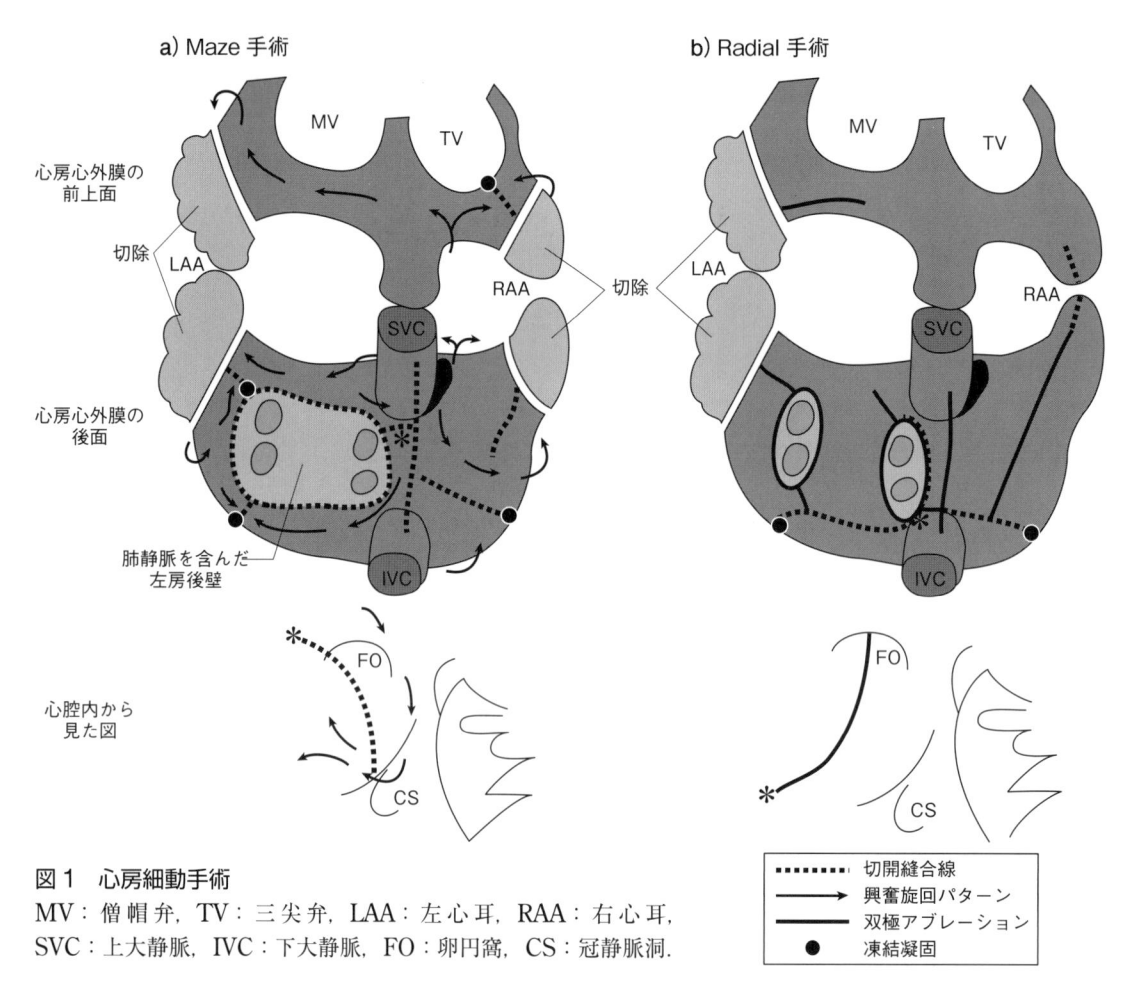

図1 心房細動手術
MV：僧帽弁，TV：三尖弁，LAA：左心耳，RAA：右心耳，
SVC：上大静脈，IVC：下大静脈，FO：卵円窩，CS：冠静脈洞．

┈┈┈ 切開縫合線
──▶ 興奮旋回パターン
─── 双極アブレーション
●　 凍結凝固

が，これは心房興奮の伝播と冠動脈の走行に沿うようにデザインされているため，術後に生理的な心房興奮の伝播と良好な心房収縮能が維持される（図1b）．

❸ 心房細動手術の実際

当院では心房細動手術としては Radial 手術をおもに行っている．胸骨正中切開により開胸した後，上行大動脈送血，SVC・IVC の2本脱血により体外循環を確立する．次に，心拍動のまま双極高周波アブレーションデバイスを用いて左右の肺静脈隔離（PV isolation）を行う．PV isolation の時点から体外循環を確立するのは，特に左肺静脈の隔離を行う際に心臓を大きく脱転する必要があり，この際に体外循環が確立されていないと血行動態が不安定となって血圧の低下を招くためである．

PV isolation が終了したら，肺静脈ペーシングにより電気的隔離を確認する．すなわち，心調律が心房細動であれば除細動パッドによりQRS同期で除細動を行って洞調律に復帰させ，肺静脈側からペーシングを行っても心房がペーシングされないことを確認すれば，完全に肺静脈が電気的に左心房から隔離されたと判断できる．逆に心房がペーシングされるようであれば焼灼が不完全と判断され，追加の焼灼が必要となる．

PV isolation が完了した段階で上行大動脈を遮断，心筋保護液を注入し，心停止とする．心筋保護液は大動脈基部だけでなく逆行性に冠静脈からも注入しており，逆行性の注入は右心房切開を置いた後に直視下に冠静脈洞にカニューレを挿入している．心停止が得られたら，図1bに示すように心房切開および両心房へのア

ブレーションを行う．右心房への切開線は右心房自由壁下方の横切開，および右心耳への小切開の2本のみである．また，左心房側の切開線も左心耳切除，および右側左房切開の2本のみである．

そのほかでは双極もしくはペン型のアブレーションデバイスを用いるため，従来のMaze手術と比べcut and sewを施す部位が少なくなり，左房後壁からの出血のリスクは軽減され，さらに心停止時間が有意に短縮される．また，心房細動手術は僧帽弁手術と同時に行うことがほとんどであるため，その場合は僧帽弁形成もしくは弁置換術を加え，三尖弁閉鎖不全を伴っている場合にはリングによる三尖弁輪形成術を追加することとなる．

ここまでの手技が終了したら大動脈遮断を解除し，心拍動の回復を待ちつつ心房切開線の縫合を行う．徐脈が続くようであれば心外膜に直接的に電極を装着してペーシングを行う．止血操作の後に心外膜ペーシングリードを右心房・右心室に装着して体外に誘導し，またドレーンを留置し，閉胸を行い手術終了となる．心外膜ペーシングリードは，術後の徐脈に対して用いるだけでなく，右心房リードから心房電位を記録することでリズムの確認を明瞭に行えるという点で術後管理において非常に有用である．

補足として，近年，心臓神経叢（GP）の同定およびアブレーションが不整脈外科治療におけるトピックとなっており，当院でも従来の心房細動手術にGPアブレーションを付加する試みを行っている．GPは心房間溝やマーシャル靱帯の上方に分布することが多いが，肺静脈周辺の脂肪組織もしくは心房筋へ高頻度（800回/分）刺激を行って迷走神経反射，すなわち著明な心拍数減少が誘発される部位を同定する．ここにペン型デバイスを用いてアブレーションを行うわけである．この操作は心停止とする前の段階でPV isolationと同時に体外循環下に施行している．GPアブレーションは副交感神経作用の減弱をもたらし，特に肺静脈起源の巣状興奮を抑制すると考えられている．

| 外科医 | **麻酔科医** | 臨床工学技士 |

心房細動手術における麻酔

❶ はじめに

Maze手術やRadial手術といった不整脈外科は，心房細動のリエントリー回路を切断することを目的としている．具体的には心房筋を迷路状に物理的に切開するか，電気焼灼や凍結凝固を用いて，心房筋の電気的な連続性を断つものである．当院ではおもにアブレーションによるRadial手術が行われているが，これは心房筋をより多く温存し，アブレーションの部位も心房の収縮を最大限に温存するものと考えられている．

麻酔の管理であるが，いわゆる不整脈外科に特有な麻酔管理というものは存在しない．また，Maze手術は単独で行われることもあるが，大半は弁膜症手術などに付随して行われる．したがって，通常の心臓手術のルーチンの麻酔管理を基本通り行っていくことに加えて，おのおのの症例に付随する弁膜症や虚血性心疾患などの病態をよく理解して麻酔管理を行うことが重要になる．特に心臓外科手術では，外科医や臨床工学技士，看護師と情報を共有しながら手術を進めていくことがスムーズな麻酔管理につながる．ここでは，当院で行っている心臓外科の麻酔管理について述べることにする．

なお，図2に麻酔管理の例を示した．

❷ 入室から麻酔導入，執刀までの準備

入室後は心電図モニタ，非観血的血圧測定，経皮的酸素飽和度モニタを装着する．当院では

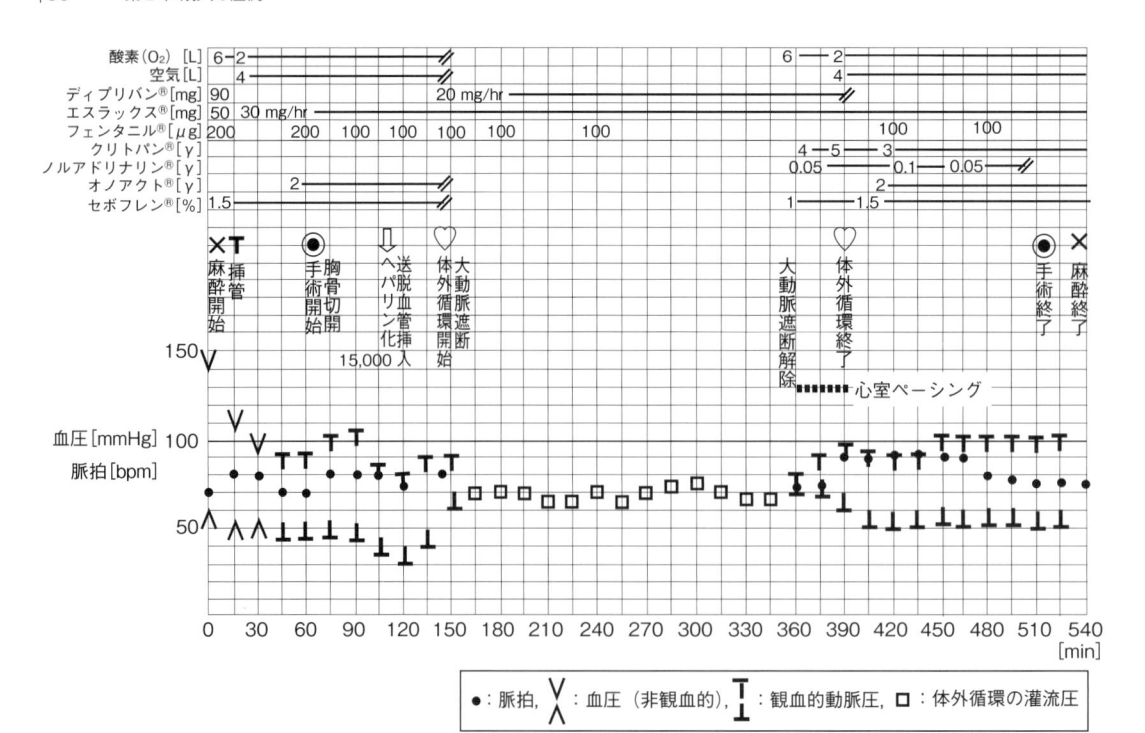

図2 僧帽弁閉鎖不全症に対する僧帽弁形成術，三尖弁形成術，Radial 手術の麻酔管理の例
70歳台，男性，体重 54.5 kg．既往に高血圧と発作性心房細動があった．術後6時間半で抜管，術後2日目にICUから一般病棟へ転出した．

表1 当院でおもに使用している麻酔関連薬剤

	麻酔導入	体外循環開始までの麻酔維持	体外循環中	体外循環離脱後
麻酔薬	ディプリバン® ドルミカム®	セボフレン®	ディプリバン®（持続投与） ドルミカム®（間欠的投与）	セボフレン®
筋弛緩薬	エスラックス®	エスラックス®	エスラックス®	エスラックス®
麻薬	フェンタニル® アルチバ®	フェンタニル® アルチバ®	フェンタニル® アルチバ®	フェンタニル® アルチバ®

予定手術の場合，静脈ラインは留置されずに患者は入室してくることが多いので，まず投薬用の静脈路確保を行う．末梢静脈が確保されたら麻酔を導入する．

麻酔導入は薬剤の静脈内投与による，いわゆる急速導入を行っている．麻酔導入薬としては，現在おおむねディプリバン®（プロポフォール）やドルミカム®（ミダゾラム）を用いている．筋弛緩薬としては，現在はエスラックス®（ロクロニウム臭化物），麻薬はフェンタニル®（フェンタニルクエン酸塩）を使用している．就眠後の麻酔維持には，揮発性麻酔薬のセボフレン®（セボフルラン）を使用している．術中の麻薬はフェンタニル®が主であるが，最近ではこれにアルチバ®（レミフェンタニル塩酸塩）を併用することもある．亜酸化窒素（笑気）は使用していない．また，体外循環中は揮発性麻酔薬は使用できないので，ディプリバン®の持続投与に加えて，フェンタニル®の間欠的投与あるいはアルチバ®の持続投与で対応している．当院でおもに使用している麻酔関連薬剤を表1に示す．

2-1 動脈，静脈路確保などについて

全身麻酔導入後に，動脈ラインおよび急速輸

液・輸血用の太い静脈ライン（18 G以上）を確保し，気管挿管を行う．動脈圧測定には「フロートラックセンサー」（エドワーズライフサイエンス（株））を併用することが多い．挿管後は右内頸静脈から中心静脈カテーテルを挿入する．当院手術室での中心静脈カテーテル挿入手技はすべてエコーガイド下で行っている．極端な低心機能症例でなければスワン・ガンツ®カテーテルは使用しない．また，心臓手術全例に経食道心エコー（TEE）をモニタとして使用している．当院での心臓手術における術中のモニタを表2に示す．

2-2 血管作動薬

当院における成人の予定心臓手術でおもに使用しているカテコラミンを表3に示す．当院では術中から集中治療室で使用するカテコラミンの調整方法が統一されており，それに従って各薬剤を調整し投与している．当院ではドブタミン「サワイ」（ドブタミン塩酸塩）とノルアドレナリン®（ノルアドレナリン）をおもに心臓外科手術に使用する．また，特に禁忌がない限り，短時間作用性β遮断薬であるオノアクト®（ランジオロール塩酸塩）を比較的少量で持続投与している．

2-3 執刀から大動脈遮断まで

執刀後，胸骨縦切開時に呼気位で呼吸を停止させ，肺実質や胸膜の損傷を避ける．

心膜切開後にノボ・ヘパリン®（ヘパリンナトリウム）200〜250単位/kgを投与し，およそ3分経過したところでACTを測定する．ACTが200秒を超えたことを確認できた時点で，人工心肺装置の吸引回路の使用を開始する．

表2 当院の心臓外科手術でおもに使用している術中モニタ

- ・心電図モニタ
- ・非観血的血圧測定
- ・観血的血圧測定
- ・経皮的酸素飽和度モニタ
- ・体温（直腸温，膀胱温），末梢温（両足底）
- ・中心静脈圧
- ・呼気ガスモニタ（O_2，CO_2，吸入麻酔薬）
- ・BISモニタ
- ・TEE

さらに，ACTが400秒を超えたら，上行大動脈への送血管のカニュレーションに移る．大動脈に手術操作が及ぶので，収縮期血圧を下げて80 mmHg程度にコントロールしておく．上行大動脈のカニュレーションが問題ないことを確認し，引き続きSVCのカニュレーションを行う．SVCに脱血管が挿入されたら体外循環をスタートする．次にIVCのカニュレーションを行うが，IVCの脱血管の位置は，TEEで容易に捉えられるので，これを確認しておく．

SVC・IVCの脱血がそれぞれ問題ないことが確認されたら，大動脈遮断前に最初のアブレーションである左右のPV isolationが行われる．これが終了したら大動脈遮断に移る．

2-4 大動脈遮断から遮断解除まで

大動脈遮断後は心腔内の残りの部位のアブレーションが行われる．心腔内の操作が終了し，心房中隔と右房を閉鎖したら，大動脈の遮断解除前に両肺を加圧し，ベッドを左右にローテーションするなどして心腔内の空気抜きを行う．心腔内の空気はTEEで容易に描出できる．

表3 当院でおもに使用しているカテコラミン

薬剤	使用量のおよその目安	調整法
ドブタミン「サワイ」	〜20 γ	1 mL/hr = 1 γとなるように調整する
クリトパン®（ドパミン塩酸塩）	〜20 γ	1 mL/hr = 1 γとなるように調整する
ノルアドリナリン®	0.05〜0.3 γ	1 mL/hr = 0.05 γとなるように調整する
オノアクト®	2〜5 γ	1 mL/hr = 1 γとなるように調整する
シグマート®（ニコランジル）	2〜4 mg/hr	1 mg/mLとなるように調整する
ミリスロール®（ニトログリセリン）	0.2〜2 γ	原液で使用する

大動脈遮断解除後，心拍リズムを検証し，著明な徐脈などがみられたらペーシングを行う．また，頻脈性不整脈などがみられる場合は電気的除細動を行う．ちなみに最近では，大動脈遮断解除後には心拍リズムが復帰する症例が多く，リズム不整への積極的な介入が必要となることは少ない．

体外循環の離脱に際しては，外科医や臨床工学技士と連携をとりながら，徐々に体外循環の流量を下げていく．離脱は，適度な血管内容量を保ちながら行うようにし，血行動態維持のために，過量にカテコラミンを投与しないように特に心がける．血行動態がある程度安定し，心腔内の空気抜きが完了したら，左室（左房）ベント，大動脈ルートベントを抜去する．左心ベントの抜去時には両肺を用手的に軽く加圧し，カニュレーションの部位から空気を引き込まないようにする．離脱に際しては，麻酔科のカテコラミン投与量，体外循環側の返血量や貯血槽の量，術野での心臓の様子や手術手順などの情報を，麻酔科医，外科医，臨床工学技士，看護師で共有することが円滑な手術の流れを作る．

2-5 体外循環離脱から手術終了まで

体外循環を停止し，血行動態や血液ガスの値が問題ないようであれば，SVC・IVC の脱血管，最後に送血管を抜去する．またこの前後でノボ・硫酸プロタミン®（プロタミン硫酸塩）を投与する．当院では 10 〜 15 分ほどかけて点滴投与している．ノボ・硫酸プロタミン®の投与量はノボ・ヘパリン®100 単位に対してノボ・硫酸プロタミン®1 mg としている．およそ半量のノボ・硫酸プロタミン®が投与された時点で，その旨を臨床工学技士に伝え，体外循環の吸引回路の使用を停止する．

止血に引き続き，心膜閉鎖，胸骨閉鎖に移るが，これらの操作も，心臓を圧迫し，循環動態に影響を与えるので，操作前後には注意深い循環動態の観察が必要である．

手術終了までに吸入麻酔薬主体の麻酔から，ドルミカム®やフェンタニル®などの静脈内投与で麻酔を維持するように移行し，集中治療室までの移動中に，患者が麻酔から覚醒することを防ぐ．

3 おわりに

前述のように，いわゆる不整脈外科に特化した麻酔方法はないため，ここでは当院で一般的に行われている心臓外科手術における麻酔について述べた．繰り返しになるが，外科医や臨床工学技士，看護師と情報を共有しながら手術を進めていくことがスムーズな麻酔管理につながる．

外科医　麻酔科医　**臨床工学技士**

心房細動手術における体外循環法

1 当院における標準的体外循環法
（図 3 〜図 5）

当院では落差脱血，送血はローラポンプを使用した非拍動流方式にて体外循環を行っている．

人工心肺装置は「メラ人工心肺装置 HAS 型」（泉工医科工業（株））の 7 基ベースと 5 基ベースを使用しており，術式によって使い分けている．両装置とも基本レイアウトを同じにすることにより，操作するうえで使い分けるようなストレスもなく，安全面でも良いと考えている．小児の場合はメインの分離ポンプだけを交換して使用している．

回路は小児用の SS/S 回路と成人用の M/L 回路の 4 種類で，成人の場合，体表面積 1.5 m^2 以下は M 回路，それ以上では L 回路を使用している．すべての回路においてノン DEHP チューブの「メラエクセライン R」（泉工医科工業（株））を選択している．

灌流指数は 2.2 〜 2.5 L/min/m^2，灌流圧

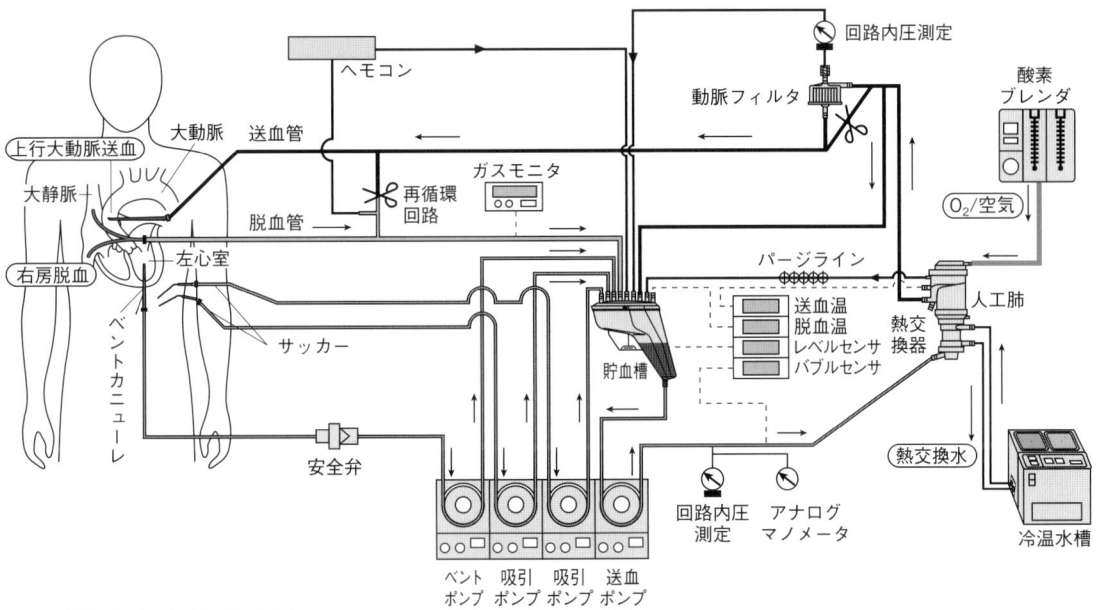

図3 当院における標準回路

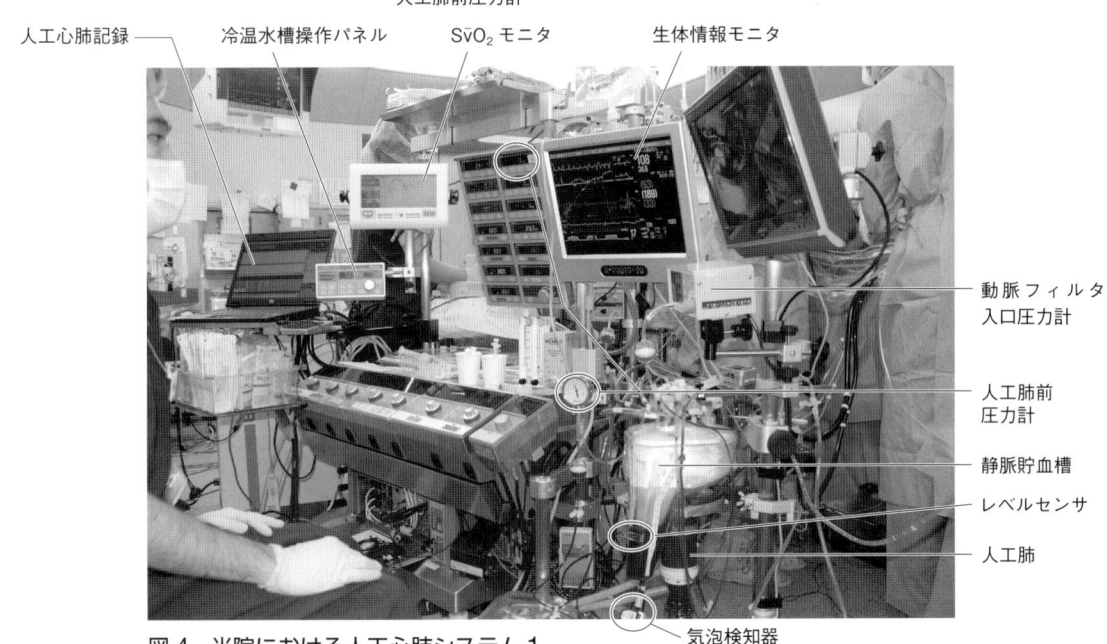

図4 当院における人工心肺システム1

60〜80 mmHg を目標とし，大血管手術や医師からの特別な指示がある場合以外は常温での体外循環としている．

心筋保護液はセントトーマスⅡ液（ミオテクター®）に塩化カリウムを加え，カリウム濃度を20 mEq/L に調整し注入している．初回はクリスタロイドで，10 mL/kg（ただし最低1000 mL）を順行性と逆行性に注入し，2回目以降は心筋保護液：血液＝1：1の割合で 10 mL/kg を30分ごとに順行性と逆行性に注入している（LVH の場合は 15〜20 mL/kg）. terminal warm blood cardioplegia も 1：1 の割合のまま 37℃に加温し，10 mL/kg 注入する．また術式により，持続逆行性灌流（continuous retro）を

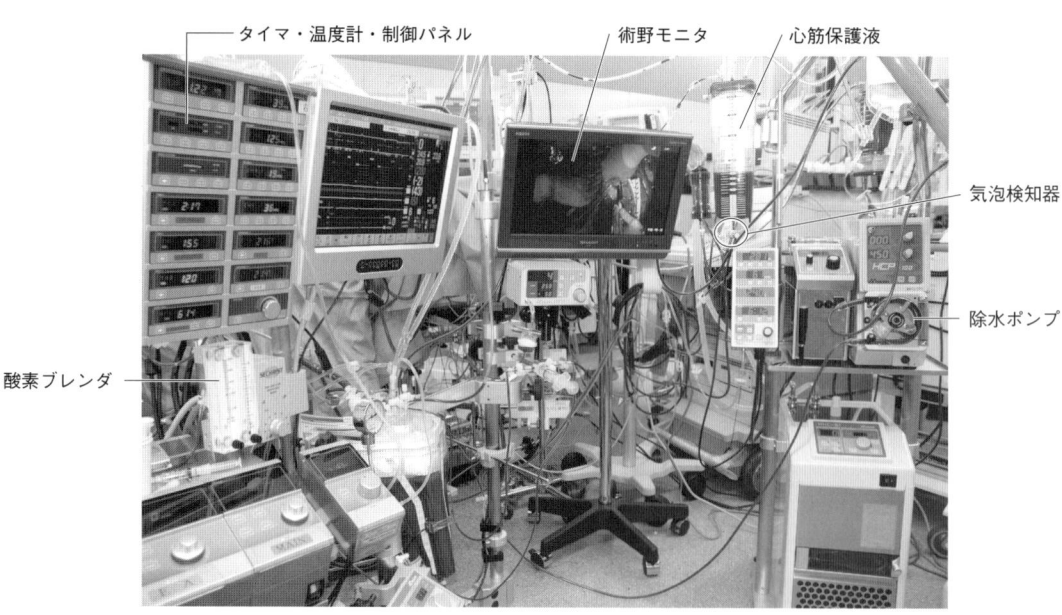

図5 当院における人工心肺システム2

50 mL/min で注入している．

❷ 当院における心房細動手術に対応した体外循環の実際

2-1 体外循環開始前

前述したように，患者の体格と目標灌流量に合わせて体外循環回路を選択した後は，特に心房細動手術という理由で特別な回路に変更することはなく，当院標準回路にて充填を行う．

カニュレーション部位について，送血部位は患者の血管走行や血管壁などの状態によりさまざまであるが，基本は上行大動脈送血で行い，SVC・IVC からの2本脱血にて体外循環を確立させる．

麻酔科医がノボ・ヘパリン®を200～250単位/kg投与した後，ACT が400秒以上になったことを確認してカニュレーションを行う．ACT が450秒を超えたことを確認したら，吸引ポンプを開始する．

送血管が挿入され体外循環回路と接続されたら，回路内の気泡除去を確実に行う．送血圧モニタでの目視確認および，送血チューブの拍動を触指にて確認する．拍動良好であれば執刀医に報告し，送血テストを行う．

脱血管は直接，SVC に L 字型，下位右房からストレート型を IVC に挿入する．各大静脈に挿入した脱血管に体外循環回路を接続し，IVC 側の脱血管を遮断鉗子にて遮断しておく．

2-2 体外循環開始

ACT が480秒を超えたことを確認し，執刀医，麻酔科医から体外循環開始の指示が得られたら，IVC 側の脱血管を1本遮断したまま，体外循環を開始する．脱血量を徐々に増やしながら，生体情報モニタの各パラメータを確認し，送血量を増やしていく．灌流指数が 1.2 L/min/m^2 になった時点で，IVC 側の脱血管の遮断を解除し，SVC 側の脱血管を遮断して，遮断テストを行う．各大静脈からの脱血に問題がなければ，2本脱血にて目標灌流量まで流量を増やしていく．

通常の心臓手術であれば，この後に大動脈遮断になるので灌流圧を維持しながら脱血量を全開にするが，心房細動手術の場合は，まず心拍動下にて心臓のマッピングとアブレーション，左右肺静脈への PV isolation を行うので，心拍動を維持し，中心静脈圧および心臓の張りをみながら，適度に脱血量を調整する．

PV isolation 後，SVC・IVC にテーピングして完全体外循環に移行するので，脱血量を全

開にする．

2-3　大動脈遮断から心筋保護液注入

　心臓に直流を通電し，心室細動を誘発する．心室細動が誘発されたことを確認後，灌流量を目標の30%以下まで下げる．灌流量が下がったことを執刀医に告げ，大動脈遮断を行い，すぐに心筋保護液を順行性にて注入する．心停止を得られたら右心房に切開を置き，直視下にて逆行性冠灌流用カニューレを冠静脈洞に挿入し，逆行性にて心筋保護液を注入する．心臓の局所冷却には冷却した生理食塩液のみを使用し，アイススラッシュなどの氷は使用していない．

2-4　大動脈遮断解除

　心停止中に左心房，僧帽弁輪，冠静脈などの焼灼，左心耳の切除と閉鎖に続いて必要な弁膜症手術を行う．最後に右心房と三尖弁輪への焼灼を行い，37℃に加温した心筋保護液を逆行性に注入する．その後，順行性に心筋保護液を注入しながら，逆行性用冠灌流用カニューレを抜去する．抜去後，右心房を閉じ始め，順行性で心筋保護液を予定量注入し終えたら大動脈遮断を解除する．

　大動脈ルートベントを開始し，右心房がある程度まで閉じたところで，SVC・IVCをスネアしていたテープを解除して部分体外循環（partial bypass）にする．血液を心臓に返しながら右心房の空気抜きを行い，右心房の切開線を閉じる．その間に血液ガスなどのデータを確認し，電解質などの補正を行う．

　自己心拍が再開し，TEEにて心臓内の残存空気を確認する．十分な空気抜きを行った後，ベントポンプを停止し，ベントカニューレを抜去する．

2-5　体外循環離脱

　大動脈遮断解除後10分程度経過した時点で，心拍数，心電図波形，各部位温度，血液ガスデータなどが正常であることを確認する．徐脈の場合は一時的ペーシングを行う．可能な限り心房ペーシングとし，設定レートは80 bpm前後として心房をオーバードライブする．また必要であれば執刀医，麻酔科医からの指示により，抗不整脈薬などの薬剤を注入する．

　再度，TEEにて残存空気の確認を行い，執刀医からの体外循環離脱の指示とともに，血液流量を徐々に下げながら心臓に血液を戻し，心臓の張りを適度に保つ．生体情報モニタにて脈圧を確認し，大動脈基部圧，橈骨動脈圧，中心静脈圧（場合によって肺動脈圧）にて血行動態の安定を確認しながら，灌流指数1.2 L/min/m^{2}を目標に血液流量を下げていく．

　生体情報モニタに現れる数字も重要だが，執刀医，麻酔科医による肉眼での心臓の動きや張り具合の確認が最も重要になるので，密接な連携をとりながら脱血量や灌流量を調節する．適正灌流量の半分に達したら，大動脈基部圧と橈骨動脈圧に圧較差がないことを確認し，大動脈ルートベントカニューレを抜去する．

　呼吸の再開を確認し，SaO_2，$Sv\bar{O}_2$の低下など不安定な血行動態でないことを確認したら，さらに灌流量を下げていき，体外循環から離脱する．

❸ 当院における心房細動手術に対応した体外循環におけるポイント

　当院では，心房細動手術という理由で特別な体外循環を行うことはないが，大動脈遮断の前に，GPのアブレーションを行い，左右の肺動脈を剥離した後にアブレーションを行う点が他の心臓手術と異なる．特に左肺動脈を露出させるために心臓を脱転する際には，脈圧がなくなり，血圧も低下する傾向がある．そのため，脱転する際は脱血量を増やして心臓の張りを軽減させるとともに，脈圧が消失しても血圧が維持できるように送血量を増やすなどコントロールする必要がある．また，脱転を解除した場合には，脱血量を減らして心臓の張りを適度に保ち，脈圧を維持して血行動態を安定させる．

　肺動脈剥離の場合だけでなく，PV isolationの際も同様に左肺動脈を露出させるので，前述のような脱血量および送血量のコントロールを行い，血行動態を維持するようにしている．

　心房細動術に限らず，手術手技および患者状

況を理解したうえで体外循環を行うべきであり，前述したポイントも，我々臨床工学技士が独自に判断して操作するわけではなく，執刀医，麻酔科医との連携・指示により行わなければ安定した血行動態は得られない．また，術中の状況は刻一刻と変化するため，それに対応すべく，医師および関係スタッフとの連携およびコミュニケーションが大変重要である．

■外科医
中頭病院心臓血管外科
（元・日本医科大学外科・心臓血管外科）
廣本敦之 HIROMOTO, Atsushi
日本医科大学外科・心臓血管外科
新田　隆 NITTA, Takashi

■麻酔科医
日本医科大学千葉北総病院麻酔科
（日本医科大学麻酔科学講座）
小野寺英貴 ONODERA, Hidetaka
日本医科大学麻酔科学講座
坂本篤裕 SAKAMOTO, Atsuhiro

■臨床工学技士
日本医科大学付属病院 ME 部
鈴木健一 SUZUKI, Kenichi

本テーマの「体外循環法」は，月刊誌『Clinical Engineering』での連載当時（2011 年 5 月号）の方法である．

[第Ⅱ章 成人の症例]

Ⅱ-5

虚血性僧帽弁閉鎖不全症に対する心拍動下僧帽弁形成術と体外循環法 －東京医科歯科大学医学部附属病院－

狭心症・心筋梗塞に伴う虚血性僧帽弁閉鎖不全症（IMR）に対し，当院では弁輪縫縮のみならず，弁下を含めた積極的な僧帽弁形成術を，可能な限り心拍動下に行っている．ここでは，その原理・麻酔法・手術・体外循環法について供覧する．

外科医 | 麻酔科医 | 臨床工学技士

虚血性僧帽弁閉鎖不全症に対する心拍動下僧帽弁形成術

1 虚血性僧帽弁閉鎖不全症の病態生理

狭心症・心筋梗塞では，左室収縮不全に伴うリモデリングが僧帽弁輪の拡大および左室拡大によるtethering[*1]を生じさせることにより，虚血性僧帽弁閉鎖不全症（IMR）が発生する（僧帽弁の基本的な解剖については，35ページの図1参照）．このIMRによる左室容量負荷が左室拡大をもたらし，リモデリングの進行とtetheringの高度化によりさらにIMRの増悪をもたらすという悪循環が生じる．IMRは心筋症の独立した予後悪化因子であることが示されており，僧帽弁逆流（MR）を止めることによりこの負のサイクルを断ち切り，心不全症状，心室機能，そして生命予後を改善し得る可能性が示唆される．一方で，収縮能のきわめて低下した左心室では，MRにより低圧系への逃げ道ができており，MRを止めることでむしろ後負荷が増大し，左室機能が悪化する可能性も指摘されてきた．

Bollingら[1]は，1990年代から拡張型心筋症（DCM）および虚血性心筋症（ICM）の重症例を対象に，全周性の僧帽弁リングを使用したundersized僧帽弁輪縫縮術（MAP）を積極的に施行し，左室機能指標の改善が得られると報告している．しかしMAPには問題点が2つある．1つは約30％という高率なMRの再発である．McGeeら[2]は，術後6カ月の時点で28％の患者で3＋以上のMR再発を認めたと報告している．もう1つはMAPによる予後改善効果が確認されていないことである．

MR再発を予防する観点，すなわち機能的MRの原因である乳頭筋・左室自体の修復の必要性から，近年，subvalvular procedure[*2]をundersized annuloplasty[*3]に加えることでtetheringを解消しようとする方法が報告されてきている．

当院では，tenting heightが10 mm未満であればundersized annuloplastyのみ，10 mm以上であればsubvalvular procedureを加え，posterior leaflet angleが45°未満であれば2次腱索切除および再建を行い，45°以上であれば加えて乳頭筋吊り上げを行う方針としている（図1）．乳頭筋吊り上げ方向については，初期

＊1 左室拡張に伴い，乳頭筋の位置が変化し，僧帽弁尖が牽引されること．
＊2 弁下手技．乳頭筋間縫縮，乳頭筋吊り上げ，2次腱索切離，左室形成など，僧帽弁下操作の総称である．
＊3 小さいサイズのリングを用いた弁輪縫縮．

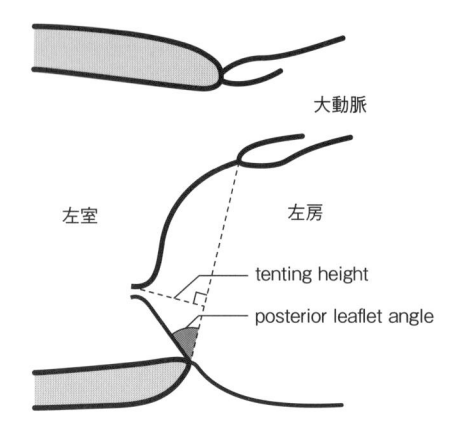

図1 tenting height と posterior leaflet angle

は僧帽弁後尖弁輪方向へ吊り上げていたが，術後 posterior leaflet angle がさらに開いてしまうことが多く，最近では僧帽弁前尖弁輪方向，もしくは僧帽弁前・後尖弁輪両方向へ吊り上げを行っている．

2 心拍動下僧帽弁形成術の実際

2-1 心拍動下でのMRの評価

術中のMRの評価は，通常，心停止下で水試験を行うことが多いが，この場合，心臓が拡張した状態での逆流テストであるため，①生体下での収縮期の正しい僧帽弁形態の把握が難しい，②乳頭筋吊り上げを行った場合の長さの決定が困難である（特に乳頭筋機能の評価）といった問題点を含んでいる．そこで，当院では心拍動下のMR評価を行っている．

心拍動下僧帽弁形成術は，体外循環を使用して心拍動下に僧帽弁形成を行う術式である．収縮期の僧帽弁形態を正確に評価することが可能であり，心停止下では拡張期の水試験，もしくは一度大動脈遮断を解除しなければ評価できなかった収縮期の人工腱索再建や plication suture[*4]，および乳頭筋吊り上げなどを収縮期の漏れ具合を実際にみながら調節可能であるという利点がある．

2-2 心拍動下の適応と禁忌

心拍動下僧帽弁形成術の良い適応とは，①動脈の高度石灰化により大動脈遮断が困難な場合，②低心機能により心筋虚血時間をなるべく短縮させたい場合，③乳頭筋吊り上げが必要な場合である．一方，心拍動下僧帽弁形成術が基本的に禁忌となる症例は，①感染性心内膜炎（手技中にvegetation（疣贅）を飛散させてしまう可能性），②大動脈弁逆流が中等度以上認められる場合である．

この手術の基本的概念は，心臓が拍動した状態でも大動脈弁を常に閉鎖させておくことにより，心臓が空気を拍出しない状態を作ることである．すなわち体血圧（大動脈圧）＞左室内圧を常にキープしなければならない．以下に具体的方法を述べる．

2-3 当院における心拍動下僧帽弁形成術

上行大動脈（もしくは大腿・腋窩動脈）送血，上・下大静脈（SVC，IVC）脱血にて体外循環を確立する．上行大動脈に挿入するカニューレは，手技中に大動脈基部に乱流を生じさせないようにディスパージョンカニューレを弓部大動脈方向に向けて挿入する．体外循環を開始した後，心尖部よりベントチューブを挿入する．このベントチューブには側管に圧測定用のラインが併設されているため，左室内圧が連続的にモニタ可能である．さらにこのベントチューブの途中に，大気開放可能な容量 100 mL のチャンバを取り付けることにより，左室内の血液量および左室内圧を術野で調整可能にしている．乳頭筋へ人工腱索を通糸する，または僧帽弁輪へのリング縫着用糸をかけるなどの手技を行う際には，左室内腔を空にする必要があるので，このチャンバは閉鎖し，体外循環回路より吸引を行う．

MRの評価をする場合は，左室内腔を血液で充填する必要があるため，チャンバを大気開放することで陰圧を解除し，チャンバを持ち上げることによりチャンバ内の血液を左室内へ送る（詳細は 77〜81 ページ，体外循環の項を参照）．この際，最も重要なことは，前述のようにベントチューブ側管の圧モニタを用い，大動脈圧（体外循環による灌流圧）＞左室内圧を保つこ

[*4]（弁尖を）折りたたむように縫合すること．

とである．具体的には，チャンバの高さおよび体外循環の送血量で調節する．

❸ 当院における僧帽弁手術の成績

1991年1月から2009年12月の間に行った変性疾患に対する僧帽弁手術は210例で，全期間での弁形成達成率は76.7％（161/210）であったが，最近4年間では100％の達成率であった（89/89）．35例で完全心拍動下に手術を施行した．平均観察期間70カ月の再手術回避率は97.6％であった．IMRは50例で，内訳はMAP 36例，MAP + subvalvular procedure 14例であった．完全心拍動下手術はMAP + subvalvular procedureで5例に施行した．手術死亡はMAP群で2例，MAP + subvalvular procedureで0例であった．

麻酔科医

IMRに対する僧帽弁形成術における麻酔

❶ IMRに対する僧帽弁形成術における麻酔法の実際

IMRに対する僧帽弁形成術を受ける患者では，①MRの原因となる僧帽弁の形態的な変化，②虚血性の左室壁運動低下，③心不全のコントロール状態という3要素についての評価が重要であり，術前の循環器内科における経食道心エコー（TEE）に加えて，麻酔導入直後のTEEで再評価を行い，逆流発生の責任部位をできるだけ明確にする．また，術式はしばしば冠動脈バイパス術を伴う大手術となるので，重症例においてはIABPの適応などについても十分考慮しておく必要がある．以下に実際の手順を示す．

1-1 麻酔法（図2）

1）前投薬

モルヒネ塩酸塩注射液（モルヒネ塩酸塩水和物）5～10 mg筋注を手術室入室30分前に行う．

2）術中使用するモニタ

心電図（6電極），動脈ライン，肺動脈カテーテル，TEE，脳酸素飽和度モニタリング「INVOS™」（エドワーズ・ライフサイエンス（株）），「BISモニタ」（日本光電工業（株）），体温測定のほかに，左室ベント圧を独立した圧ラインでモニタリングできるように準備する．

3）麻酔の導入と維持

前額部に「INVOS™」のセンサを装着して，覚醒時における基礎値を測定する．さらに頭頂部よりに「BISモニタ」のセンサを貼付し，BIS値の測定も行う．ミダゾラム注（ミダゾラム）3～5 mg，フェンタニル注射液（フェンタニルクエン酸塩）0.1～0.3 mgを静注し，患者の入眠が確認できた段階でエスラックス®（ロクロニウム臭化物）0.7～1 mg/kgを静注し，気管挿管する．麻酔の維持は，ディプリバン®（プロポフォール）4～6 mg/kg/hr，フェンタニル注射液 1 μg/kg/hr，エスラックス® 20 mg/hr持続静注を基本として，適宜増減する．胸骨縦切時には，必要であればフェンタニル注射液1～2 μg/kg程度を追加量として1回静注する．

麻酔導入後は，TEEによる左室・僧帽弁機能の評価を行うとともに，肺動脈カテーテルにおける心拍出量，混合静脈血酸素飽和度（SvO_2），肺動脈圧をモニタし，血行動態を把握する．一般的に全身麻酔下で行われるTEE所見では，後負荷の減少によりMRの重症度が低めに評価される傾向があるが，気管挿管や手術開始の刺激により後負荷が上昇して逆流量が増えることもある．肺動脈圧について術前値がわかっている場合には，麻酔導入後と術前値を比較して，麻酔導入後の肺動脈圧が高い場合には，ミリスロール®（ニトログリセリン），コアテック®（オルプリノン塩酸塩水和物）の持続静注を考慮する．

4）体外循環前の麻酔管理

適切な前負荷の維持，後負荷の軽減，尿量の確保を心がけ，カテコラミン類を増量しなくて

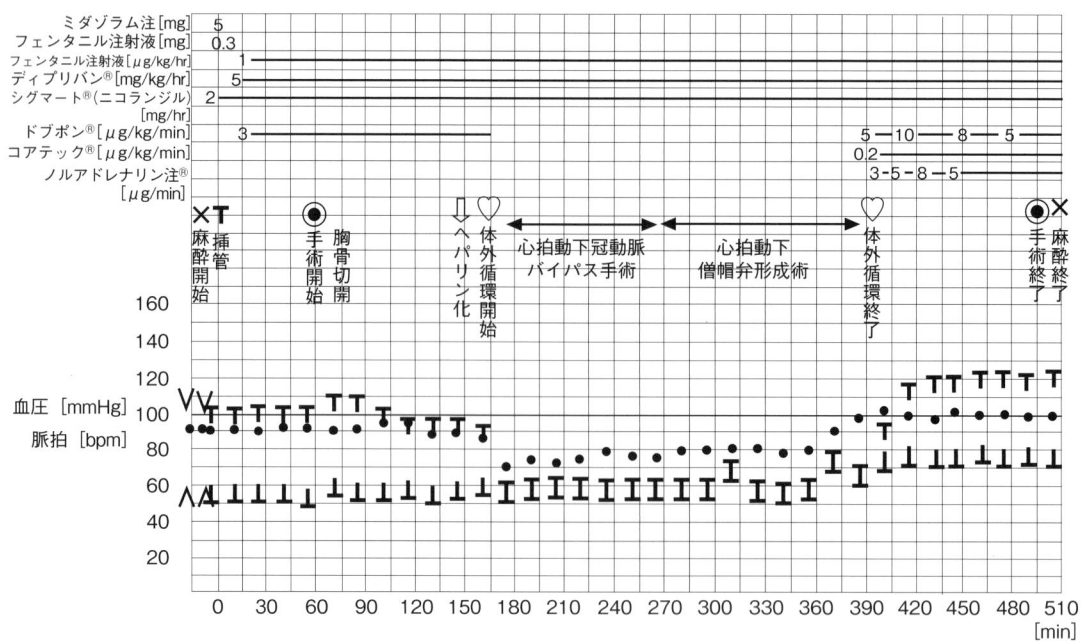

図2 IMRに対する僧帽弁形成術の麻酔管理の例

も心拍出量ができるだけ高くなるように調節する.「ビジランスヘモダイナミックモニター」(エドワーズライフサイエンス(株))上の連続心拍出量係数(CCI)が2.0未満の症例では，ドブポン®（ドブタミン塩酸塩）やコアテック®の使用を考慮する．術前のクレアチニン値が1.0～3.0 mg/dLの症例では，腎機能維持の目的で心房性ナトリウム利尿ペプチドを0.01～0.025 μg/kg/minで用いることもある．

5) 体外循環時の麻酔管理

体外循環時の麻酔維持はディプリバン®4～6 mg/kg/hr，フェンタニル注射液0.6～1 μg/kg/hr，エスラックス®20 mg/hr持続静注を継続し，カテコラミン類の投与を停止する．血圧の低下に対しては体外循環回路からネオシネジン®（フェニレフリン塩酸塩）を投与してもらっている（1回0.1 mgを必要に応じて繰り返し投与）が，治療抵抗性の場合には，ノルアドレナリン注®（ノルアドレナリン）の持続静注を行うこともある．

僧帽弁形成術は，心停止下に行われる場合と心拍動下に行われる場合があるが，以下に心拍動下に行う場合の管理について述べる．

心拍動下に僧帽弁形成術を行う場合の最大の注意点は，大動脈遮断を行わないために，左室の内圧が上がると大動脈弁が開いて，左室内の空気が体循環に駆出される危険があることである．当院では，左室に心尖部ベントを挿入し，圧ラインを接続することで左室圧の連続監視を行っている．特に逆流テストを行う際は，左室圧を上げすぎないように臨床工学技士と術者の連携で調節してもらっている．動脈圧と左室圧の圧格差を20 mmHg以上に保つことで，安全性を確保できる．麻酔科側では，定期的な瞳孔径の計測と「INVOS™」による監視を必須としているが，このほかにTEEで大動脈弓部を観察することで，体循環への空気の迷入がないことを確認することができる．

6) 体外循環からの離脱

心停止下に行われた場合には大動脈遮断解除時，心拍動下に行われた場合には左房閉鎖終了時にドブポン®5 μg/kg/min，コアテック®0.1～0.2

μg/kg/min の持続静注を開始する．経左房的左室ベントカニューレを左房の位置まで引き抜いた段階で，MRがないこと（カラードプラ法による逆流面積 4 cm^2 以下）をTEEで評価し，体外循環から離脱する．体外循環から離脱する前の段階で，直視下で適切な心臓の充満が得られている状態で良好な血圧が維持できる肺動脈圧や肺動脈楔入圧・中心静脈圧を測定し，離脱時の前負荷維持の指標とする．術前に肺高血圧がみられた症例では，収縮期肺動脈圧を 40 mmHg 未満となるように管理する．TEEにおける壁運動所見がよくない場合やコントロールできない肺高血圧がみられた場合には，IABPの適応を考慮する．

7）体外循環離脱後の麻酔

ディプリバン®4 〜 6 mg/kg/hr，フェンタニル注射液 0.6 〜 1 μg/kg/hr，エスラックス®20 mg/hr 持続静注を継続する．体外循環離脱後に血算を行い，血小板数低下がみられた場合には血小板輸血を考慮する．心筋保護液使用後は高血糖となることがあるので，ノボリン®R（インスリン）持続投与で 180 mg/dL 以下となるようにコントロールする．TEEにおける壁運動所見が良好でない場合やコントロールできない肺高血圧，心電図上のST上昇や低心拍出量が続き，循環が不安定な場合には，IABP施行を考慮すべきである．

2 IMRに対する僧帽弁形成術における麻酔に関する知識

心停止下に行う僧帽弁形成術では，僧帽弁や左室の動的な要素の評価が困難となるために，心拍再開後にMRが残存することがある．一方，心拍動下に行う僧帽弁形成術では，MRの責任部位の評価に優れるが，左室内の空気が体循環へ駆出されないように体外循環中の左室圧を注意深く制御する必要がある．さらに，術前から左心機能の低下がみられることが多く，麻酔管理においては，TEEによるMRや左室壁運動の評価を随時行いながら，左心機能が最大限に発揮されるようにカテコラミンやPDE Ⅲ阻害薬，心房性ナトリウム利尿ペプチドなどを使用していくと総括される．

臨床工学技士

IMRに対する手術における体外循環

1 標準的人工心肺システム構成（図3）

当院の標準体外循環法は，常温体外循環を基本とし，大血管症例では低体温体外循環を併用する．人工心肺システム構成は以下の通りである．

① 人工心肺装置は「サーンズ®アドバンストパーフュージョンシステム 1（APS1）」（テルモ（株）），ローラポンプはラージ（直径 152 mm）2 器，スモール（直径 102 mm）4 器
② 送血ポンプ：遠心ポンプ「キャピオックス® SP4538X」（テルモ（株））
③ 心筋保護装置：心筋保護システム「CP-4000」（トノクラ医科工業（株））
④ 吸引コントローラ：「VAVDコントローラ」（マッケ・ジャパン（株））
⑤ 吸引・ベント用ポンプ：吸引用はスモール 2 器，ベント用はスモール 1 器（一方向弁あり），ルートベント用はラージ 1 器，送血予備ポンプ用はラージ 1 器，ヘモコン用はスモール 1 器
⑥ 人工肺：「キャピオックス®FX25」あるいは「キャピオックス®FX15」（テルモ（株））
⑦ 回路：ノンコート（泉工医科工業（株））あるいはXコーティング®（テルモ（株）），充填量 700 〜 800 mL
⑧ カニューレ：送血管はディスパージョン 21 Fr（Edwards Lifesciences），脱血管は，SVC用はストレート 28 Fr（STÖCKERT），あるいはマリアブル 24 Fr，28 Fr（Sarns），

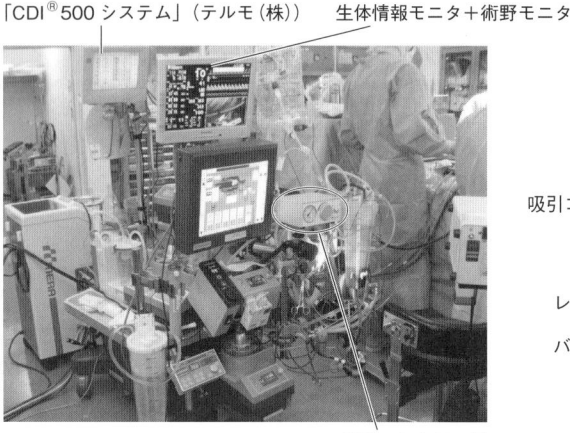

図3 人工心肺システムの構成

IVC用はストレート28 Fr（STÖCKERT）
⑨安全装置
a) レベルセンサ2系統：リザーバ＋人工肺上部
b) バブルセンサ1系統：リザーバ遠心ポンプ間
c) 圧力モニタリング3系統：脱血圧，人工肺入口，人工肺出口
d) 陽圧防止弁2系統：「キャピオックス®カーディオトミーリザーバー」（テルモ（株））側，静脈リザーバ側
⑩心筋保護液：CABGはon-pump beatingで行い，僧帽弁形成術では初回順行性（アンテ）に注入し（回路内圧150 mmHg），その後は逆行性（レトロ）で25分間隔にて注入する（注入圧20〜30 mmHg）．症例に応じて大動脈非遮断心拍動下僧帽弁形成術を行い，心筋保護液は使用しない．

❷ 標準体外循環法

①体温：常温（心停止下症例：送血温34℃，心拍動下症例：送血温36.5℃）
②灌流指数2.4〜3.0 L/min/m²，灌流圧50〜80 mmHg
③脱血：陰圧吸引補助脱血での吸引圧は−60〜−70 mmHg，脱血回路圧は−40〜−50 mmHgに設定する．
④最低ヘマトクリット値18％（20％以下で輸血確認）
⑤抗凝固：活性凝固時間（ACT）は450秒以上とし，ノボ・ヘパリン®（ヘパリンナトリウム）は初回体内投与量3 mg/kg，450秒以下で追加投与する．
⑥SvO₂：70％以上

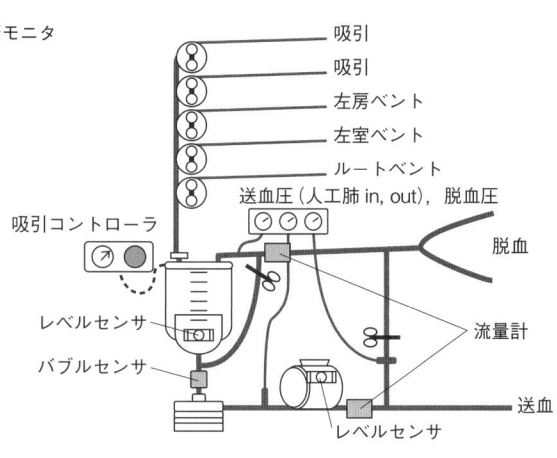

❸ IMRに対する手術における体外循環の手順

CABG併用症例で，体外循環開始後心拍動下にCABGを実施し，僧帽弁形成術のみを心停止下で行う．僧帽弁形成が複雑な症例や大動脈高度石灰化症例では，大動脈非遮断心拍動下僧帽弁形成術を行っている．ここでは，大動脈非遮断心拍動下僧帽弁形成術における体外循環法を中心に手順を示す．

3-1 大動脈非遮断心拍動下僧帽弁形成術
1) プライミングから体外循環開始まで

IMRに対する僧帽弁形成術は，術前より心機能低下に伴い補助循環を装着した症例や血行動態が不安定な症例が多い．そのため，モニタを随時確認し，血行動態の変化を観察しながら準備を行う．

①体外循環回路組み立て：左房ベント，左室ベント（心尖部），吸引2系統，ルートベント，ヘモコン（輸血必要時）

メイン回路組み立て後，チェックリストに沿ってダブルチェックを行う．術野回路接続後に術野より生理食塩液を吸引し，ベント・吸引

a) ベントカテーテル「VCKN-18」

b) 落差ベント：容量可変チャンバ

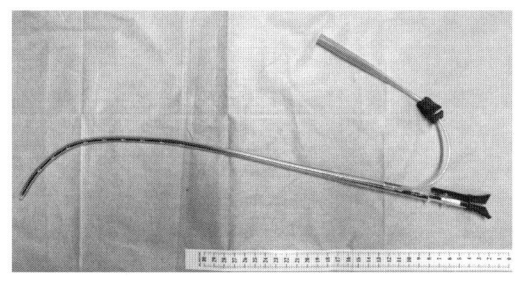

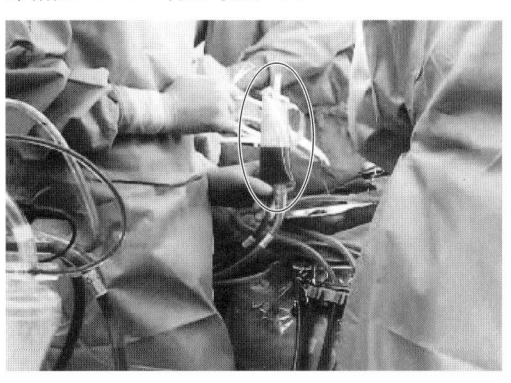

図4　ベントカテーテルと落差ベント

回路の吸引確認を実施する．
②体外循環開始前
　TEE にて術者と一緒にエコー所見を確認し，手順を確認する．
③ノボ・ヘパリン®投与
　ノボ・ヘパリン®投与5分後に ACT を計測し，400秒以上になったらポンプ吸引を開始し，送脱血管を留置する．術野への CO_2 送付を開始する（4 L/min）．術前検査で全症例 ATⅢを計測し，必要があれば ATⅢ製剤または新鮮凍結血漿を使用する．
④送・脱血管留置
　送血管留置後，拍動確認を行い，脱血管留置後，吸引回収血は肺動脈圧を確認しながら適宜返血する．返血開始時より酸素濃度60～70％，酸素流量1 L/min で送付を開始する．
⑤体外循環開始
　ルートベント留置後，体外循環を開始する．酸素流量は2～3 L/min に調節する．
2) 体外循環開始時の注意点
　肺動脈圧を一定に保ち，IVC 脱血でトータルフローの40％まで流量を上げる．脱血に問題がなければ SVC 脱血も開始し，トータルフローまで上げる．十分脱血できることを確認し，麻酔科医にトータルフローであることを報告する（換気停止）．心拍動下で行うため，体温は下げず，送血温は36.5℃のまま施行し，体外循環が安定した段階でルートベントを150 mL/min で開始する．

3) 体外循環管理
①心尖部（APLV）ベント挿入
　心尖部よりベントカテーテル「VCKN-18」（東洋紡（株））ダブルルーメンタイプを挿入する（図3a）．吸引ラインとは別のラインより先端圧（左室圧）をモニタリングする．
②右側左房切開
　左室圧を十分下げ，左室内の血液を大動脈側へ駆出させないようにベント吸引量を調節する（図5a）．
③視野確保
　APLV ベントと左房ベント（ドボン）の吸引量を調節する．
④逆流テスト
　APLV ベント回路は，逆流テストを行うため左室前負荷調節用にベントカテーテルとポンプ間に落差ベント回路（左室容量可変チャンバ）を組み込んでいる（図4b）．弁形成中は図5aのようにチャンバを閉鎖し，ポンプにより吸引量を調節する．逆流テスト時は APLV ベント回路のポンプを一度停止させ，僧帽弁に吸引管を入れ半閉鎖状態とし，左室内のエア抜きを行った後にチャンバを開放し，灌流圧を90～100 mmHg 程度まで上昇させ，チャンバの高さを変化させて左室圧が50～60 mmHg の圧負荷を加える（図5b）．
⑤左房閉鎖
　僧帽弁形成術終了後，左房ベントを左室ベントと同一の「VCKN-18」ベントに入れ替え，左房から左室内へ挿入する．このとき，APLV ベ

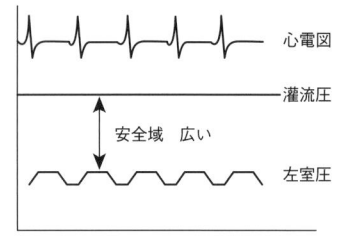

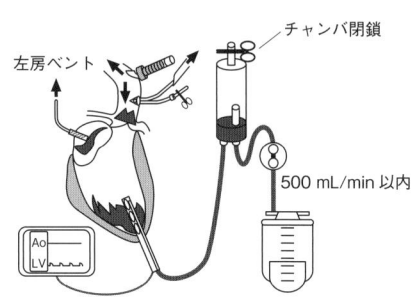

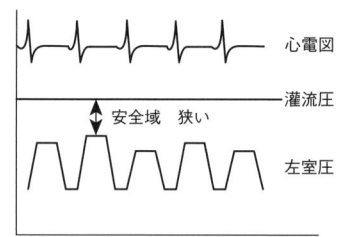

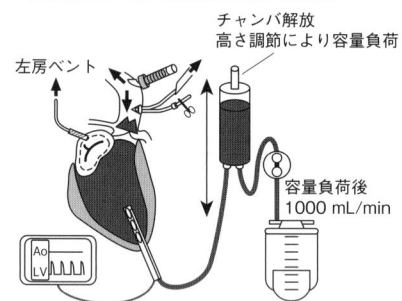

図5 僧帽弁形成中（a）と逆流テスト中（b）の体外循環管理法

ント圧ラインを左房－左室（LALV）ベントラインへ付け替える．

4）体外循環離脱

　TEEにて左房・左室内のエア抜きがほぼ終了したことを確認し，換気開始確認後，ボリュームを負荷していく．またTEEにてMR消失を確認し，再度脱血してAPLVベントを抜去する．

　LALVベントを左房まで引き抜き，再度，TEEにてMRの程度を確認する．MRの消失と左室内エア抜き確認後，収縮期圧100 mmHg，左房圧15 mmHg以下で体外循環から離脱を開始する．トータルフローの40％になったら血ガス確認後，体外循環から離脱する．

❸ IMRに対する体外循環のポイント

1）麻酔導入時の急激な血圧変化や心電図変化に注意

　麻酔導入中に血圧低下をきたし補助循環を必要とする場合があるため，常に手術室内にIABPとPCPSをスタンバイさせておく．

2）視野確保のポイント

　心拍動下僧帽弁形成術は，大動脈弁逆流（AR）Ⅰ度以下の症例が適応とされるが，視野展開に伴うARも発生するため，通常では，APLVベント流量が250〜500 mL/minで十分な視野が確保できる．それ以上流量が必要な場合は，APLVベントカテーテルの位置調節を行い，それでも困難な場合は視野展開の調整を依頼する．

3）術野映像とモニタの監視

　僧帽弁開放時も術野映像と圧力監視を確認し，形成の変化に注意する（形成が進むにつれMRが少なくなり左室圧が上昇するため，ベント吸引量を増加させる必要がある）．

4）心電図変化に注意

　視野展開に伴う冠動脈血流の低下や右冠動脈への空気塞栓による徐脈など，大動脈遮断下とは異なり心電図の常時監視が必要である．

5）逆流テストのポイント

　MRの評価は，心拍動下で左室圧が加わった状態がより生理的な状態である．しかし，灌流圧と左室圧の差が少ないと安全域が狭まり，空気塞栓の危険性が増加する．薬剤投与による昇圧効果は持続性がないため，灌流指数を3.0 L/min/m^{2}まで上昇させ，逆流テスト中に灌流圧の急激な低下がないようにする．

6）術野側との連携

　逆流テスト時は，落差ベントの高さを術野で

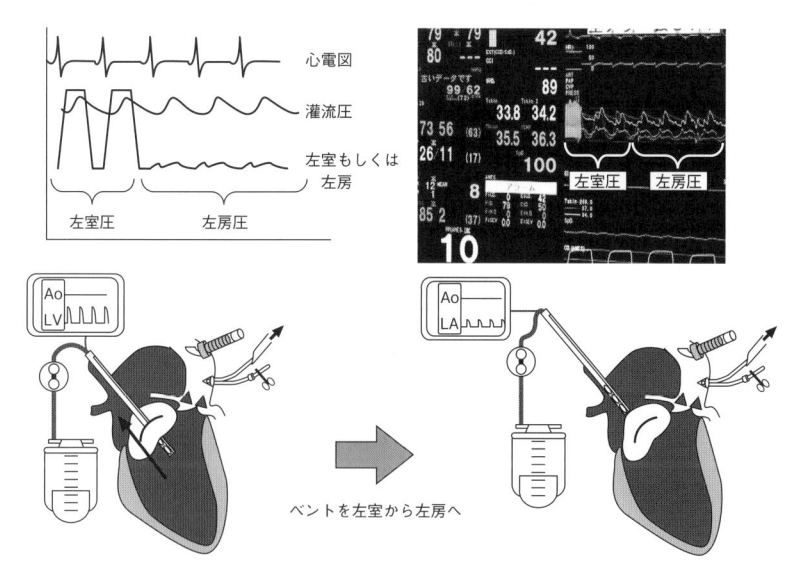

図6　左室ベントカテーテルを用いた左房圧モニタ法

調節するが，不整脈やAR増加などにより左室圧が上昇する危険性もある．したがって，落差ベント内の血液容量や不整脈を監視しながら術野側と連携を密にとることが重要となる．また，不整脈が頻発し，R-R間隔が不規則な場合は，VVIペーシングを行って，R-R間隔が一定となるように調節する．

7) 術前心機能(心エコー，冠動脈造影，左室造影)，CTによる大動脈石灰化の有無

IMR症例は重症症例が多いため，事前カンファレンスでバイパスや左室形成などの合併手術の有無，動脈の性状を確認し，IABPやPCPSが施行可能か確認しておく．

8) 体外循環離脱時

IMRは，心機能低下に伴い，体外循環離脱時のボリューム調節に難渋する症例が多い．より正確に左室前負荷を把握するため，LALVベントを左房まで引き抜き，左房圧を監視しながらボリューム調節を行う(図6)．ベント抜去後を考慮し，肺動脈拡張期圧，肺動脈楔入圧と左房圧を比較しておく．

9) 補助循環の併用

離脱時，十分なカテコラミン使用下でもボリューム負荷に耐えられない(左房圧15mmHg以上，動脈圧80 mmHg以下)場合は，躊躇なく補助循環を併用する．

■文献
1) Bolling SF, Pagani FD, Deeb GM, et al: Intermediate-term outcome of mitral reconstruction in cardiomyopathy, J Thorac Cardiovasc Surg 115(2): 381-386, 1998, discussion 387-388
2) McGee EC, Gillinov AM, Blackstone EH, et al: Recurrent mitral regurgitation after annuloplasty for functional ischemic mitral regurgitation, J Thorac Cardiovasc Surg 128(6): 916-924, 2004

■外科医
町田市民病院心臓血管外科
(元・東京医科歯科大学医学部附属病院心臓血管外科)
宮城直人 MIYAGI, Naoto
東京医科歯科大学医学部附属病院
心臓血管外科
荒井裕国 ARAI, Hirokuni

■麻酔科医
東京医科歯科大学医学部附属病院
麻酔蘇生ペインクリニック科
内田篤治郎 UCHIDA, Tokujiro

■臨床工学技士
東京医科歯科大学医学部附属病院
MEセンター
倉島直樹 KURASHIMA, Naoki

本テーマの「術式」「麻酔法」は，月刊誌『Clinical Engineering』での連載当時(2011年1月号)の東京医科歯科大学医学部附属病院の方法である．

[第Ⅱ章 成人の症例]

Ⅱ-6

低侵襲心臓外科手術（MICS）における体外循環法
－慶應義塾大学病院－

> ここでは，低侵襲心臓外科手術（MICS）における僧帽弁手術について解説する．当院では，1998年よりMICSを開始し，550例以上の症例に対し行ってきた．MICSにおいては確実な体外循環の確立，視野展開が何よりも重要であり，そのためには臨床工学技士，麻酔科医との連携が重要である．

外科医 | 麻酔科医 | 臨床工学技士

低侵襲心臓外科手術（MICS）における僧帽弁手術

1 MICSにおける僧帽弁手術について

リウマチ熱の減少により僧帽弁狭窄症（MS）の発症頻度が低下している一方で，感染や変性疾患を主体とした僧帽弁閉鎖不全症の症例は増加の一途をたどっている．

MSでは，左房からの血液の流出が妨げられるために房室間に圧差を生じ，血流の維持のために左房圧が上昇する．さらに上昇した左房圧が肺循環に伝わり，肺高血圧を呈する．そのため肺の間質に体液貯留を生じ，心不全症状を生じる．僧帽弁閉鎖不全症では，左室の血液の一部が左房に駆出される．そのため，左房の拡大，左房圧の上昇，大動脈へ向かう拍出量の低下，拡張期に左房へ逆流した血流が左室へ戻ることによる左室の容量負荷を生じる．急性僧帽弁閉鎖不全では左房圧の上昇による肺水腫様の症状を呈し，慢性僧帽弁閉鎖不全では左房拡大が徐々に進行して左室の容量負荷が増大し，左心室の収縮能低下による低心拍出症状，心不全症状を呈する．

現在，僧帽弁閉鎖不全症の症例においてはほとんどの症例で僧帽弁形成術（MVP）が可能となりつつあり，僧帽弁閉鎖不全症に対する治療戦略が，心不全既往のない症例や心房細動発症前・左心房拡大前というように，より早期での手術に移行する傾向にある．今後はMVPの治療成績はもとより，手術の低侵襲化という概念も重要である．1997年にChitwoodらは，従来のstandard MICSよりさらに低侵襲化を目指したまったく胸骨の切開を行わないport-accessの手法を取り入れた，右第4肋間開胸での内視鏡下MVPを報告した[1]．当院でも1998年よりMICSを開始し，現在までに550例以上の症例に対し行ってきた．特に心房中隔欠損症，僧帽弁疾患に関してはMICSを第一選択としており，ここでは，MICSにおける僧帽弁手術について解説する（僧帽弁の基本的な解剖については，35ページの図1参照）．

2 当院のMICSにおける僧帽弁手術の実際

2-1 皮膚切開から体外循環確立まで

体位は仰臥位，軽度右前斜位とし，麻酔は通常の気管挿管を行う．分離肺換気用のユニベントチューブを挿入している．右内頸静脈より「プリセップCVオキシメトリーカテーテル®」（エドワーズライフサイエンス（株）），脱血カニューレ挿入用に5Frの「シースイントロ

デューサー」(東レ・メディカル(株))を挿入している．通常，皮膚切開は右乳腺下第4肋間で約5cmの切開を行うが，女性患者では右乳房下縁を切開線とし，乳腺組織を上方に展開した後に第4肋間で開胸している[2]．片肺換気下に肋間開胸後，肺をよけ心臓の位置を心膜切開前に確認し，視野が狭すぎるようであれば上下どちらかの肋骨を肋軟骨部分で離断して視野を展開する．

体外循環は大腿動静脈からの経皮的心肺補助循環(PCPS)用のカニューレ，および右内頸静脈からの脱血管で確立する．送脱血管の挿入はそれぞれ経食道心エコー(TEE)下に確実に行っている．体外循環開始後，軽度脱血した部分体外循環下の状態で心膜を切開し，心膜および横隔膜を経皮的に牽引し皮膚に固定する(endoclose technique)ことで，視野およびworking spaceの展開を行う．脱血方法は陰圧吸引補助脱血法(VAVD)を採用しており，以前は1本の脱血管のみで行っていたが，現在は右内頸静脈からの脱血管を追加しており，上下大静脈のテーピングなしでも，左心房に肺静脈からの還流が多すぎて視野展開に難渋することはなく，良好な術野が得られる．

大動脈遮断鉗子としては，操作性の良さと簡便性を鑑み，「Cosgrove Flex Clamp®」(エドワーズライフサイエンス(株))を第一選択とし，どうしても視野の邪魔になりそうな場合などは「Modified Cosgrove Flex Clamp®」を術野以外の肋間から用いることとしている．

2-2 僧帽弁の展開

良好な視野展開は弁形成を成功させるための必要条件であり，特に左房・左室の無血視野が大切なことはいうまでもない．そこで，なるべく僧帽弁を正面視するために，僧帽弁への到達法は右側左房切開を原則にしている．左房切開の後に，自作のatrialリトラクター(鈎)を中隔にかけて上方に牽引し，僧帽弁を展開する．このリトラクターの把持には，以前はAESCULAP Inc.のエアサスペンション式のユニトラック・リトラクションシステムを用いて

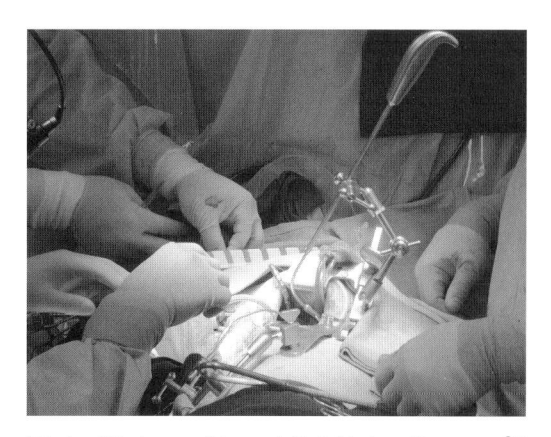

図1 「Adams-Yozu Mini-Valve System®」(UNIMEDIC Ltd.)

いた．現在は我々がUNIMEDIC Ltd.と開発した「Adams-Yozu Mini-Valve System®」を用いている．このシステムの利点は，術野露出のためにさまざまな位置にリトラクターを把持することが可能であり，以前のものよりコンパクトな設計であるため術者，助手の心内操作を妨げずに術野を維持可能な点である[3](図1)．

右前胸部(第4肋間)の小切開は，深い術野ではあるが，通常の胸骨正中切開より僧帽弁を正面視することが可能である．また，左房後壁・側壁の牽引には開胸器に固定して把持できるセルフリトラクターシステムを開発し，さらなる良好な視野とworking spaceの確保が可能となっている(図2)．MICSにおけるMVPではMICS用の特別な機械を用いるが，僧帽弁形成法自体は通常の場合と同様である．

③ 臨床工学技士が知っておくべき低侵襲僧帽弁手術に関連した周辺知識

3-1 確実な体外循環確立

体外循環は大腿動静脈，および右内頸静脈から挿入したPCPS用のカニューレで確立するが，MICSの場合，安全・確実な体外循環の確立は非常に重要である．大腿動静脈からのカニューレはカットダウンにて挿入しており，そのサイズは臨床工学技士と相談して決定している．大腿動脈の径が細い場合は，両側の大腿動脈から送血している．

送脱血管挿入時には，TEEにて先行させた

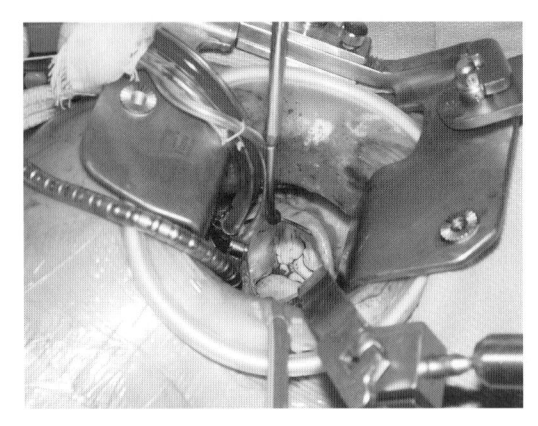

図2 術者からの視野

ガイドワイヤの位置が胸部下行大動脈内および右心房内にあることを確実に確認し，さらに大腿静脈から右心房内まで挿入する脱血管は，ガイドワイヤを通して確実に右心房内に挿入されていることを確認している．MICS でこのような安全な体外循環確立を確実にするには，麻酔科医の協力が不可欠である．当院では，MICS に際しては，日本周術期経食道心エコー認定（JB-POT）の資格をもつ麻酔科医が必ず立ち会うこととしている．そのため，手術中には麻酔科医から TEE を通しての多岐にわたる情報がリアルタイムにもたらされ，たいへん有用である．

3-2 大動脈遮断法・心停止・確実な心筋保護

大動脈遮断直後に大動脈基部に刺入したルートカニューレより心筋保護液を注入し心停止を行う．この場合の注意点は，何らかの理由で大動脈弁閉鎖不全の状態を発症し心筋保護液が左室に流れ込むことがあるため，必ず大動脈基部圧をモニタし，80 mmHg 以上に保つように確認すること，また心筋保護液注入中の大動脈基部を麻酔科医に TEE で描出してもらい，確実に大動脈弁が閉鎖し心筋保護液の注入が行われていることをモニタ画像で確認している．さらに，僧帽弁手術の場合は心筋保護液注入開始後，速やかに左房を切開し，減圧するよう心がけている．

3-3 体外循環の離脱

開胸心膜切開時より心嚢内に CO_2 2～3 L/min を吹き入れて心嚢内に残る空気を少なくするとともに，大動脈遮断解除後の空気抜きは，手術台をさまざまな角度に傾けることでルートカニューレや左房・左室に挿入したベントチューブから行う．麻酔科医に TEE で残存空気の消失の確認をしてもらい，弁形成などの場合は形成の評価を施行してもらっている．

4 おわりに

当院では，術前カンファレンスを外科医，心臓外科担当麻酔科医，臨床工学技士，手術室看護師同席の下で行っている．患者の病態については，チームで共通の認識をもって手術に臨むことが必要不可欠であると思われる．

外科医 | 麻酔科医 | 臨床工学技士

MICS に対応した麻酔法

1 はじめに

MICS は 1995 年，米国オハイオ州クリーブランドクリニックで始められ，その定義は，①体外循環を用いない，②全胸骨切開を行わない，③その両方，のいずれかの条件を満たすものとされている．疾患別では，体外循環を用いるが全胸骨切開を行わない弁膜症手術や先天性心疾患の手術と，体外循環を用いない心拍動下冠動脈再建術などがある．ここでは，当院で行われている MICS による僧帽弁手術に焦点を当て，その体外循環法と麻酔管理について述べる．なお，その管理の例を図3に示す．

2 麻酔法

MICS の麻酔法は，従来の心臓麻酔と比べ，

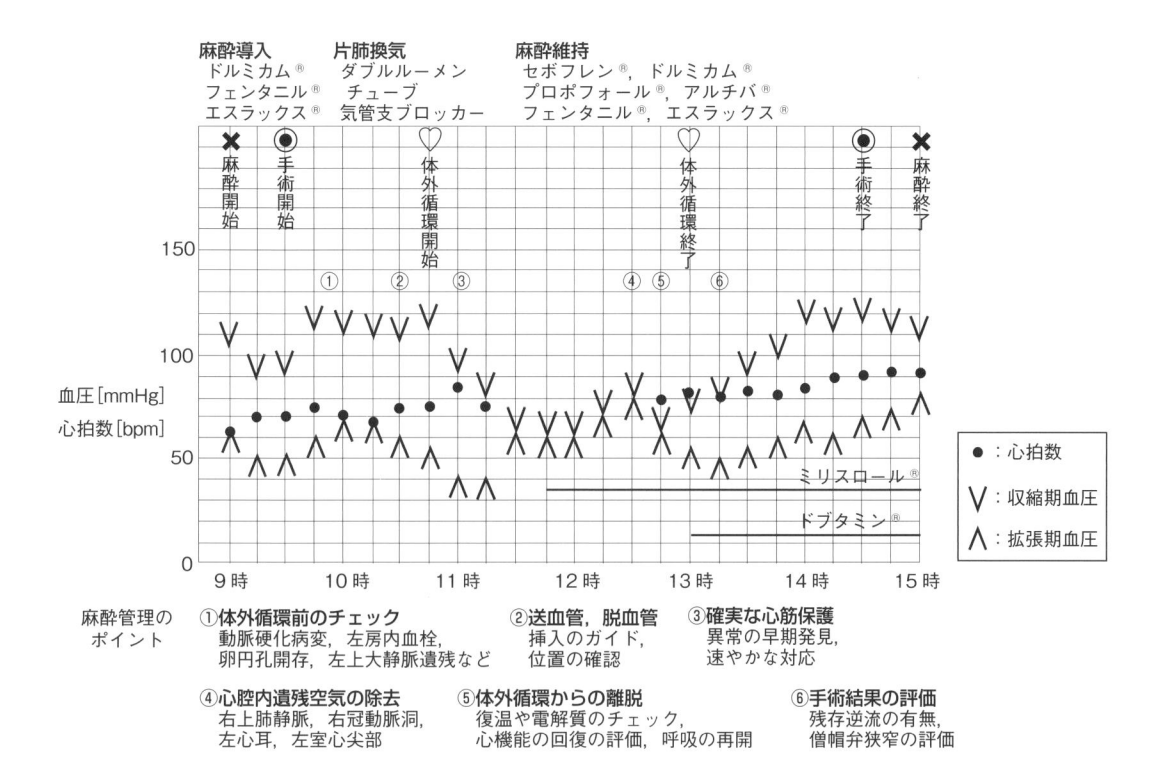

図3 MICSによる僧帽弁手術における麻酔管理の例
使用薬剤（一般名）：ドルミカム®（ミダゾラム），フェンタニル®（フェンタニルクエン酸塩），エスラックス®（ロクロニウム臭化物），セボフレン®（セボフルラン），プロポフォール®（プロポフォール），アルチバ®（レミフェンタニル塩酸塩），ミリスロール®（ニトログリセリン），ドブタミン®（ドブタミン塩酸塩）．

麻酔薬や循環作動薬の使用について特に大きな違いはなく，心機能や体外循環時間などの条件がそろえば早期抜管を試みる．MICSでは，胸骨非切開ないし小切開を行い，内視鏡支援下に手術を行うため，視野を良くする目的で片肺を虚脱させ，心膜切開や心臓の剥離を行う．このため，ダブルルーメンチューブ，もしくは気管支ブロッカーチューブ（ユニベントチューブなど）を用いて分離肺換気を行うことが要求される．当院では術後に気管内チューブに入れ替える際のリスクを避けるため，気管支ブロッカーチューブを用いている．

❸ 体外循環前のチェック

心臓血管手術を受ける患者では，動脈硬化病変を有することが多い．術前のCT画像や術中のTEE画像により，大動脈の動脈硬化や石灰化の程度，可動性のプラーク，動脈解離の評価を行い，大動脈のカニューレ挿入部位や遮断部位の変更を行う．上行大動脈の遮断部位は，TEEではblind zoneとなるため，上行大動脈近位部，大動脈弓部，下行大動脈に高度な動脈硬化病変が存在する場合は，上行大動脈に直接超音波探触子を当てる術野エコーで評価を行う．

また，周術期にIABPを留置することもあるが，動脈硬化病変が強い患者では禁忌となる．これらの病変を体外循環開始前に確認することは，脳塞栓症の予防に重要である[4]．また，左房内血栓，卵円孔開存，左上大静脈遺残など，術前に診断がついていなかった病変や合併奇形を見付けることで，体外循環の様式や術式を変更することもある[5]．

❹ 送血管と脱血管の挿入

MICSでは，小さな皮膚切開による手術を可

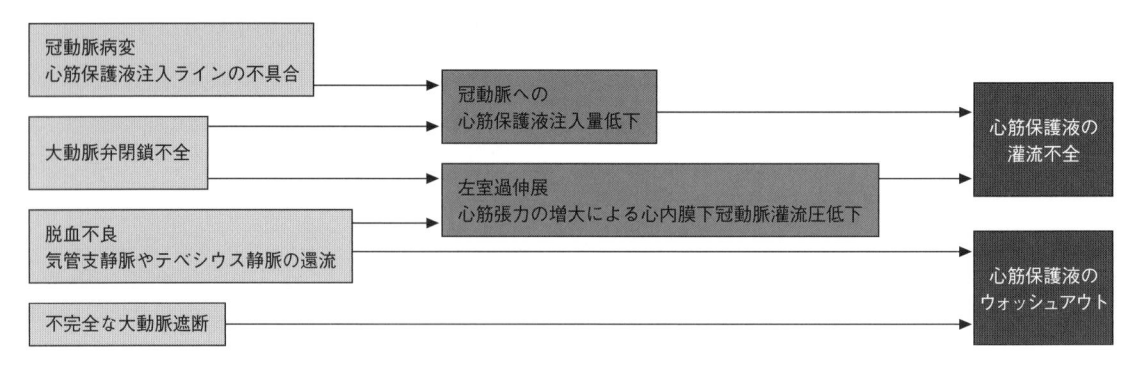

図4　心筋保護が不十分となる機序

能にするため，送血，脱血管を末梢の大血管から挿入し，カテーテル類による術野の混雑を避ける．上行大動脈へのカニュレーションの代わりに大腿動脈に送血管を挿入し，右房からの脱血は大腿静脈から経皮的に脱血管を右房に挿入する．必要に応じて，右内頸静脈からの上大静脈カニューレと，大腿静脈からの下大静脈カニューレによる2本脱血とする．

送血，脱血管の挿入は，TEEで下行大動脈や上・下大静脈を描出して，ガイドワイヤが正しく血管内に存在することを確認したうえで行う．大腿静脈からの脱血管が肝静脈に迷入したり，心房中隔欠損孔や卵円孔開存を介して左房に迷入することがある．また，脱血管がキアリネットワーク[*1]にぶつかって，下大静脈から右房に進まない場合もある．これらの所見はTEEで確認が可能である．左上大静脈遺残が認められる症例で，bridge veinがない場合や右房を切開する手術の場合は，冠静脈洞への3本目の脱血管挿入が必要となる．

❺ 心筋保護

心筋保護が不十分となる原因は，①心筋保護液の灌流不全と，②心筋保護液のウォッシュアウトの2つに集約される．具体的には，①大動脈弁閉鎖不全，②冠動脈病変，③心筋保護液注入ラインの不具合，④脱血不良，⑤不完全な大動脈遮断，などがある．大動脈弁閉鎖不全は，冠動脈への心筋保護液の注入量の低下と左室の過伸展により心筋保護液の灌流不全を招く．脱血不良は，左室の過伸展に加え，心筋保護液をウォッシュアウトしてしまう(図4)．これらの異常の早期発見と速やかな対応が重要である．

心筋保護液注入時ならびに心内操作中の左室拡大を予防する目的で，心内ベントを左房，左室，肺動脈などに挿入するが，僧帽弁手術ではベントチューブは心腔内操作後に左室に挿入する．ベントチューブは心腔内遺残空気の除去や，体外循環離脱時に左室機能が十分に回復するまで左室仕事量の低減と左室の過伸展を予防する目的でも用いられる．逆行性冠灌流は，冠動脈高度狭窄病変や大動脈弁疾患で行われるが，左上大静脈遺残が認められる症例では，逆行性冠灌流は無効である．

❻ 心腔内遺残空気

自己心拍が再開し大動脈遮断が解除された後に，心腔内遺残空気を除去する．心腔内の遺残空気は，ほとんどすべての開心術で認められ，右上肺静脈，右冠動脈洞，左心耳，左室心尖部など心腔内の高いところに貯留しやすい．気泡型と貯留型があり，問題となるのは貯留型である．空気が右冠動脈に迷入して，心電図上ST変化や心室の壁運動異常が出現することがあるが，しばらく灌流圧を高めに保つことで回復する．手術台を傾けたり，心臓を揺すったりして，TEEにより遺残空気の検索と誘導を行いなが

[*1] キアリネットワークは，下大静脈の右房への開口部から右心房壁や心房中隔を結ぶ線維状あるいは膜状の構造部で，右房内腫瘍と間違えられることがある．卵円孔開存や心房中隔瘤を合併することが多い．

ら，左房・左室ベントや大動脈基部ベントにより脱気する．開心中の術野でのCO_2使用も空気貯留を減らすうえで有用である．

7 体外循環からの離脱

体外循環からの離脱に際しては，残存逆流はどの程度か，溶血を引き起こす可能性はないか，弁狭窄が起こっていないかなど，手術結果の評価も並行して行う．復温や電解質のチェックを行い，心電図，動脈圧，肺動脈圧，中心静脈圧などの各種モニタで心機能の回復が確認できたら，徐々に心臓に容量負荷をかけ，自己心拍に移行していく．容量負荷により中心静脈圧が大きく上昇し，十分な動脈圧が得られない場合は，いったん脱血して人工心肺による補助循環を行い，心臓の負荷を軽減して，心機能の回復を待つ．体外循環からの離脱が困難な場合は，左室・右室の前負荷，収縮性，壁運動，各弁の機能などを，患者のベースラインと比較することが原因究明の有用な手がかりとなる．

8 まとめ

体外循環の管理を確実に行うことは，安全な手術を保証するうえで重要である．循環モニタの中でもTEEは大きな役割を担っており，術式の変更や手術結果の評価だけでなく，合併症の軽減や予後の改善も期待でき，MICSに必須のものとなっている[6),7)]．さらに本手術では，臨床工学技士とのコミュニケーションが必須であり，麻酔科医，心臓外科医，臨床工学技士の連携は手術成績を左右するだけでなく，患者の生命予後にも影響すると考える．

外科医 **麻酔科医** **臨床工学技士**

MICSにおける体外循環法

1 当院における標準的体外循環法

当院での成人体外循環はすべて遠心ポンプ送血，VAVDで行っている[8)]．また，静脈貯血槽バイパス回路があり，体外循環離脱時に静脈貯血槽の流入出口を閉じ，静脈貯血槽バイパス回路を開けることにより閉鎖回路となり，離脱操作を容易にしている．心筋保護装置には「MPS®」(QUEST Medical Inc.)を用いて，患者の心機能の状態に合わせた心筋保護を行っている（図5）．

2 MICSでの体外循環の実際

MICSでの体外循環と従来の心臓手術での体外循環に大きな違いはない．ただし，カニュレーションが末梢血管からとなる．

2-1 体外循環開始

確実なカニュレーションとACT値が480秒を超えたことが確認できたら，体外循環を開始する．MICSでは，体外循環開始後，心膜切開が行われる．このとき適度の脱血により心房を虚脱した状態にする．VAVDでの陰圧の調節はゆっくりと行うことがコツである[9)]．適正灌流量の維持や脱血ができない場合は，脱血カニューレの位置を確認する．

2-2 大動脈遮断，心筋保護液注入

大動脈遮断時は人工心肺の血流量を低下させ，遮断確認後，ゆっくりと血流量を戻す．その後，心筋保護液を注入する．MICSでは切開創から大動脈が深いため，当院では心筋保護液注入カニューレの長さが15 cm～20 cmの，注入，ベント，圧測定が可能なカニューレを作製した．心筋保護液注入中は注入圧が80～90 mmHgになるように流量を調節する．注入圧が低い場合には，大動脈弁逆流が発生している可能性がある．術野に報告し，TEEで逆流がないか確認する[10)]．

2-3 心内操作中の体外循環

心房中隔欠損症例ではVAVDでの陰圧が弱すぎると下大静脈より血液が術野に流入し，無

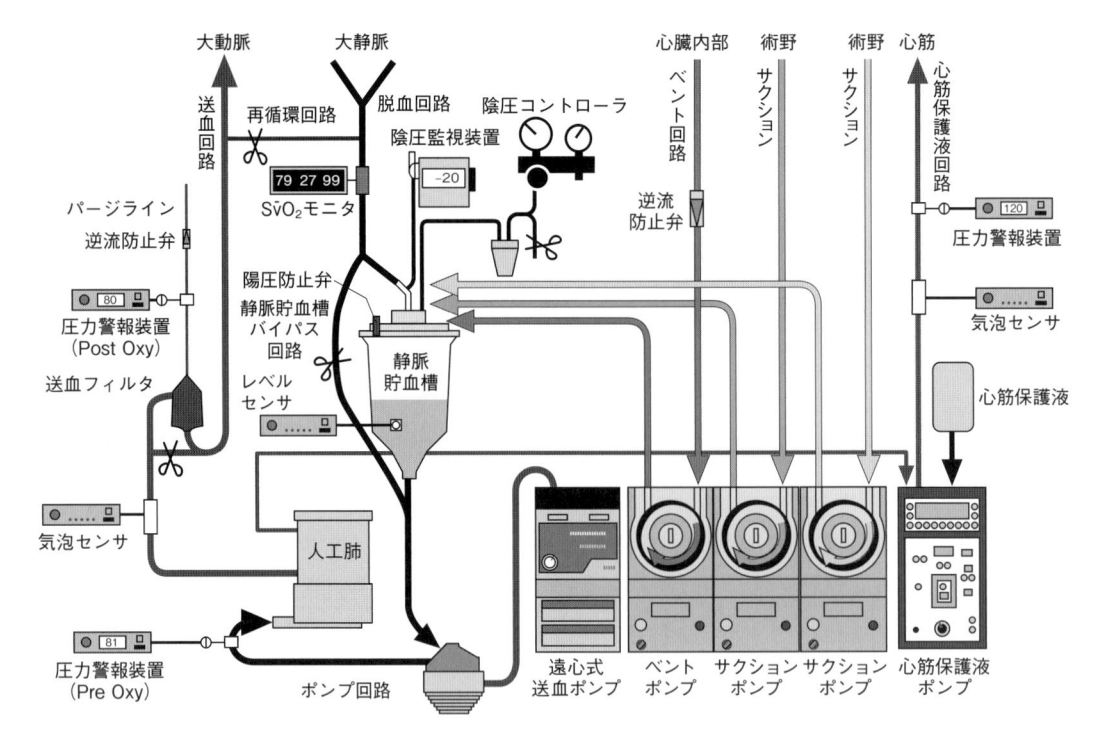

図5 当院における人工心肺システム

血視野は得られない．強すぎると無血視野は得られるが，脱血回路に大量の気泡が混入し，血液に悪影響を与える．適切な陰圧は，無血視野が得られ，脱血回路への気泡混入が微量な程度の陰圧に調節することである．そのためには術野ビデオモニタ，脱血回路の監視が重要である．一時的に脱血回路に気泡センサを装着し，気泡が検知しない程度に陰圧を調節することも1つの方法である．

僧帽弁症例では，視野を確保するために，左心房吊り上げ鉤（atrialリトラクター）により左心房を牽引する．このとき脱血不良になることがある[11]．その場合，術野に報告し，吊り上げ鉤の位置やカニューレの状態を確認してもらう．また，間欠的な心筋保護液注入時に注入圧が上昇しない場合がある．これは，左心房の牽引により大動脈弁が変形し，逆流が起きるからである[12]．心筋保護液注入時に注入圧が上昇しない場合には，左心房の牽引を一時的に解除し，心筋保護液注入後，再牽引する．

2-4 大動脈遮断解除

心内操作の終了が近付いたら復温を開始する．心内気泡除去のため，左房・左室ベント，大動脈基部ベントができるようにしておく．遮断解除時には血流量を低下させる．解除後，血流量をゆっくりと再開させながら，左房・左室ベント，大動脈基部ベントを開始する．

2-5 体外循環からの離脱

確実な気泡除去が確認されたら，まず左房・左室ベントを抜去する．その後，灌流圧（血圧）が50 mmHg程度になるまで脱血を行い，大動脈基部ベントを抜去する．抜去部分が確実に止血されていることを確認したら，ゆっくりと容量付加を行う．血行動態が安定したら徐々に血流量を下げていき，体外循環から離脱する．

❸ MICSにおける体外循環のポイント

MICSにおける体外循環のポイントは，確実なカニュレーションと心筋保護，心内気泡除去である．

3-1 カニュレーション

MICSでの送脱血部位は，良好な視野を確保するために末梢の血管（大腿動脈，大腿静脈，内頸静脈など）が用いられる．そのため，カ

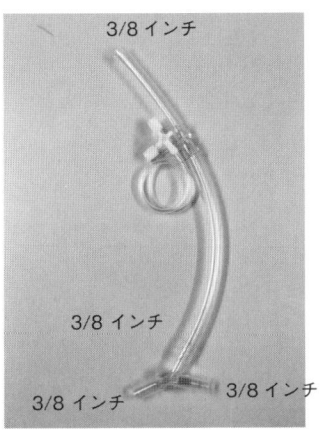

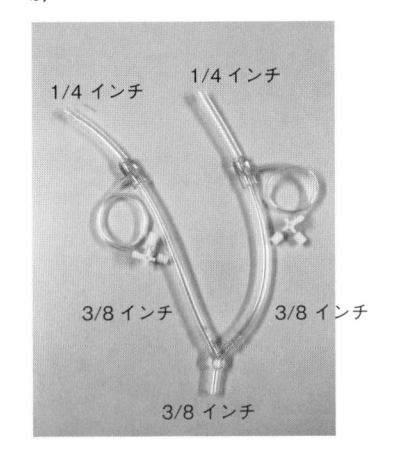

図6 両側送血用回路
a) 血流量 5 L/min 以上の場合.
b) 16 Fr のカニューレが挿入できない場合.

ニューレはPCPSで用いられる経皮用カニューレが使用される．送血部位は大腿動脈である．カニュレーションはカットダウン (direct cutdown insertion) で行われる．ガイドワイヤ挿入時，確実に下行大動脈に挿入されているか，外科医，麻酔科医，臨床工学技士がTEEを観察して確認する．

カニューレは先端に側孔がある「エドワーズ体外循環カニューレ (FEM II タイプ)」(エドワーズライフサイエンス(株)) を用いている．サイズは，体表面積 1.5 m^2 以下の症例では 16 Fr，1.7 m^2 以下では 18 Fr，それ以上では 20 Fr を用いている．血流量が 5 L/min 以上の症例では，送血を2本に分け，両側の大腿動脈へ 18 Fr もしくは 20 Fr のカニューレを挿入して送血を行う．また，大腿動脈が細く 16 Fr が挿入できない症例では，両側の大腿動脈へ 14 Fr のカニューレ (小児用) を挿入して送血を行う．図6に両側送血用の回路を示す．

脱血部位は1本脱血では大腿静脈，2本脱血では内頸静脈と大腿静脈である．カニュレーションは direct cutdown insertion か percutaneous insertion で行われる．どちらの場合もガイドワイヤ，ダイレータを用いてカニュレーションを行う．ガイドワイヤ挿入時，確実に右心房に挿入されているか，外科医，麻酔科医，臨床工学技士がTEEを観察して確認する．また，各サイズのダイレータを用いて確実に皮膚，血管孔を拡張させる．カニューレは側孔が多く，長さが 65 cm ある「エドワーズ体外循環カニューレ (VFEM タイプ)」(エドワーズライフサイエンス(株)) を用いている．サイズは，体表面積 1.5 m^2 以下の症例では 18 Fr，1.6 m^2 以下では 20 Fr，1.7 m^2 以下では 22 Fr，それ以上では 24 Fr を用いているが，良好な脱血状態を維持するために，可能な限り太いカニューレを挿入する．

また，脱血管先端の位置も重要である．特に1本脱血の場合，カニューレの先端が上大静脈内まで挿入されなければならない．「エドワーズ体外循環カニューレ (VFEM タイプ)」に附属しているダイレータは 16 Fr までしかないため，18 Fr 以上のカニューレを用いる場合は皮膚，血管孔の拡張が不十分である．そのため当院では，18 Fr，20 Fr，22 Fr，24 Fr のダイレータを用意した．これにより，確実で安全なカニュレーションが可能となった．

3-2 心筋保護

MICSでの心筋保護法は，当初，間欠的に順行性に投与する方法が主流であったが，現在では重症例の手術も行うため，順行性や逆行性など患者の状態に合わせた統合的な心筋保護を行っている．また，アイススラッシュなどを用いて局所冷却法を行っても，左心室の冷却は行えない．non-coronary collateral flow により大動脈遮断時でも心腔内に血液が満ち，常温体

外循環の場合，心筋が温められてしまう．そのため，心筋保護の目的から体温を 28〜30℃の中等度低体温体外循環を用いる．特に重要なのが，注入時にカニューレの先端圧および TEE で逆流などがないか確認することであり，確実な心筋保護を行う．

3-3 心内気泡除去

MICS では，遮断解除後の心臓脱転や用手的な心臓圧迫による心内気泡除去は不可能である．そのため，心膜切開時から心囊内に 2〜3 L/min の CO_2 を吹送し，心内に残存する空気を少なくするとともに，手術台をいろいろな向きに傾け体位変換しながら，左房・左室ベント，大動脈基部ベントから十分時間をかけて気泡除去を行うことが重要である[13), 14)]．また，血流量を下げ，心臓に容量付加し，肺循環血液量を増加させることにより，肺静脈内の気泡が除去される．最終的に TEE で気泡がないことが確認できるまで，気泡除去を行う．

■文献
1) Chitwood WR, Elbeery JR, Moran JF, et al: Minimally invasive mitral valve repaire using transthoracic aortic occulusion, Ann Thrac Surg 63(5): 1477-1479, 1997
2) Yozu R, Shin H, Maehara T: Minimally invasive cardiac surgery by the port-access method, Artif Organs 26(5): 430-437, 2002
3) Yozu R, Okamoto K, Kudo M, et al: New innovative instruments facilitate both direct-vision and endoscopic-assisted mini-mitral valve surgery, J Thorac Cardiovasc Surg 143(4, Suppl): S82-85, 2011
4) Wilson MJ, Boyd SY, Lisagor PG, et al: Ascending aortic atheroma assessed intraoperatively by epiaortic and transesophageal echocardiography, Ann Thorac Surg 70(1): 25-30, 2000
5) Practice guidelines for perioperative transesophageal echocardiography. A repot by the American Society of Anesthesiologists and the Society of Cardiovascular Anesthesiologists Task Force on Transesophageal Echocardiography, Anesthesiology 84(4): 986-1006, 1996
6) Fanshawe M, Ellis C, Habib S, et al: A retrospective analysis of the costs and benefits related to alterations in cardiac surgery from routine intraoperative transesophageal echocardiography, Anesth Analg 95(4): 824-827, 2002
7) Practice guidelines for perioperative transesophageal echocardiography. An update report by the American Society of Anesthesiologists and the Society of Cardiovascular Anesthesiologists Task Force on Transesophageal Echocardiography, Anesthesiology 112(5): 1084-1096, 2010
8) 又吉 徹，四津良平，川田志明：低侵襲小切開心臓手術（MICS）とその体外循環の工夫，「体外循環」－落差脱血から吸引脱血へ－，川田志明（編），体外循環と補助循環，日本人工臓器学会セミナー，日本人工臓器学会，p65-76, 1999
9) Toomasian JM, Peters WS, Siegel LC, et al: Extracorporeal circulation for port-access cardiac surjery, Perfusion 12(2): 83-91, 1997
10) Peters WS, Fann JI, Burdon TA, et al: Port-access cardiac surgery: a system analysis, Perfusion 13(4): 253-258, 1998
11) Vanermen H, Vermeulen Y, Wellens F, et al: Port-access mitral valve surgery, Perfusion 13(4): 249-252, 1998
12) Gooris T, Van Vaerenbergh G, Coddens J, et al: Perfusion techniques for port-access surgery, Perfusion 13(4): 243-247, 1998
13) Toomasian JM: Cardiopulmonary bypass for less invasive procedures, Perfusion 14(4): 279-286, 1999
14) Matayoshi T, Yozu R, Morita M, et al: Development of a Completely Closed Circuit Using an Air Filter in a Drainage Circuit for Minimally Invasive Cardiac Surgery, Artificial Organs 24(6): 454-458, 2000

■外科医
済生会横浜市東部病院心臓血管外科
(元・慶應義塾大学医学部外科(心臓血管))
根本　淳　NEMOTO, Atsushi
慶應義塾大学医学部外科(心臓血管)
四津良平　YOZU, Ryohei

■麻酔科医
慶應義塾大学医学部麻酔学教室
山田達也　YAMADA, Tatsuya

■臨床工学技士
慶應義塾大学病院医用工学センター
又吉　徹　MATAYOSHI, Toru

本テーマの「術式」は，月刊誌『Clinical Engineering』での連載当時（2011年11月号）の方法である．

[第Ⅱ章　成人の症例]

Ⅱ-7 大動脈弁置換術と体外循環法 ―久留米大学病院―

> 社会の高齢化を反映して，わが国における大動脈弁置換術（AVR）は年々増加している[1]．そのほとんどが高齢者の石灰化を伴う狭窄症であり，石灰化の除去など注意を要することが多い．ここでは，当院における高齢者に対する AVR の術式，麻酔，体外循環について解説する．

外科医 ／ 麻酔科医 ／ 臨床工学技士

大動脈弁置換の術式

1 大動脈弁膜症の解剖学・病態生理

1-1 大動脈弁の解剖（図1）

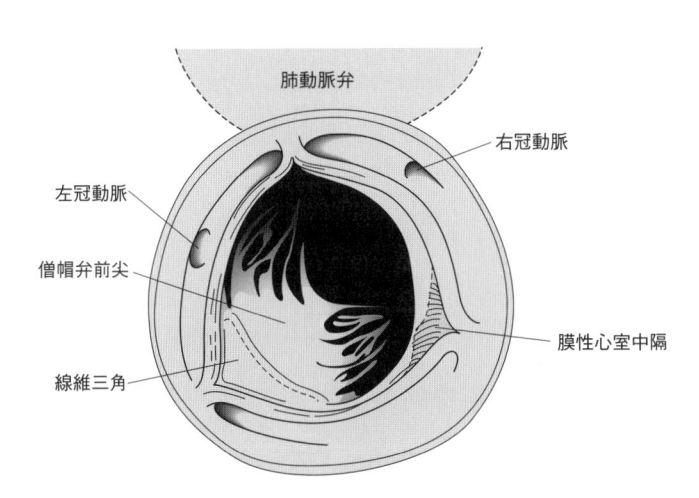

大動脈弁は前方に肺動脈弁，左後方に僧帽弁，右後方に三尖弁と3つの弁に取り囲まれた中央に位置している．大動脈弁は3つの弁尖からなり，冠動脈開口部位によりそれぞれ左冠尖，右冠尖，無冠尖と命名されている．

右冠尖と左冠尖の一部は直接心筋に付着しているが，残りの部では弁輪と左室心筋の間に線維三角（fibrous trigone）と呼ばれる膜性部が介在する．この膜性部は僧帽弁前尖と線維性連続をなしている．また，右冠尖と無冠尖の交連部下方には膜性心室中隔が位置し，ヒス束および左脚，右脚が無冠尖，右冠尖の弁輪部に近接して走行している．このことは人工弁置換術の際に弁輪に深く糸を通すと刺激伝導系を損傷し，完全房室ブロックや脚ブロックを発生させる原因となっている．

周辺構造との関係では，右冠尖弁輪は右室流出路に，無冠尖弁輪の前方1/3は右心房に，無冠尖弁輪の後方2/3と左冠尖弁輪の右側1/3は左心房に，左冠尖弁輪部の左側2/3は心外面大動脈基部に接している．また，それぞ

図1　大動脈弁の解剖
ほぼ術者の視野に相当する．弁尖は取り除いている．

れの弁輪は大動脈基部よりバルサルバ洞を介して上行大動脈へ移行し，この移行部はST junctionと呼ばれている．これら周辺組織との関係がさまざまな病態や手術法に密接に関連している．

1-2　大動脈弁膜症の病態生理
1）大動脈弁狭窄症（AS）

大動脈弁口が狭小化することで，心拍出量を維持するために左心室圧が上昇し，その結果，左心室の求心性肥大を呈する．圧負荷のため心筋酸素需要量は増大するが，心肥大により心内膜下の相対的血流低下が起こり，狭心症状を呈する．慢性的な心筋虚血により心筋の線維化が徐々に進行し，心機能低下による心不全症状を呈し，一過性の心拍出量低下や大動脈圧低下により失神をきたすこともある．

2）大動脈弁閉鎖不全症

拡張期に大動脈より血液が逆流することにより，左心室に容量負荷がかかり，左心室拡張末期圧は上昇する．急性大動脈弁閉鎖不全症では，後述する代償機転が働く余裕がないため急激に症状が進行し，心原性ショックとなることが多い．一方，慢性大動脈弁閉鎖不全症では，心拍出量を増加させるために左心室は拡張することで代償機転が働き，自覚症状は出現しにくい．しかし，代償機転が破綻すると心機能は悪化し，左心不全症状を呈する．また，大動脈拡張期圧の低下により狭心症状を認めることもあり，重症では不整脈による突然死の危険性もある．

❷　大動脈弁置換術（AVR）の実際

通常，当院で行っている手術法について述べる．

胸骨正中切開を行い，心膜を切開し心臓に到達する．術中直接エコーにて上行大動脈の硬化所見を確認し，送血・大動脈遮断部位の確認を行い，問題がなければ上行大動脈送血，右心房からの1本脱血で体外循環を開始する．上行大動脈に硬化所見が強く送血に問題がある場合には，右鎖骨下動脈送血を選択する．また，僧帽弁など他弁の処置が必要な場合や，冠静脈洞からの逆行性心筋保護が必要な場合は，上下大静脈からの脱血を行う．完全体外循環とし，右上肺静脈から左心室にベントカニューレを挿入する．直腸温32℃を目標に全身冷却を開始し，上行大動脈を遮断し心筋保護を行う．大動脈弁閉鎖不全が高度でなければ，心筋保護液を大動脈基部より注入するが，閉鎖不全が高度な場合には，大動脈切開後に左右の冠状動脈口から直接灌流する．左室心筋壁厚が厚い場合は逆行性心筋保護を行うこととしており，初回順行性灌流の後に右心房を切開し，冠静脈洞にカニューレを挿入する．このとき，カニューレの逸脱を防止するために冠静脈洞開口部にタバコ縫合をかけ縫縮する．

大動脈切開を行い，弁病変を確認し，弁尖を弁輪から1～2mm離し切除する．大動脈弁閉鎖不全症で弁輪の硬化・石灰化が軽度な場合はこのまま次の処置に進む．ASで弁輪の硬化・石灰化を認める場合には，弁尖切除後にロンジュール鉗子などを用いて除去する．除去時に石灰化片が左心室内へ落下しないよう，左室流出路へガーゼを挿入し，石灰化片の吸引を行う．石灰化除去後に左心室ベントを停止し，左心室内を冷却生理食塩液にて十分洗浄する．

弁輪の処置が終了したら，人工弁サイザーを用いて弁輪の計測を行う．人工弁は通常，スパゲティー付きの2-0のポリエステル糸を用い縫着する．患者の体格に対し十分な大きさの人工弁が入り，弁輪の大きさにも余裕がある場合は，大動脈弁側から左室側に運針を行い（everting mattress suture），人工弁が弁輪内に入るように縫着する（intra-annular position）．また，弁輪の大きさに余裕がない場合には左室側から大動脈側に運針を行い（non-everting mattress suture），人工弁を弁輪上に載せるように縫着する（supure-annular position）．人工弁サイズがぎりぎりで弁輪にも余裕がない場合には，3-0のポリエステル糸を単結節で弁輪にかけ，人工弁を縫着する場合もある（図2）．単結節では縫合糸による弁輪の縫縮効果がなく，人工弁が入りやすいという利点がある．

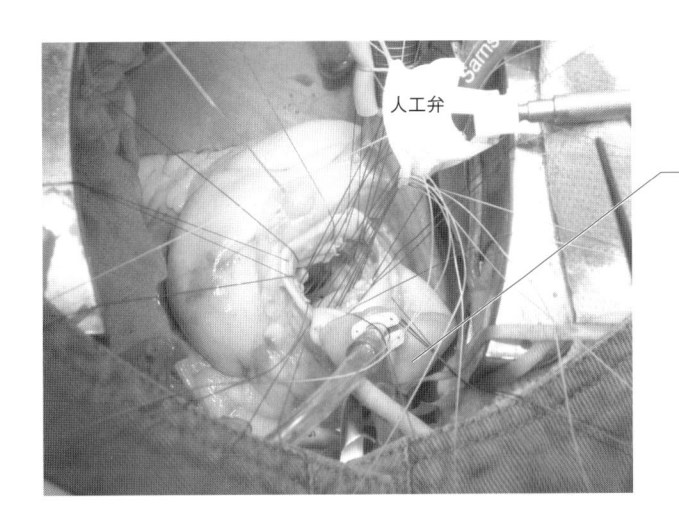

図2 単結節によるAVR
各交連部に縫合糸をかけ，支持糸とした後に人工弁〜弁輪の順に糸をかける．各交連の糸数は7針程度としている．人工弁は「カーペンターエドワーズ牛心のう膜生体弁マグナ」（エドワーズライフサイエンス（株））を使用している．

機械弁ではディスクの開閉，生体弁ではストラットの位置や弁尖の運動に支障がないことを確認した後に，左室ベントを停止して左心系の空気を排除しながら，大動脈壁を二重に縫合閉鎖する．

人工弁縫合糸を結紮する頃に復温を開始する．大動脈閉鎖後は中心静脈圧（CVP）を上昇させ，心内に血液を充満させ，上行大動脈の心筋保護液注入カニューレから空気抜きを行う．この間体位変換を行うとともに，麻酔科医により人工呼吸を十分行ってもらい，より空気抜きが確実となるようにする．総頸動脈を圧迫してもらいながら大動脈遮断解除を行う．経食道心エコーにて残存空気がないことを確認し，左心室ベントを抜去し，体外循環から離脱を行う．

③ AVRについて臨床工学技士が知っておくべき知識

近年の大動脈疾患は高齢者のASが主で，特に女性では体格が小さいことが多く，人工弁サイズの選択が重要となる．そのため，あらかじめ術前の心エコーなどで弁輪径を確認し，挿入すべき人工弁サイズを予測しているが，術中の計測により変更を余儀なくされ，思わぬ時間がかかることがある．この人工弁サイズ選択の問題は，1978年にRahimtoolaがPPMの概念を提唱し[2]，Pibarotら[3]が有効弁口面積係数0.85 cm^2/m^2 以下では心肥大の改善や長期予後に劣ると報告して以来，検討されるようになってきた．

しかし，当院の機械弁での安静時および運動負荷時の圧較差の検討では，BSA 1.31 m^2 以下では19 mm，1.31〜1.59 m^2 では21 mm，1.59 m^2 以上では23 mmの人工弁で問題ないという結論を得ており[4]，実際，人工弁サイズの選択はこれに従っている．また，当院の術後遠隔成績の検討でも，術後QOLにPPMは問題となっておらず[5]，前述のサイズ選択の妥当性を確認している．前述したように，さまざまな弁輪への運針法を用いることでほぼ目的とする至適なサイズの人工弁が挿入でき，よほどのサイズ不適を認める場合のみNicks法*1などの弁輪拡大を行うこととしている．

AVRは今なお増加し，日常的な手術であるが，これまで述べたように高齢者を対象とする

---

*1 Nicks法は，体格に対して大動脈弁輪が小さい症例に対し，より大きな人工弁を挿入できるよう弁輪を拡大する方法である．具体的には，大動脈切開を無冠尖中央に向かって延長し，そのまま無冠尖弁輪を切開し僧帽弁前尖弁輪部まで進める．切開部に自己心膜や異種心膜，人工血管シートなどを縫着し人工弁の縫合線とすることで，1サイズ大きな人工弁を挿入することができる．その他の弁輪拡大手技として，大動脈切開を僧帽弁前尖まで切り込むManouguian法や，大動脈から右心室に切開を加え，さらに心室中隔を切開し弁輪拡大を行うKonno法などがある．

ことが多く，人工弁のサイズ選択や合併症の予防など，思わぬピットフォールが存在する手術でもある．これらを踏まえて，個々の症例に最適な手技，体外循環を行うよう心がけなければならない．

外科医 | **麻酔科医** | **臨床工学技士**

AVRにおける麻酔方法

1 はじめに

麻酔は鎮静，鎮痛，筋弛緩を三大要素とするが，心臓手術を担当する麻酔科医に求められることは，障害された循環器をもつ患者において安定した血行動態を維持するために，心拍数，心筋収縮力，血管抵抗，前負荷を調節維持することと，体外循環中に臓器血流の維持や心筋保護の確実性を確認することなどがある．

大動脈弁疾患の場合，血行動態はASと大動脈弁閉鎖不全症に分けられる．この2つの血行動態が混在している症例が多いが，主体である病態を見極める必要がある．

2 AVRの麻酔に使う薬剤

ドルミカム®（ミダゾラム）7.5〜10 mg，アルチバ®（レミフェンタニル塩酸塩）持続静注（1〜1.5 mg/hr），エスラックス®（ロクロニウム臭化物）30〜40 mg（適宜10 mg追加）により麻酔を導入し，手術終了時までセボフレン®（セボフルラン）1〜2％を適宜併用する．体外循環中はディプリバン®（プロポフォール）の持続静注を追加し，以後ICU入室まで継続する．アルチバ®は手術室搬出時に中止し，体外循環後よりフェンタニル®（フェンタニルクエン酸塩）の持続静注（30〜50 μg/hr）を開始し，翌朝まで継続する．

3 ASの病態生理

ASでは左心室に圧負荷を生じ，求心性肥大を起こしている．一方，狭窄弁での乱流や上行大動脈の拡張による圧損失から冠灌流圧が低下し，心筋酸素需要供給の不均衡が生じやすい．

4 ASにおける麻酔の方針

AS患者の麻酔導入では，急激な血管抵抗の低下には注意を要する．また執刀に伴う痛みは頻脈を引き起こすため，十分な麻酔深度が必要とされる．体外循環が開始されるまで前負荷の低下と頻脈を避け，血圧を維持する管理が求められる．また，血圧低下，頻脈時にはβ刺激薬の投与を避け，おもにα刺激薬（ネオシネジン®（フェニレフリン塩酸塩））を使用し，血圧の上昇と圧受容体反射による徐脈化を目指す．

5 大動脈弁閉鎖不全症の病態生理

大動脈弁閉鎖不全症では拡張期に大動脈弁が閉鎖せず，大動脈内の血液が左心室内へ逆流し，左心室が拡張している．大動脈拡張期圧の低下と拡張期左心室内圧の上昇により冠灌流圧は低下している．

6 大動脈弁閉鎖不全症における麻酔の方針

麻酔導入では血管抵抗（後負荷）は低下し，急激に心室の拡張を引き起こすことは少ないが，極端な徐脈には注意を要する．術前左室収縮率が低い患者には，痛みにより急激に血管抵抗が上昇することを避ける．体外循環までは前負荷を維持し，血管抵抗を低く抑え，前方への血流を維持する管理が求められる．血圧低下時には輸液とともにβ刺激薬（エホチール®（エチレフリン塩酸塩））を使用する．麻酔管理の例を図3に示す．

7 体外循環と心筋保護

ASでは求心性肥大をきたしており，心筋保

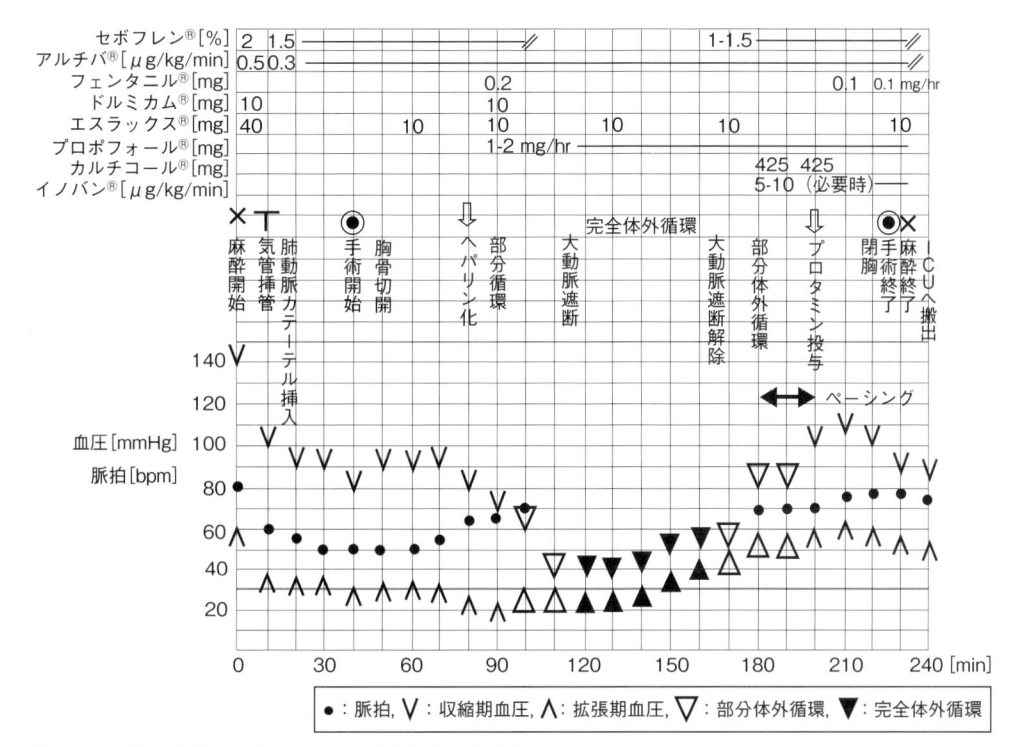

図3 大動脈閉鎖不全症に対するAVRの麻酔管理の例

護液灌流不足や灌流液の不均等性などにより心筋障害が起こりやすい．そのため，大動脈遮断後心筋保護液を注入するとき，心室内へ逆流が発生していないか注意し，心電図がフラットになるまで十分に灌流させる．

大動脈弁閉鎖不全症は心室細動に陥るとすぐに血液の逆流が始まり，心室の拡張をもたらす．また体循環圧が高いと逆流量も多くなる．体外循環による性急な血液冷却は心室細動を誘発するため注意が必要である．不意に心室細動に陥った場合には，心マッサージと左室ベンティングによる心室の拡張の解除と大動脈遮断切開，心筋保護液の注入を行い，心筋保護液の灌流により心電図がフラットになることを確認する．

臨床工学技士は，体外循環開始時の送血流量の確認と心臓の過伸展には特に注意する．最近はビデオカメラにより術野をモニタで見ることができるが，過伸展の程度など詳細はわかりにくいため，心臓外科医，麻酔科医との連携が重要である．心筋保護液注入時の圧と流量に注意し，異常がある場合は必ず告知する．また大動脈遮断中の心電図がフラットになっていることを確認し，心筋の電気活動が心電図上現れたら，必ず心筋保護液の灌流を促すことが必要である．灌流液を流してもすぐ電気活動が確認される場合には，確実に心筋保護液が流れているかの確認を心臓外科医に促す．脱血不良で右房圧が上昇した場合，冠動脈洞から血液が逆流し，心筋保護液をウォッシュアウトして心筋の電気活動が再開してしまうことがある．右心不全に陥ると機械補助方法の効果は乏しく，体外循環離脱時に厄介な問題となる．

8 体外循環離脱法

当院では，再還流障害の増悪を危惧して大動脈遮断解除後10分間はカテコラミンの投与は行わない．電解質の適正化の確認後，直腸温が36℃近くになったら，患者の手を触り十分温かくなっていることを確認し，体外循環からの離脱を試みる．まず心拍数が60以下の場合は心室，可能なら心房ペーシングを行う．CVPを指標に前負荷を増加させるが，頭低位の場合，CVPの値は絶対的でないため，麻酔科医は心

臓の大きさにより指示を増減する．心内の遺残空気などに十分注意し，大動脈からのベンティングを継続する．

前負荷を上げ十分な心臓の大きさにもかかわらず，圧の立ち上がりが悪い場合や圧が低い場合には，カルシウム剤（カルチコール®（グルコン酸カルシウム水和物）を積極的に投与している．カテコラミン（イノバン®（ドパミン塩酸塩），ドブトレックス®（ドブタミン塩酸塩）との選択を問われるが，カルシウム剤は心拍数や血圧の過剰な反応が少なく，心拍数，心筋収縮力，前負荷をそれぞれ独立して調節ができるため管理しやすい．もちろん十分な前負荷にもかかわらず頻回のカルシウム剤の投与が必要な場合は，カテコラミンの持続投与を考慮する．

前負荷開始時に血管拡張作用をもつ吸入麻酔薬（セボフレン®1％程度）の投与を始める．前負荷不足とカテコラミン投与が重なるとすぐに末梢血管抵抗は上昇し，一度上昇した末梢血管抵抗はなかなか落とすことができない．

当院では，体外循環離脱時には体外循環血流量は1/3ずつ減量し，段階的に離脱を試みる．心機能の障害の程度により，心臓の容量負荷と体外循環血流量の減量をバランス良く行う必要がある．臨床工学技士は直視下に心臓を観察できない状況であり，脱血流量の制限と実際の心臓への容量負荷ではタイムラグや相関性など難しい面もあることから，経験と腕を要するため，麻酔科医と臨床工学技士のコミュニケーションが大変重要である．

⑨ 大きな声ではっきりと伝える　－まず，できることから始めよう－

心臓手術には予期しないさまざまな障害が伴う．心臓外科医，麻酔科医，看護師，臨床工学技士はそれぞれの役割に対して責任を負い，確実に仕事をこなすことが必要である．そのためには職種間のコミュニケーションがたいへん重要であり，その破綻は重大な結果をもたらす．体外循環中の経過や異常をチーム全体に知らせるためには，大きな声ではっきりと伝えるなど，まず，できることから始めよう．

臨床工学技士

AVRにおける体外循環

① 当院における標準的体外循環法

標準的体外循環法は，「スタッカート人工心肺装置 S-Ⅲ（または S5）」（Sorin Group）を使用し，送血にはローラポンプを使用した拍動流送血方式，脱血は落差脱血に陰圧コントローラと手動流量制御オクルーダを使用した陰圧吸引補助脱血法を用いている（図4）．

吸引やベントにはローラポンプを使用し，ベント回路には逆流を防止するため一方弁を設置している．吸引回路は術野吸引と心腔内吸引の計2本，左心ベント回路は1本であり，心腔内吸引回路は大動脈遮断解除時より大動脈基部ベントに変更する．

静脈貯血槽一体型の膜型人工肺を使用しており，動脈フィルタを全症例に使用している．静脈貯血槽内圧，人工肺の前後の送血圧，心筋保護液送血圧を常時モニタリングして監視するとともに，静脈貯血槽には陽圧開放弁を設置している．そのほか静脈貯血槽のレベルセンサや送血回路の気泡センサを設置することで，安全面の向上を図っている（図5）．

② AVRに対する体外循環の実際

術前に行われるカンファレンスにより患者の状態や既往歴，検査データや手術に際しての注意事項が話し合われ，臨床工学技士は患者情報を術前サマリーとともに収集する．

手術当日，担当の臨床工学技士は手術室入室後に患者誤認防止のため，心臓外科医，麻酔科

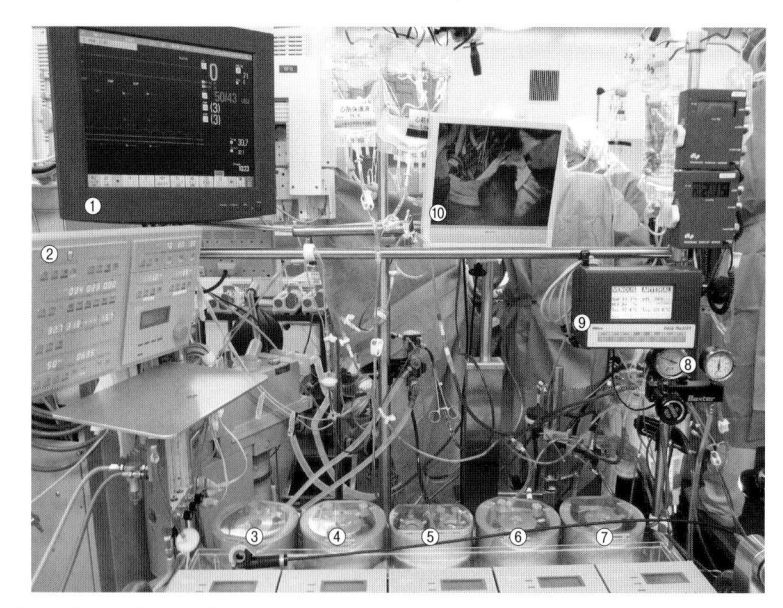

図4 当院の人工心肺システム
①生体情報モニタ,②人工心肺装置コントロールパネル,③左心ベントポンプ,④吸引ポンプ,⑤心筋保護ポンプ,⑥心腔内吸引ポンプ,⑦送血ポンプ,⑧陰圧コントローラ,⑨体外循環用血液学的パラメータモニタ,⑩術野モニタ.

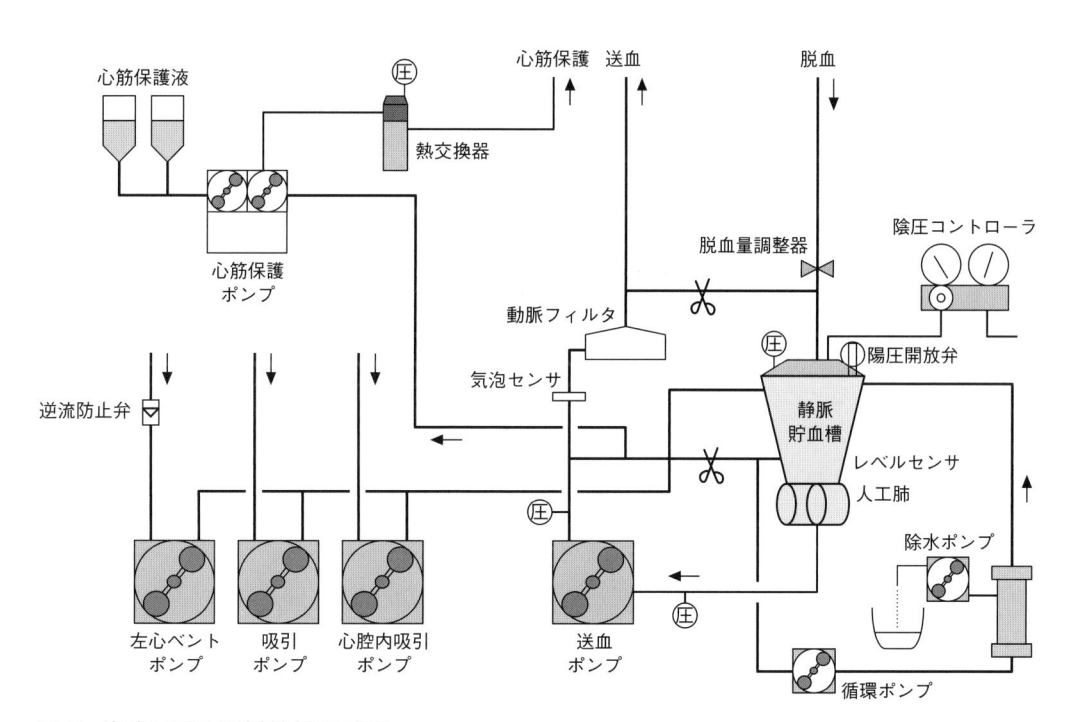

図5 当院における体外循環回路図

医,看護師とともにタイムアウト[*2]を行う.患者確認後,前日より準備している各備品を開封し素早く人工心肺装置への設置と充填を行い,術野回路や清潔物品とともに体外循環に必

*2 タイムアウトは,手術開始前に一時すべての作業を中止し,その手術に携わるすべてのスタッフで集まり,患者の名前,術式,手術部位などを確認する作業である.

2-1 体外循環開始

体外循環開始前に 300 単位/kg のヘパリン®（ヘパリンナトリウム）を使用して全身ヘパリン化が行われ，活性凝固時間（ACT）が 200 秒を超えた時点で吸引を開始する．心臓外科医により送血管が挿入されたら，動脈回路内圧と拍動を確認する．ACT が 400 秒を超えたことを心臓外科医に報告する．上大静脈に脱血管を挿入後，速やかに体外循環を 10 rpm（420 mL/min）で開始する．脱血は落差で行い，患者の循環動態を確認しながら 1 分以上は開始時の灌流量を保ち，変動がないことを確認した後，陰圧吸引補助脱血を併用して徐々に灌流量を上げ，1 本脱血にて可能な最大流量を報告する．下大静脈に 2 本目の脱血管が挿入されたら，過度の脱血による循環動態の変化がないよう注意し，ゆっくりと流量を上げ，適正灌流量の 2500 mL/m^2/min まで上昇させる[6]．その後，患者の中枢温度を軽度低体温（32～34℃）になるまで冷却する．定例手術では患者の直腸温と膀胱温を指標に体温管理を行うが，緊急手術の場合には食道温と膀胱温を指標として温度管理を行う．

2-2 大動脈遮断

患者の体温が 35℃ を下回った時点で大動脈遮断を行う．遮断する前に灌流量を適正灌流量の 2 割程度まで落とし，遮断後は送血圧や灌流圧に注意を払い，適正灌流量に戻す．原則として，大動脈遮断後に左心ベント用カニューレを挿入する．

2-3 心筋保護液注入

大動脈遮断後は速やかに心筋保護液を注入する．心筋保護液は血液：晶質液＝4：1 の割合で使用し，心停止後に心筋保護液温度を 10℃ まで徐々に低下させる．晶質液はカリウム濃度の異なる 2 剤を使用し（表 1），順行性にて行う．大動脈弁閉鎖不全症の場合は大動脈切開後に両冠動脈口にカニューレを挿入し，選択的冠灌流を行う．初回投与量は 20 mL/kg とし，心停止まではカリウム濃度の高い心筋保護液（high K）

表 1 心筋保護液の組成

	high K	low K
使用目的	初回心停止	持続的心停止
容量	300 mL	1000 mL
K$^+$	128 mEq/L	40 mEq/L
Mg^{2+}	30 mEq/L	30 mEq/L
Cl$^-$	128 mEq/L	40 mEq/L
SO$_4^{2-}$	30 mEq/L	30 mEq/L
THAM	20 mEq/L	20 mEq/L
ブドウ糖	74.45 g/L	74.45 g/L
CPD 液	33 mL	33 mL

を使用し[7]，心停止後は持続投与用のカリウム濃度が低い心筋保護液（low K）に変更する．その後は 15～20 分間隔の選択的冠灌流で 10 mL/kg の心筋保護液を間欠的に投与する[8,9]．AS の場合は大動脈基部にカニューレを挿入し，大動脈基部より心筋保護液を注入する．AS は狭窄の進行により左心肥大をきたすことが多く，初回投与量，持続投与量ともに大動脈弁閉鎖不全症例のときよりも 20% 増量し注入する．

2-4 復温

置換する人工弁への糸かけが終了し，結紮が始まったら徐々に復温を開始する．それとともに 0.5 mL/kg の 20% マンニットール®（D-マンニトール）を点滴し，積極的な DUF にて除水と電解質補正を行う．

2-5 大動脈遮断解除

大動脈閉鎖後は大動脈基部に挿入した大動脈ルートカニューレより 36℃ で terminal warm blood cardioplegia（hot shot）を行う．投与量は 10 mL/kg で持続投与用心筋保護液（low K）を使用し，投与後，そのカニューレは吸引回路を接続して大動脈基部ベントとする．左心ベントにて十分に空気抜きを行い，体温が 36℃ を超えたことを確認し大動脈遮断解除を行う．その際には適正灌流量の 3 割程度まで落とし，遮断解除後は徐々に元の灌流量に戻す．

2-6 体外循環離脱

大動脈遮断解除後に自己心拍が得られない場合は，除細動にて心拍の回復を図る．心拍の再開や自己圧の上昇が十分に認められない時点で

前負荷を増大させると，心臓の過伸展を起こす危険性があるので注意する必要がある．電解質の補正後に心電図波形や各圧波形に注意しながら，灌流量を2/3，半分，1/3と徐々に下げ，左心ベントおよび大動脈基部ベントを停止し，灌流量が10 rpmにて循環動態に変化がないことを確認し，送血ポンプを停止する．

2-7 体外循環終了後

離脱後の出血量を監視し，必要であれば貯血槽に残った血液を100 mLずつ送血する．

麻酔科医がノボ・硫酸プロタミン®（プロタミン硫酸塩）3 mg/kgを100 mL生理食塩液に希釈し，点滴を開始する．急激な出血や容体の急変を考慮し，即座に体外循環を再開できるようヘパリン®を用意し，ノボ・硫酸プロタミン®が1/3投与された時点で吸引ポンプを停止させる．

❸ AVRに対する体外循環のポイント

AVRは大動脈を切開し手術操作を行うため，心筋保護法を選択的冠灌流で行う必要がある．左冠動脈口は術者の視界に入りやすいが，右冠動脈口は死角になるためカニューレの脱落や閉塞を生じることがある．よって回路圧の変化に注意し，術者との十分なコミュニケーションを図り，確実な心筋保護を行うことが重要である．

心筋保護液の増加や手術時間の延長によるアシドーシスの進行や血中カリウム濃度の上昇に対しては，高灌流圧と血中浸透圧の維持を図ることにより尿量を確保することでコントロール可能であるが，コントロールできない場合は利尿薬の使用やDUFを積極的に行うことが必要である．

■文献
1) Sakata R, Fujii Y, KuwanoH: Thoracic and cadiovascular surgery in Japan during 2008: annual report by the Japanese Association for Thoracic Surgery, Gen Thorac Cardiovasc Surg 58(7): 356-383, 2010
2) Rahimtoola SH: The problem of valve prosthesis-patient mismatch, Circulation 58(1): 20-24, 1978
3) Pibarot P, Dumesnil JG: Hemodynamic and clinical impact of prosthesis-patient mismatch in the aortic valve position and its prevention, J Am Coll Cardiol 36(4): 1131-1141, 2000
4) 有永康一：ドブタミン負荷ドップラー法による大動脈弁置換術後における至適人工弁サイズの検討，久留米医会誌 59(11/12): 344-360, 1996
5) Yoshikawa K, Fukunaga S, Arinaga K, et al: Long-Term Results of Aortic Valve Replacement With a Small St. Jude Medical Valve in Japanese Patients, Ann Thorac Surg 85(4): 1303-1309, 2008
6) 樋口浩二ほか：体表面積と灌流指数を用いて計算した適正灌流量が示す適正の条件とは，体外循環技術 31(1): 44-46, 2004
7) Buckberg GD: Update on current techniques of myocardial protection, Ann Thorac Surg 60(3): 805-814, 1995
8) 林田信彦：膠質浸透圧の心保存液に及ぼす影響，久留米医会誌 53(12): 1354-1364, 1990
9) 林田信彦，丸山 寛，田山栄基ほか：間欠的微温血液心筋保護法：長時間大動脈遮断症例での有用性，日本心臓血管外科学会雑誌 27(4): 227-232, 1998

■外科医
久保田アネックスクリニック外科
（元・久留米大学医学部外科学講座）
福永周司 FUKUNAGA, Shuji

■麻酔科医
九州歯科大学生体機能制御学
歯科侵襲制御学分野
（元・久留米大学医学部麻酔学講座）
渡邉誠之 WATANABE, Seiji
久留米大学医学部麻酔学講座
三島康典 MISHIMA, Yasunori
伊藤明日香 ITO, Asuka

■臨床工学技士
久留米大学病院臨床工学センター
小島英樹 KOJIMA, Hideki
佐野 茂 SANO, Shigeru

本テーマの「術式」「麻酔法」「体外循環法」は，月刊誌『Clinical Engineering』での連載当時（2011年7月号）の久留米大学病院の方法である．

II-8 ステントレス弁を用いた大動脈弁置換術と体外循環法
－岩手医科大学附属病院循環器医療センター－

> ステントレス弁はステントがなく有効弁口面積が大きいことが特徴である．狭小弁輪の大動脈弁置換術で有利であるが，その最大の利点を生かす植込み方法はfull root法である．full root法は大動脈遮断時間，体外循環時間が長くなるのが欠点であり，症例を選んで植込み方法を選択する必要がある．ステントレス弁は生体弁であり，耐久性に限界があるので，植込みに際しては再手術のことも念頭に置くことが重要である．

外科医 麻酔科医 臨床工学技士

ステントレス弁を用いた大動脈弁置換術

1 はじめに

　ステントレス弁は，ブタの大動脈弁を大動脈壁と一緒に摘出しグルタールアルデヒドでzero pressureないしは低圧固定され，その後抗石灰化処理を行った生体弁である．現在わが国で使用可能なステントレス弁は，1997年に導入されたfreestyle弁と2005年に導入されたprima plus弁の2種類である．ステントレス弁はステントがないので大動脈弁位に植え込んだ際，有効弁口面積が大きくとれるのが特徴であり，狭小弁輪の大動脈弁置換術の際に有用と考えられ導入された．植込み方法にはsubcoronary法，modified subcoronary法，root inclusion法，full root法の4種類がある（図1）．それぞれの植込み方法には利点，欠点があるので，適応や侵襲度を考慮して植込み方法を決定する必要がある．

2 大動脈弁の解剖

　大動脈弁は心臓からの血液の流出路にある弁であり，血液の逆流を防止するのが役目である．逆流を防止できない状態が大動脈弁閉鎖不全症（AI）であり，流出路が狭くなった状態が大動脈弁狭窄症（AS）である．大動脈弁の機能を取り戻すためには弁置換術か弁形成術が必要となるが，大動脈弁は僧帽弁と異なり弁形成術の手技は確立されていないので，弁置換術が行われることが多い．大動脈弁は本来三尖構造であるが，先天性に2つの弁尖からなる二尖弁もあり，二尖弁の場合は狭窄を呈することが多く，上行大動脈の拡大を伴うことがある．二尖弁に伴う上行大動脈の拡大を放置した場合は大動脈解離を生じることがあるので，45 mm以上の拡大を伴う場合は上行大動脈も置換する必要がある．

　大動脈弁は大動脈基部の構造物であるが，弁の付着部のST junctionの部位が拡大すると弁の中央部から逆流を生じる．正常の形態は，ST junctionの径を1とすると大動脈弁輪径は1.15といわれている（図2）．ステントレス弁で弁置換術を行う場合，ST junctionが拡大している際にはfull root法で行うか，ST junctionを縫縮することが必要となる．

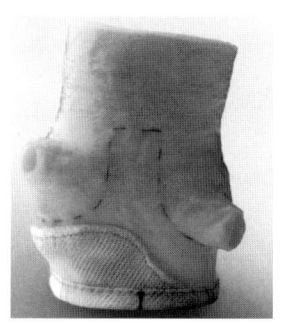

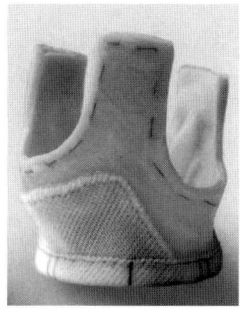

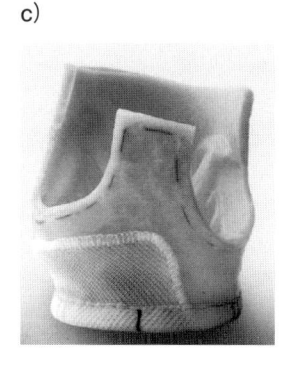

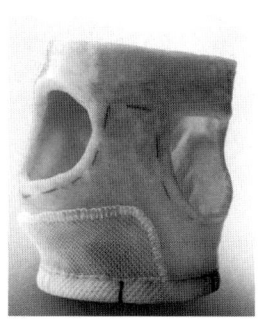

図1 大動脈弁置換術で用いるステントレス弁
a) full root 法，b) subcoronary 法，c) modified subcoronary 法（一部大動脈壁を残している），d) root inclusion 法で用いるステントレス弁．

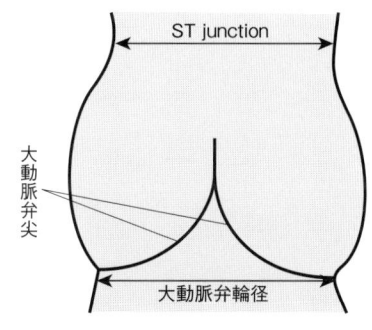

図2 大動脈基部の構造
ST junction 径を1とした場合，大動脈弁輪径は1.15が正常といわれている．

3 ステントレス弁，術式の特徴

　ステントレス弁は，ステント付き弁に比べ硬い人工弁輪やステントがないので弁輪の厳密なサイジングが必要なく，少し大きめの弁でも植込みが可能であり，植込み後に大きな有効弁口面積が得られる．また，大動脈壁が付いた状態なのでさまざまな植込み手技が可能である．

　植込み方法には，前述のように，subcoronary 法，root inclusion 法，full root 法，modified subcoronary 法の4種類がある．出血を考慮しなくてもよい方法は subcoronary 法であるが，subcoronary 法や root inclusion 法は大動脈内に植込む形となるので，ステントレス弁の弁口面積が最大限に得られるのは full root 法である．また，subcoronary 法は ST junction が拡大している場合は植込み後の逆流が懸念されるので不適であるが，ST junction を縫縮すれば可能である[1]．

　ただし，ステント付き弁と異なり，ステントレス弁の植込みには大動脈遮断時間や体外循環時間の延長を伴う．subcoronary 法や root inclusion 法では縫合線が二重になり，full root 法は Bentall タイプの手術となるので大動脈遮断時間の延長や出血のリスクを伴う（図3，図4）．大動脈遮断時間の延長に対しては十分な心筋保護が必須となるが，最近の心筋保護法であれば問題はないと思われる．

4 植込み後の問題点

　狭小弁輪を伴う大動脈弁置換術においては得られる有効弁口面積が大きいことは有利であるが，ステントレス弁もブタ弁であり耐久性に関しては注意が必要である．ステントがないことにより大動脈弁の閉鎖に伴う衝撃を大動脈弁だけでなく大動脈壁と一緒に受け止められることで，耐久性の向上が期待されている．しかし，遠隔期にいくつかの問題が生じた症例も報告されており[2]，筆者らもステントレス弁（freestyle 弁）を full root 法で植え込んだ遠隔期に，non-coronary sinus の穿孔を生じた症例を経験している．

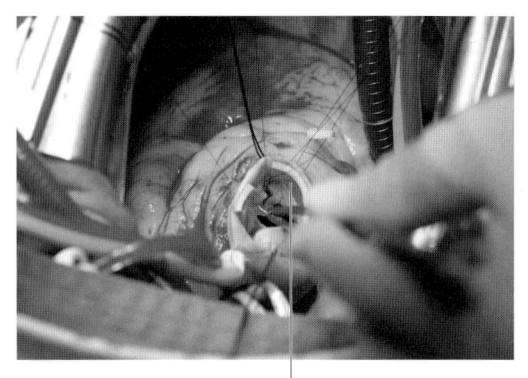

図3 modified subcoronary法によるステントレス弁の植込み方法
無冠尖側にはステントレス弁の大動脈壁を残して縫合している

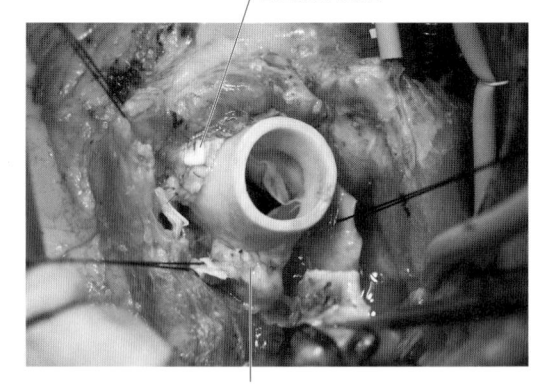

図4 full root法によるステントレス弁の植込み方法
右冠動脈吻合部
左冠動脈吻合部

5 有効弁口面積の大きいステント付き弁の登場

MAGNA弁に代表される，有効弁口面積の大きなステント付き弁が登場してきた．また，バルサルバ洞付き人工血管の登場により，ステント付き弁とバルサルバ洞付き人工血管を用いたbio-Bentall手術も可能となってきた．ステントレス弁の有効弁口面積の優位性の報告もあるが[3]，逆にステントレス弁より新しいステント付き弁の有効弁口面積が大きかったとの報告[4]もみられるので，今後も検討が必要である．

6 再手術の問題点

生体弁である以上，再手術の問題は避けては通れない問題である．ステントレス弁の再手術のリスクは高く，手術死亡率は11％であり，再手術では人工弁摘出後に自己大動脈基部組織の修復が必要となる率も高かったとの報告もある[5]．ステント付き弁に比べ再手術のリスクが高いのは明らかであり，植込みの際には再手術のことも念頭に置いておく必要がある．

7 おわりに

ステントレス弁はステントがなく有効弁口面積が大きいことが最大の利点であり，狭小弁輪のASの弁置換術ではステント付き弁に比べて有利といえる．その利点を最大限に生かすためにはfull root法が最も良い方法であるが，大動脈遮断時間が長くなるのが欠点である．したがって，症例を選んで植込み方法を選択するのが良いと思われる．また，遠隔期の問題も指摘されているので，慎重な経過観察が必要である．

麻酔科医

大動脈弁置換術における麻酔法

1 はじめに

大動脈弁疾患には，ASとAIがあり，一般にsubcoronary法は狭小弁輪に対するASで，full root法は大動脈弁輪拡張症（AAE）を合併し，大動脈基部再建を必要とするAIで施行される．ここではそれぞれの当院での麻酔管理について述べる．

2 subcoronary法における麻酔法の実際（図5）

2-1 麻酔導入とモニタリング

心電図（II，V_5），経皮的動脈血酸素飽和度

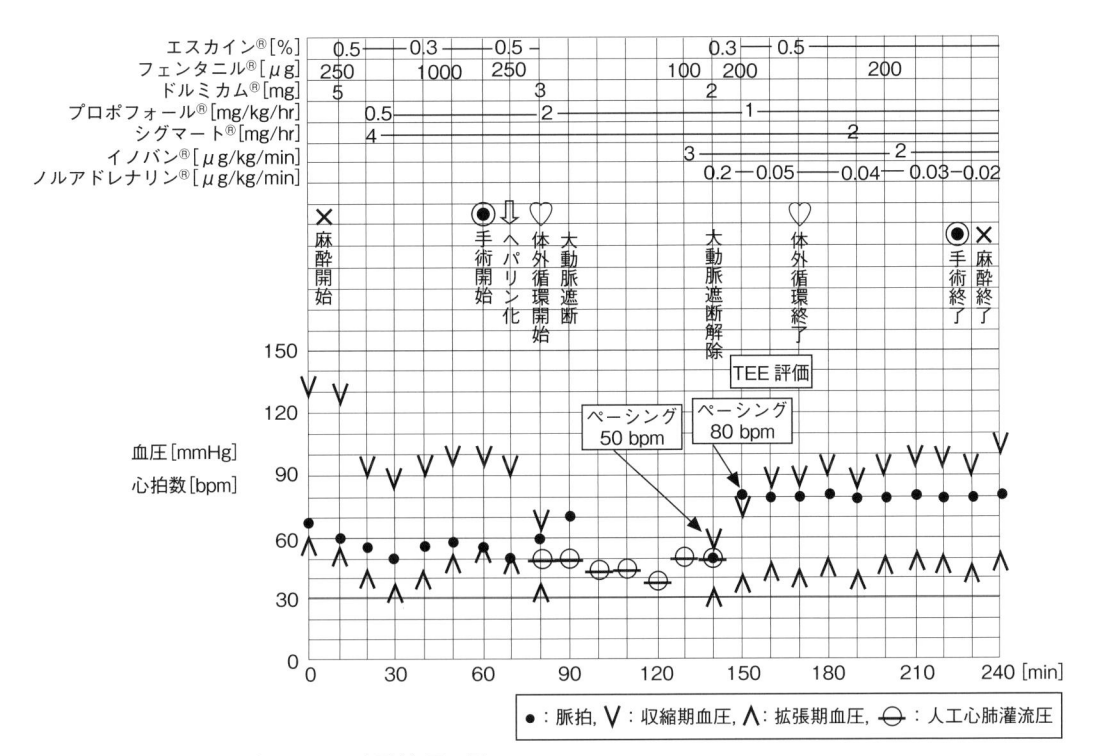

図5　subcoronary法における麻酔管理の例

　モニタを装着後，麻酔導入前に局所麻酔下に橈骨動脈に観血的動脈圧ラインを確保する．ドルミカム®（ミダゾラム）0.05〜0.1 mg/kg，リドカイン静注用2％（リドカイン塩酸塩）1 mg/kg，フェンタニル®（フェンタニルクエン酸塩）5〜10 μg/kg，マスキュラックス®（ベクロニウム臭化物）0.2 mg/kgの静注にて導入後，気管挿管を行う．その後，スワン・ガンツ®カテーテルを右内頸静脈より挿入し，中心静脈圧，肺動脈圧，心係数，混合静脈血酸素飽和度をモニタリングする．また経食道心エコー（TEE）と，脳組織酸素飽和度（rSO$_2$）測定には「INVOS™」（コヴィディエンジャパン（株））を使用する．

2-2 麻酔維持

　原則として酸素，空気，エスカイン®（イソフルラン）0.3〜1％の吸入，フェンタニル®総量30〜50 μg/kg，プロポフォール®（プロポフォール）0.5〜2 mg/kg/hrの持続投与で行い，適宜ドルミカム®，マスキュラックス®を投与する．左室心筋肥厚に伴う相対的冠血流の低下があるため，シグマート®（ニコランジル）を麻酔導入後から4〜6 mg/hrで持続投与する．

　麻酔導入後の血圧低下に対しては輸液負荷のほか，薬剤としてはネオシネジン®（フェニレフリン塩酸塩）を第一選択とし，徐脈もある際はエフェドリン®（エフェドリン）を併用する．心房収縮の重要性も高く，房室接合部性調律になると急に血圧が低下する．洞調律への回復にはアトロピン硫酸塩®（アトロピン硫酸塩水和物）が有効な場合が多い．また体外循環前にカテコラミンを持続投与する必要性は低く，血管拡張薬を使用することも少ない．極端な頻脈，徐脈を避けるべく，麻酔深度および前負荷を適正な範囲に保つ．前負荷については肺動脈圧とTEEを指標として輸液量を調節する．具体的には肺動脈楔入圧が18 mmHgを超えない量で，かつTEEにて左室流出路に狭窄を認めない量の範囲で輸液を負荷する．フェンタニル®は体外循環前に最低30 μg/kgを分割投与する．

2-3 体外循環離脱

ASでは心収縮力は維持されているため，体外循環離脱時は心筋保護液の影響を打ち消す程度にイノバン®（ドパミン塩酸塩）を使用する．通常，3μg/kg/min以下である．大動脈の遮断を解除し冠動脈に血液が流れ始めたら，心室ペーシングを50回/分で開始し，徐々に80回/分まで上げる．心房収縮を認めたら心房ペーシングに切り替える．ASでは心筋が肥大しているため，体外循環中の心筋保護液は通常より多めに使用される．このため体外循環離脱時は心房ペーシングで心室が同期せず，心房心室同期ペーシング（DDD）を使用することが多い．体外循環停止前には徐々に心内に血液を戻し，自己の血圧を出していく．

TEEでは，人工弁が正常に機能しているか，心内にエアが残存していないか，弁輪内逆流が生理的範囲内か，弁輪周囲逆流の程度（プロタミン硫酸塩の投与で消失する程度か），冠動脈の血流（冠動脈開口部と縫合線が近いため，冠動脈が狭窄することがある），左室流出路狭窄がないか（前負荷不足や不要なカテコラミン投与はときに左室流出路狭窄をきたす），左室収縮力の程度（心筋保護液の影響で低下している可能性あり）を評価する．これらが問題なければ体外循環離脱を開始する．

離脱時の前負荷については，TEEで左室流出路狭窄がなく，術野に見える心臓の大きさが適度である条件下で目標の血圧を設定し，肺動脈楔入圧を指標にして輸液を行う．目標の血圧とは尿量および術前のrSO$_2$値が維持できる血圧で，通常，収縮期血圧で90〜100mmHgくらいである．過度の血圧上昇は吻合部からの出血を増やすため避ける．十分な前負荷があるが血圧が低い場合は，ノルアドレナリン®（ノルアドレナリン）を0.02〜0.1μg/kg/minで投与する．通常，時間経過とともに心筋保護液の影響もなくなり，イノバン®やノルアドレナリン®は減量できる．

③ full root法における麻酔法の実際

3-1 麻酔とモニタリング

subcoronary法と同様である．AIは麻酔導入後，低血圧をきたすことは少ない．低血圧への対処は，輸液およびβ刺激薬，カテコラミンによく反応するため容易である．反対に血圧上昇は低心拍出を招き，尿量低下および末梢循環不全に陥るためペルジピン®（ニカルジピン）を使用し，後負荷を減少させる．シグマート®は虚血性心疾患合併症例以外では使用しない．

3-2 体外循環離脱

イノバン®，ドブポン®（ドブタミン塩酸塩）の投与をそれぞれ3μg/kg/minで開始し，subcoronary法と同じ手順で自己血圧を出していく．full root法では冠動脈と人工血管を吻合するため，スパズムが起こることがある．術野またはTEEにより冠動脈の血流を確認，心電図をチェックし，必要時にはヘルベッサー®（ジルチアゼム塩酸塩），シグマート®を投与し，十分な輸液，麻酔深度の調節などで対処する．TEEで評価してから，術野に見える心臓の大きさより目標の血圧を設定し，体外循環から離脱する．subcoronary法と同様に，過度の血圧上昇は吻合部からの出血を増やすため避ける．一般に血圧は上昇しやすいため，イノバン®，ドブポン®を減量するか，ペルジピン®を併用する．

④ 麻酔に関する知識（臨床工学技士との連携）

特にASでの体外循環離脱時には心室細動が頻発し，難渋することが多い．ASでは術前に循環血液量が低下し，末梢血管抵抗が増加した状態にあることが多く，体外循環中は血管拡張薬を併用のうえ，十分なポンプ流量を出すことが肝要である．当院では軽度低体温下での体外循環を行っており，軽度低体温では，低体温下の体外循環より血管拡張をきたすことがある．体外循環中は，場合によりノルアドレナリン®を使用して末梢血管抵抗を増加させ，灌流圧を維持していることもある．

またASでは左室内腔が小さく，左室拡張機能障害もある．よって，体外循環離脱時に心内に血液を戻し自己血圧を出していく際に，急激に心内に血液を戻すと左心不全となり，肺動脈楔入圧が上昇する．臨床工学技士との密な情報交換により，体外循環中に使用した血管拡張薬や収縮薬の使用量から体外循環離脱時の末梢血管抵抗の程度などをイメージし，適切な前負荷を行うことで徐々に血圧を出していくことが大切である．

外科医　麻酔科医　**臨床工学技士**

大動脈弁置換術における体外循環法

❶ 体外循環システム

当院の人工心肺装置は，「スタッカート人工心肺装置S5システム」（ローラポンプ5基仕様，ソーリン・グループ（株））を用いており，成人の開心術に用いるシステム構成は次の通りである（図6，図7）．

①送血ポンプ：ローラポンプ（ポンプ径150 mm）または遠心ポンプ「Mixflow 7」（（株）ジェイ・エム・エス）

②脱血：落差脱血を基本とし，場合によって陰圧吸引補助脱血（VAVD）を追加している．また，脱血量の制御のために電動静脈オクルーダ「EVO」（ソーリン・グループ（株））を使用している．

③吸引：ローラポンプ（ポンプ径150 mm）にて，ハンドサッカーとフレキシブルサッカーの2基を使用している．

④ベント：ローラポンプ（ポンプ径85 mm）を使用し，ベント回路には過陰圧防止一方弁を組み込んでいる．

⑤血液回路：生体適合性を考慮したヘパリンコーティングまたはXコーティング®（テルモ（株））の回路を使用している．使用サイズはMサイズ（灌流量3.8 L以下），Lサイズ（灌流量3.8 L以上）の2種類．回路の特徴としては，人工肺接続部に交換用バイパスラインを全症例に設けるようにしていることである．

⑥人工肺：血液回路同様，各種コーティングを実施したものを使用している．

⑦血液濃縮：血液濃縮器「アクアストリーム®AS-11」（（株）ジェイ・エム・エス）による限外濾過法にて実施している．

⑧心筋保護：ダブルポンプによるワンパス方式であり，初回投与から血液併用心筋保護液（blood cardioplegia）を使用している．

⑨血液ガス分析：「CDI®500システム」（テルモ（株））を使用している．

❷ 大動脈弁置換術における体外循環の実際

2-1　体外循環開始前

充填液の組成および人工肺の酸素化能の確認を行う．ヘパリンナトリウム注®（ヘパリンナトリウム）投与量は，350 U/kgとし，投与3分後にACT測定を行う．体外循環開始のためのACT値は480秒以上を目標としている．しかし，ヘパリン感受性の違いによってACT値の目標に満たない場合は540秒以上に再設定し，下記にて計算しヘパリンの追加投与を行っている．

入室時ACT値を①，ヘパリン投与後のACT値を②，投与したヘパリン量を③とすると，

②－①＝④（投与されたヘパリンによるACT延長時間）

④÷③＝⑤（ヘパリン1 mL当たりの血液凝固時間）

540－②＝⑥（必要とする残りの血液凝固時間）

⑥÷⑤＝追加投与に必要なヘパリン量

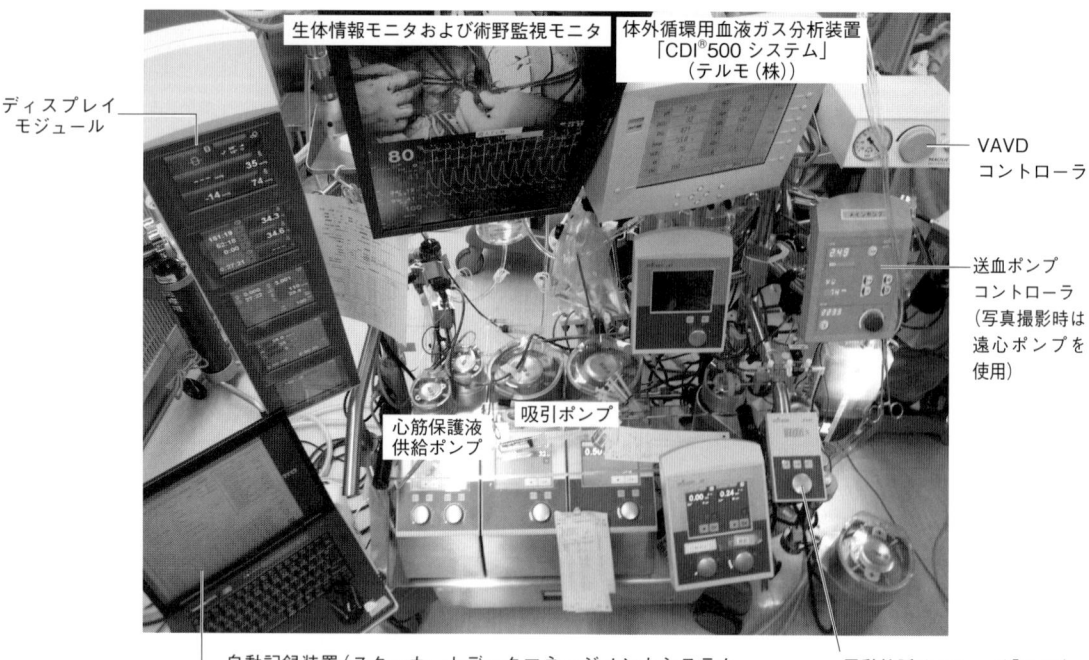

図6　当院の人工心肺システム

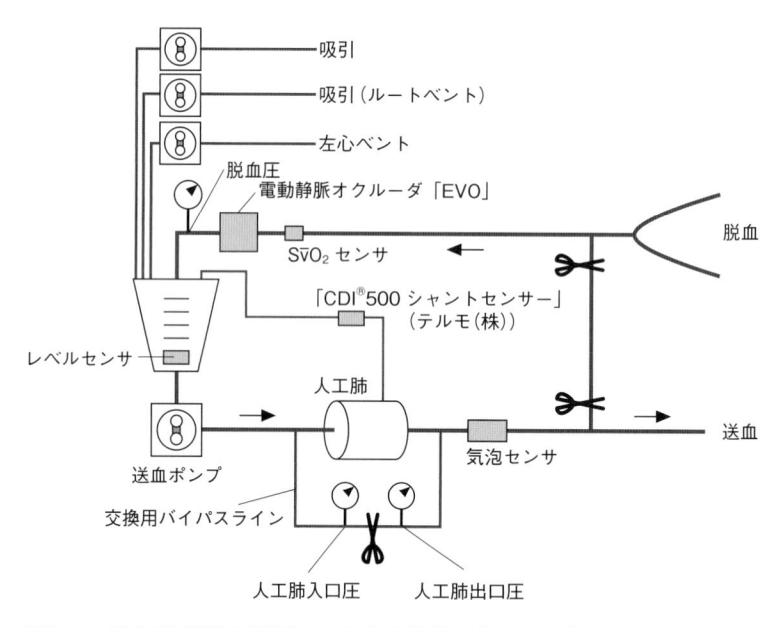

図7　人工心肺回路図（動脈フィルタ内蔵膜型人工肺を使用時のもの）

　ACT値480秒以上を超えた時点で吸引ポンプを開始している．同時に術野側では，送血管の挿入操作が行われ，送血回路と接続される．このとき送血管が正確に挿入されていることを確認するため，送血ラインの触知による拍動の確認と，回路内圧，Aライン（モニタ上の患者動脈圧）の確認を行い，異常がないことを術野へ報告する．続いて脱血管の挿入となるが，安定した血圧が得られるよう出血量に応じて適宜送血を行う．

2-2 体外循環開始

術野からの体外循環開始の指示によって脱血を開始するとともに，送血量を徐々に増やしていく．また，人工肺へ吹送するガス流量と濃度を調整する．このとき，高度希釈による血液粘性の低下や，血中カテコラミン濃度の低下によるイニシャルドロップ（急激な血圧低下）に注意が必要である．目標の灌流量（PI 2.4 L/min）に達した時点で術野に報告する．また，膀胱温を指標に軽度低体温（35.0℃）になるよう冷却を開始する．

AI患者の場合は，送血された血液が逆流によって心内へ灌流し，心臓が過伸展，場合によっては心室細動を誘発することもある．そのため，術野側では目標灌流量が達成された後に速やかに左心ベントを挿入している．また大動脈遮断までのhigh flow perfusionは禁忌としている．

2-3 大動脈遮断～心筋保護液注入

大動脈遮断時は，適正灌流量の2割程度まで送血量を減らし，遮断後は送血圧を監視し異常がないことを確認する．また，同時に心筋保護液の注入を開始する．当院の心筋保護液の特徴としては，初回投与時よりblood cardioplegiaであり，その温度は35.0℃で管理していることと，カリウム濃度が異なる3つの晶質液を用い，血液と混合させた初回投与がおよそ20 mmol/L，追加投与（2回目）がおよそ15 mmol/L，3回目以降は10 mmol/Lとなるよう院内で独自に作製していることである．また，持続的な心停止を得るために30分間隔で投与している．

当院では，心停止時間を少しでも短縮させるために，AI症例においても，初回から積極的に大動脈基部からの順行性投与を行っている．逆流が高度で速やかな心停止が得られない場合は，心筋保護液の投与を一時止め，大動脈を切開し選択的な冠灌流を行う．なお，その際には「タコ足」と呼んでいる選択的心筋保護液投与用のアダプタ回路（図8）を用い，左右冠動脈に同時投与を行っている．投与する量は，15 mL/kg + 2割増（心筋が厚い場合は20 mL/kg）としている．

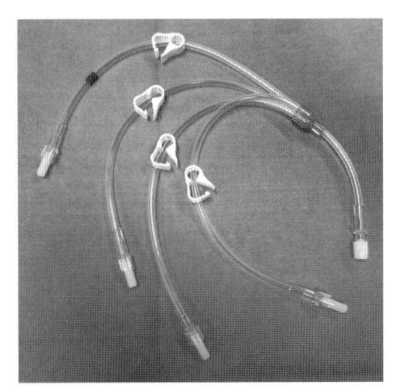

図8 タコ足と呼んでいる特殊なアダプタ回路

2-4 復温～大動脈遮断解除

切開した大動脈の吻合が始まった時点で復温を開始する．術野の指示で左心ベントを止め，脱血量を制限することで心内にボリュームを付加し，心臓内にたまったエアを除去する．この際，TEEにて残存エアがないことを確認する．遮断解除前に，心筋保護液注入用ルートカニューレの側管に2本ある吸引回路の一方を接続して，大動脈基部ベントとしてポンプを回しておく．大動脈遮断解除時には，送血量を適正灌流量の2割程度まで減らし，解除後に徐々に元の流量まで増やしていく．また，左心ベントを再開し，大動脈基部ベントとともに2本のベントラインにて十分なエア抜きを行う．

2-5 体外循環離脱

大動脈遮断解除後に自己心拍が得られない場合は，体外式ペースメーカを用いて心拍を再開させる．また，水分量のバランスをとりつつ電解質の補正を行い，離脱に備える．術野の指示にて脱血量を制限し，心内にボリュームを付加する．このとき左心ベントと大動脈基部ベントのポンプは回したままであるが，脱血を制限しすぎると自己血圧が出てしまい，残留エアが全身に飛ぶ可能性が否定できないため注意する．

TEEにてエアが残っていないことを再度確認し，左心ベントを抜去する．続いて大動脈基部ベントを抜去する．その後，心内に十分なボリュームを付加し，自己血圧を出現させる．循

環動態に問題がないことを確認した後，灌流量を1/2，1/4と減らしていき，自己心で十分な動脈圧および酸素化，心拍出量や心係数（CI）などが保たれていることを確認し，送血ポンプを停止する．

2-6 体外循環終了後

送血ポンプ停止後，吻合部や切開部からの出血に備え，その量に応じて適宜送血を行い，血行動態のバランスをとる．前述のサージカルな出血がほぼ抑えられた時点で，麻酔科医よりノボ・硫酸プロタミン®0.35 mg/kgを生理食塩液にて希釈したものを滴下投与する．半量入った時点で吸引ポンプを停止し，全量投与後3分経過した時点でACTを測定する．ACT値が体外循環開始前と同等であることを確認して，送血管を抜去する．

❸ 体外循環のポイント

大動脈弁置換術は，大動脈を切開・吻合する必要があるため，ほかの弁膜症症例と比較して出血のリスクが高くなる．そのため，体外循環中の的確な血圧コントロールは重要であり，外科医や麻酔科医を含めて十分なコミュニケーションをとりつつ操作することが重要である．また，心筋保護にて選択的冠灌流を行う際，特に左右冠動脈に同時に注入する場合は，両冠動脈内に心筋保護液が確実に投与されているかの確認は困難である．よって当院では，タコ足回路の一方の流路側回路をクランプすることから生じる注入圧の変化を確認することで，確実な心筋保護液投与を行っている．また，不完全な投与とならないように，投与中のカニューレの向きや深さの微妙な変化によって生じる注入圧の変化には常に注意しなければならない．

■文献
1) Kattach H, Jin XY, Mussa S, et al: Regurgitation through a stentless prosthesis treated with aortic root banding, J Thorac Cardiovasc Surg 129(3): 672-673, 2005
2) Kameda Y, Mizuguchi K, Kuwata T, et al: Aortopulmonary fistula due to perforation of the aortic wall of a freestyle stentless valve, Ann Thorac Surg 78(5): 1827-1829, 2004
3) Borger MA, Carson SM, Ivanov J, et al: Stentless aortic valves are hemodynamically superior to stented valves during mid-term follow-up: a large retrospective study, Ann Thorac Surg 80(6): 2180-2185, 2005
4) Totaro P, Degno N, Zaidi A, et al: Carpentier-Edwards PERIMOUNT Magna bioprosthesis: a stented valve with stentless performance ?, J Thorac Cardiovasc Surg 130(6): 1668-1674, 2005
5) Borger MA, Prasongsukarn K, Armstrong S, et al: Stentless aortic valve reoperations: a surgical challenge, Ann Thorac Surg 84(3): 737-744, 2007

■外科医
岩手医科大学附属病院循環器医療センター心臓血管外科
岡林　均 OKABAYASHI, Hitoshi

■麻酔科医
岩手医科大学麻酔学講座
小林隆史 KOBAYASHI, Takashi
鈴木健二 SUZUKI, Kenji

■臨床工学技士
岩手医科大学附属病院臨床工学部
泉田拓也 IZUMIDA, Takuya

本テーマの「体外循環法」は，月刊誌『Clinical Engineering』での連載当時（2012年7月号）の方法である．

[第Ⅱ章 成人の症例]

Ⅱ-9
大動脈弁輪拡大術と体外循環法 －名古屋大学医学部附属病院－

狭小大動脈弁輪に対する治療としての弁輪拡大術の実際を概説する．有効弁口面積を確保するために大動脈弁輪拡大術は適用されるが，通常の弁置換術に比べて手術侵襲が大きくなり，術中の管理に工夫を要する．弁輪拡大術には3通りの術式があり，各方法の特徴を解説する．

外科医 麻酔科医 臨床工学技士

大動脈弁輪拡大術の術式

1 はじめに

狭小大動脈弁輪に対する大動脈弁輪拡大術は，通常の大動脈弁置換術（AVR）に比べて手術侵襲が過大となるため，適応基準と術式の選択に関しては術前に十分検討する必要がある．近年，機械弁において狭小弁輪用のhigh performance valveが使用できるようになって，わが国での弁輪拡大術の施行頻度は減少した．しかしながら，わが国特有の高齢女性にみられる狭小大動脈弁輪患者は依然として多く，これら高齢者に対しては機械弁より生体弁を選択する利点のほうが大きい．その際は，弁輪拡大術併用による生体弁置換術を要することになり，この点でも弁輪拡大術の手技を体得しておく必要がある．もちろん，生体弁に限らず機械弁でも弁輪拡大術を施行する症例もあり得る．

PPMを回避するには，患者の体格に応じた必要な有効弁口面積（EOA）を確保しなければならない．選択されるべき人工弁のサイズは術前より推定できるので，術中に弁輪をサイジングして目標のサイズの弁サイザーが挿入できない場合は，この時点で弁輪拡大術に踏み切ることになる．

弁輪拡大術には，おもに3種類の術式が提唱されている[1]．1サイズ程度大きくするNicks法[2]，2サイズ大きくするManouguian法[3]，それ以上のサイズに拡大可能なKonno法[4]である（図1）．なお，人工弁がST junctionを通過しない場合や，生体弁のステントポストがバルサルバ洞壁か大動脈壁に接すると危惧される場合は，弁輪まで切り込まずにパッチ補填によるST junction拡大で済む場合もある．

2 狭小大動脈弁輪の解剖と病態生理

狭小大動脈弁輪の病態は，おもに大動脈弁狭窄症（AS）が主体となる．ASの詳しい病態は成書に委ねるが，病因は加齢による変化または二尖弁による石灰化弁がほとんどで，まれに先天性のものもある．特記すべき病態は，弁尖だけでなく大動脈弁輪や僧帽弁輪まで石灰化病変が及ぶ場合があること，左室心筋が中心性肥大を呈しており左室流出路内腔が狭小化している症例があることである．左室収縮能は良好である場合が多いが，心不全を繰り返す既往のある病悩期間の長い患者は心拡大をきたし，収縮能が低下している場合がある．

a) 心臓の弁の位置

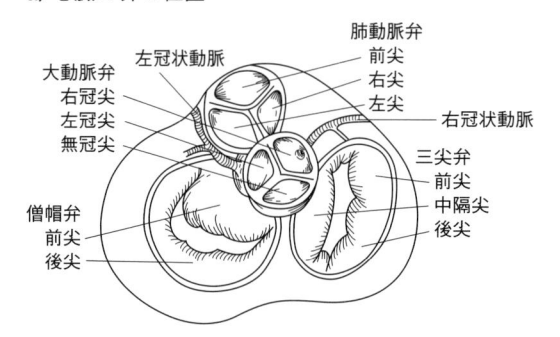

b) Nicks 法の切開

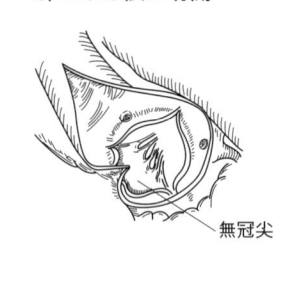

c) Manouguian 法の切開

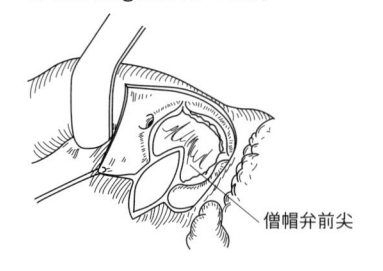

d) Konno 法の切開

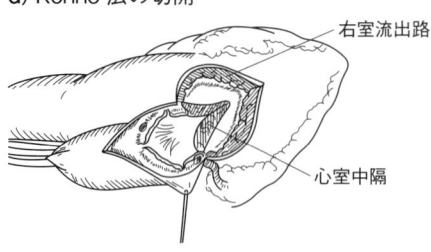

図1 大動脈弁輪拡大術の代表的手術（黒澤[1]より一部改変転載）

❸ 狭小弁輪に対する術式

体外循環の確立は通常のAVRに準じる．大動脈遮断後に心筋保護液を注入するが，大動脈弁逆流（AR）があり順行性に十分注入できない場合は，逆行性心筋保護法を追加する．左室心筋が肥厚しているため，十分な心停止と，心停止後も選択的に冠動脈口から追加注入することを基本としている．初回心筋保護で心停止を得た後，大動脈を斜切開して大動脈弁に到達する．弁尖を切除して可及的に石灰部分を除去した後，弁サイザーで人工弁サイズを決定する．弁サイザーが通過しない，あるいは弁座にフィットせずに弁輪拡大術が必要と判断した場合，以下の術式を選択する．

3-1 Nicks 法

無冠尖の弁輪中央やや左冠尖寄りに切開を延長し，僧帽弁輪まで切り込む．当院では自己心膜にダクロン®布を裏打ちした2重のパッチを補填している（図2）．離開した無冠尖部の大動脈弁輪から僧帽弁輪部までのV字線に，このパッチを舌状に4-0ポリプロピレン糸で連続縫

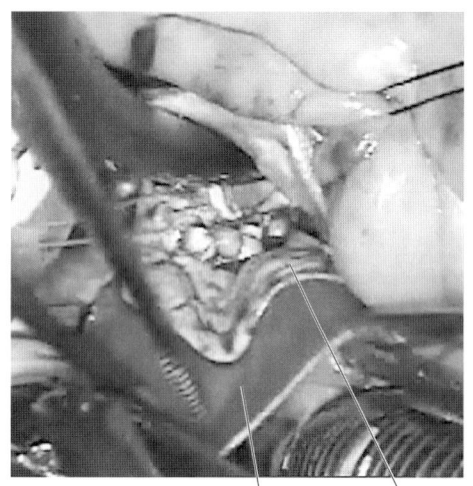

図2 Nicks 法による弁輪拡大術
自己心膜とダクロン®布の2重のパッチを補填している．

合し，パッチ部分として拡大された弁輪に弁置換を行う．パッチ部分の弁輪は，外からのU字縫合で人工弁輪と結紮固定する．最後にパッチの大動脈側を大動脈切開線に縫合して閉鎖する．

3-2 Manouguian 法

　大動脈斜切開の延長を左冠尖，無冠尖の交連部弁輪から僧帽弁輪を越えて僧帽弁前尖まで切り込む．グルタールアルデヒド処理異種心膜で僧帽弁前尖から大動脈壁まで縫い上げてパッチ拡大する．左房開口部はU字縫合で左房壁外側から内側に入れてパッチ上の弁輪を通して人工弁輪に縫着することで，閉鎖を試みる．先に人工弁を縫着固定してから，残りのパッチ部分を涙滴状に大動脈壁と縫合し閉鎖する．

3-3 Konno 法

　右冠動脈口左側から右冠尖弁輪やや左冠尖寄りに切り込み，心室中隔と右室流出路を切開する術式である．心室中隔部と大動脈，右室流出路をそれぞれパッチ再建する．近年，Nicks法ないしManouguian法でほとんどが解決されるため，本術式を弁輪拡大として採用することは先天性の病態を除いてはまれである．また，肺動脈弁や刺激伝導系の損傷など危惧されることもあり，侵襲が大きいため適応は厳密に決定する．

④ 弁輪拡大術に関する知識

　弁輪拡大術は，一般の弁置換術に比べて前述のように侵襲度が大きいと考えるのが一般的である．すなわち，弁輪拡大，パッチ形成術の追加で心虚血時間は延長される．また，弁輪拡大部からの出血がリスクとなる．つまり，大動脈基部は遮断解除後は視野展開が困難で，同部の吻合線からの出血を認めた場合は止血操作に難渋し，そのため出血量，輸血量の増加，再遮断の可能性まで常に念頭に置く必要がある．またASの病態として左室肥大があり，心筋保護には十分気を使う必要がある．当院では基本的に順行性選択的冠灌流法を用いており，心筋保護液の配分分布を確実にしている．体外循環離脱時は心機能が保たれている場合が多く順調に離脱できるが，左室腔狭小化のためボリューム管理には十分配慮する必要がある．

　近年，経皮的大動脈弁置換術（TAVI）の出現で外科的手術症例が減少する可能性が指摘されている．しかしながら全国的には高齢者に対する生体弁の需要が増加傾向にあるため，弁輪拡大術を強いられる要因となっている．また若年者の生体弁希望者も増加しており，これらの患者は将来的にTAVIによるvalve in valveの適応にもなり得るため，初回手術でサイズアップを図るべく弁輪拡大を要する症例も今後は見込まれる．

外科医　／　麻酔科医　／　臨床工学技士

大動脈弁輪拡大術の麻酔

① はじめに

　大動脈弁輪拡大術は狭小大動脈弁輪の患者に対する弁置換術の際に必要となる場合がほとんどであり，ベースとなる病態はASである．そこで，ここではASの麻酔法について，当院で行っている麻酔に関する注意点と，重要なポイントについて述べる．そのうえで，弁輪拡大術の説明と注意点についても触れる．また，大動脈弁輪拡大術の麻酔管理の例を図3に示す．

② ASについて

2-1 病態生理

　収縮期に大動脈弁を通過する血流が障害される．狭窄が進行するにつれて大動脈へ血液を駆出するために左室収縮期圧は上昇し，左室－大動脈圧較差は増大する．これにより左室は肥大し，左室拡張期圧は上昇する．左室拡張期圧の上昇により，硬い左室へ血液を送り込む左房の肥大も生じる．

　正常では心拍出量の20％を左房の収縮に依

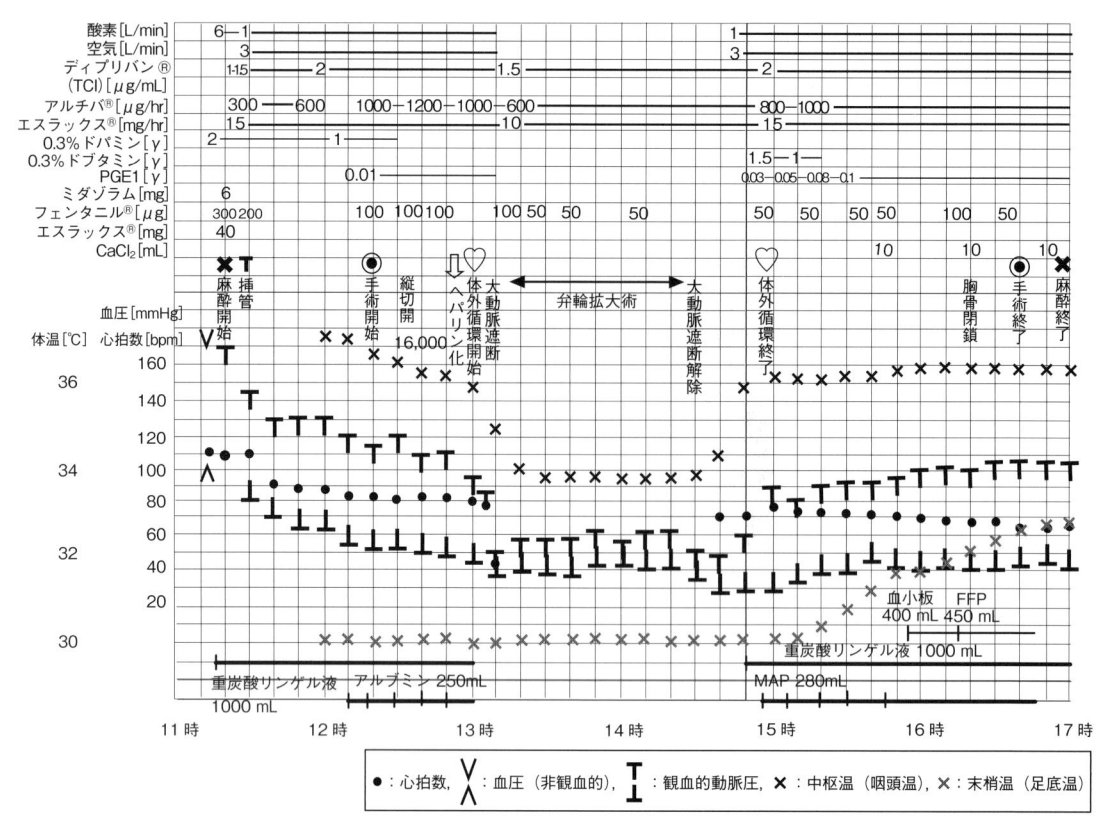

図3 大動脈弁輪拡大術の麻酔管理の例(50歳台, 女性, 体重71 kg)

存しているが, ASでは拡張期の心室充満の40％近くを左房収縮に依存しており, 心房細動などにより左房収縮能が障害されると症状は一気に悪化する[5]. ASの重症度と左室機能不全の程度は血清BNPレベルと良く相関する[6].

2-2 ASの三大症状

ASの三大症状である, ①狭心症, ②失神, ③心不全について説明する.

1) 狭心症

心筋肥大により左室心筋量が増加するためより多くの冠血流を必要とする. また, 拡張期の左室内圧が上昇するため冠還流圧が低下する. この2点から狭心症を起こす.

2) 失神

弁口面積は変わらないため, 安静時には心拍出量が保たれていても運動時に心拍出量を増加させられず, 脳還流量の低下から失神発作を起こす.

3) 心不全

狭窄が進行すると後負荷が大きくなりすぎて左室収縮不全から左心不全を生じる. また, 左室拡張末期容積と圧の上昇から左房圧・肺静脈圧が上昇し, 肺うっ血による右心不全も起こす.

❸ ASの周術期管理

心臓外科手術の麻酔ではその病態に応じて注意するポイントが異なる. ASの麻酔管理で注意するポイントを4つ述べる.

3-1 体血管抵抗

狭窄した大動脈弁により左室の駆出時に高い後負荷がかかり続けている. 出口が狭いことによる後負荷なので, 体血圧を低下させても後負荷は減少しない. むしろ体血圧の低下から容易に冠還流圧の低下をきたし, 心筋虚血を起こす. 心筋虚血を防ぐために, 早めにα作動薬を使用して冠還流圧を保つ管理が必須となる.

3-2 左室前負荷

左室コンプライアンスが低下し，左室拡張末期容積と圧が増加しているため，心拍出量を保つためには左室前負荷を保つ必要がある．安易な血管拡張薬の使用は危険である．

3-3 心拍数・リズム

頻拍は冠還流量の低下を起こすため避ける．しかし，1回拍出量が固定されているため徐脈は即，心拍出量の低下につながる．よって，50～75くらいの正常な心拍数を目指して管理する．また左室の充満には左房への依存度が高いことから，洞調律の維持が重要となる[7]．

3-4 心収縮力

左室が高い収縮能を維持することで1回拍出量を維持している．術中は積極的に心収縮力を高める薬剤を使用して心収縮力を維持する．

4 麻酔方法

4-1 前投薬

頻脈を予防するために軽い前投薬はよいが，後負荷・前負荷ともに維持する管理を目指すので重い前投薬は逆に危険である．当院では前投薬は基本的に行っていない．

4-2 モニタリング

心電図，SpO_2，血圧計に加え，動脈圧，中心静脈圧（CVP），肺動脈圧，経食道心エコー（TEE），BIS，rSO_2（「INVOS™」，コヴィディエンジャパン（株））をモニタリングする．

4-3 麻酔薬

導入時はディプリバン®（プロポフォール）（TCIによる），アルチバ®（レミフェンタニル塩酸塩），フェンタニル®（フェンタニルクエン酸塩），エスラックス®（ロクロニウム臭化物）による急速導入が基本であるが，低血圧を起こさないよう十分注意して行う．術中の維持は導入と同様の薬剤で行う．

4-4 血管作動薬

導入，維持中に血圧の低下を認める場合には積極的にネオシネジン®（フェニレフリン塩酸塩）のようなα作動薬を使用して後負荷を保持する管理を行う．

4-5 ボリューム管理

導入後は末梢血管抵抗が低下するため積極的に後負荷を上げつつ，前負荷が不足しないようにボリュームを負荷する．TEEを用いて心臓の大きさを評価しながら管理する．

4-6 体外循環離脱後

大動脈弁置換により原因となる後負荷は一気に改善されるため，左室仕事量は急激に軽減される．そのため心収縮力を上げる薬剤は基本的に必要ないが，心筋の肥大はすぐには戻らないため前負荷は必要となる．さらに，ボリュームは多めに負荷して前負荷を保持するように管理する．

5 大動脈弁輪拡大術について

患者の高齢化に伴い生体弁使用の頻度も増加している．生体弁は術後の抗凝固療法が3カ月程度で済み，術後のQOLの向上に有益である．しかし生体弁は同じサイズの機械弁に比べて外径が大きく，弁輪狭小の患者に対して適切なサイズが入らないPPMを起こす場合がある．PPMを起こさないために行われるのが「弁輪拡大術」である[8]．

人工弁のEOAを患者の体表面積（BSA）で除した値（EOAI）が重要である[9]．当院ではEOAIを用いて患者に適した人工弁のサイズを選択し，適合するサイズの弁が入らない場合には弁輪拡大術を併用する方針である．

弁輪拡大術併用の場合には，体外循環時間が延長することによる凝固能低下を考え，採血検査を行い，必要なら早めに輸血を行うことが必要と考える．またASの管理同様，弁置換後は血圧のコントロールを厳密に行う．特に血圧が高いと拡大された弁輪部に負荷をかけることになるので，十分注意する．

6 要点のまとめ

①基本はASに準ずる管理である．
- 後負荷を下げない
- 前負荷を下げない
- 心拍数は正常，リズムは洞調律

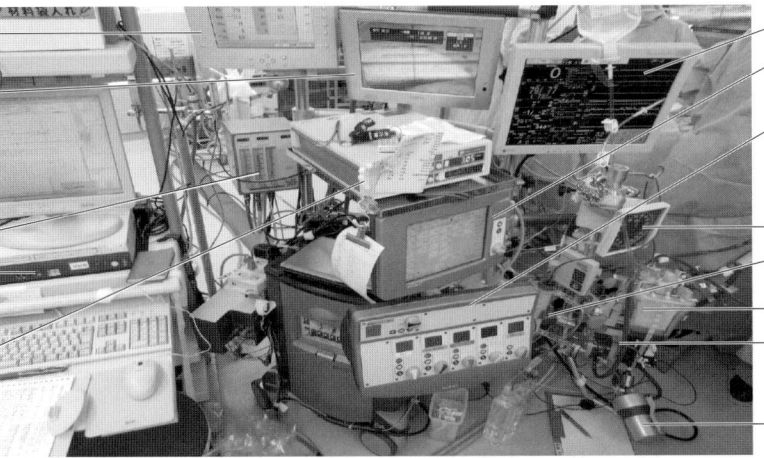

・心収縮力を保つ
② 弁輪拡大術では体外循環時間が延長するため凝固障害を起こし得る．よって，術中に凝固能をチェックし，早めに輸血を考慮する．
③ 体外循環離脱後は後負荷が一気に軽減され心室仕事量は一気に減少する．よって，心収縮力を上げる薬剤はあまり必要ないが，前負荷は必要なのでボリューム管理に気を付ける．
④ 出血を減らすために血圧を厳密にコントロールする．

7 おわりに

以上が当院で行っている大動脈弁輪拡大術の麻酔の実際である．筆者の主観も入っているので当院においても麻酔科医全員が同じ方法とは限らないが，おおむねこのような考えで麻酔を行っている．

より良い術中管理を行うためには，心臓外科医・麻酔科医・臨床工学技士の三者が意思の疎通を図ることが最も重要ではないかと思う．特に，ボリューム管理は臨床工学技士，体血管抵抗は麻酔科医というように本来相互に密接に関係した要素を，体外循環中はそれぞれ別個に分担して管理する形になるため，お互いに意思疎通を図ることが大切である．事前に担当症例のプランについて話し合い，手術当日もお互いに不明な点を残さないよう積極的に意思疎通を図ることで1つのチームとして機能できるように努めることが大切である．

臨床工学技士

大動脈弁輪拡大術の体外循環法

1 システム構成（図4）

1-1 人工心肺装置および周辺機器

人工心肺装置は，「マッケ人工心肺装置 HL30」（マッケ・ジャパン（株））に送血ポンプに遠心ポンプヘッド「ヨストラロタフロー遠心ポンプ」（マッケ・ジャパン（株））を組み込んだローラポンプ（4基ベース，モジュール型）を使用している．周辺機器として冷温水槽「ヨストラヒータークーラーユニット HCU30」（マッケ・ジャパン（株）），心筋保護液供給装置「メラ心筋保護液供給システム HCP-5000」（泉工医科工業（株）），陰圧吸引補助脱血（VAVD）用コントローラ「VAVD CONTROLLER」（MAQUET GmbH），自己血

図4 当院の体外循環システム

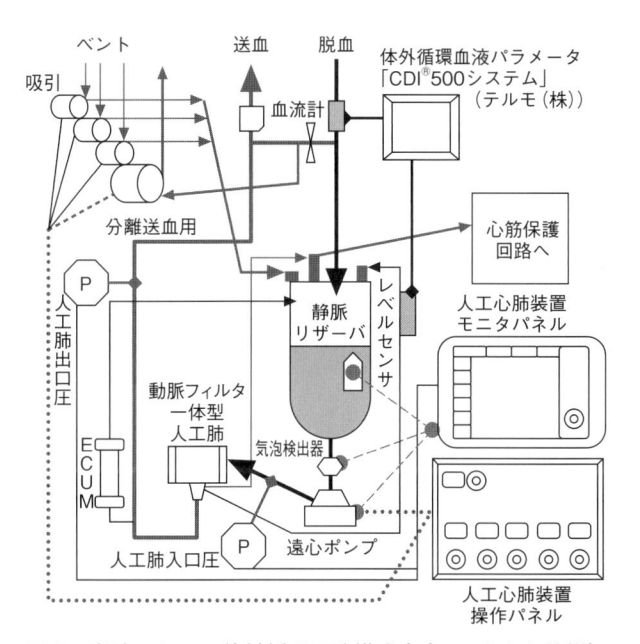

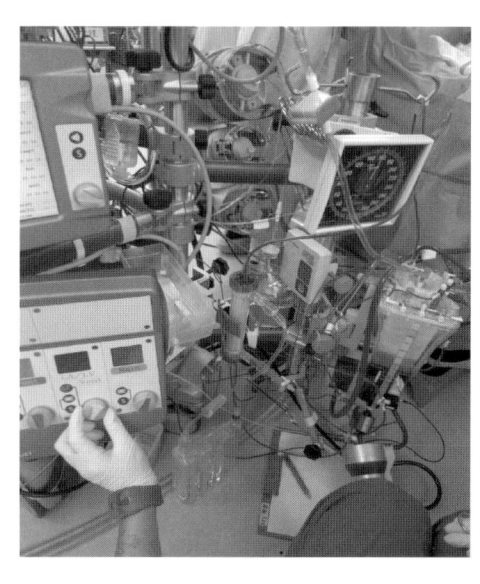

図5　当院における体外循環回路構成（プレコネクト仕様）
体外循環回路および人工肺は，BSAおよび用途により使い分けをしている（表1）.

表1　体外循環回路および人工肺の選択

BSAおよび用途別	～1.5 m² （一体型）	1.5 m²～ （一体型）	1.5 m²～ （カスタム）	大血管・ 分離循環	一体型
人工肺	キャピオックス® FX15	キャピオックス® FX25	各種人工肺	各種人工肺	アフィニティ®
体外循環回路	キャピオックス® カスタムパック （スピードパック®）	キャピオックス® カスタムパック （スピードパック®）	メラ人工心肺用回路 カスタム回路	メラ人工心肺用回路 ＋分離循環回路 ＋心内貯血槽	カメーダ® カスタムパック
送血回路サイズ [mm]	8	10	8	8	10
脱血回路サイズ [mm]	10	12	12	12	12
総充填量 （術野＋心筋保護）[mL]	808	1308	1613	1613	1613

人工肺のメーカ：「キャピオックス®FX15」，「キャピオックス®FX25」はテルモ（株），「アフィニティ®」は日本メドトロニック（株）.
体外循環回路のメーカ：「キャピオックス®カスタムパック（スピードパック®）」はテルモ（株），「メラ人工心肺用回路」は泉工医科工業（株），「カメーダ®カスタムパック」は日本メドトロニック（株）

回収装置「エレクタ」（ソーリン・グループ（株））, または「Cell Saver®ELITE」（ヘモネティクスジャパン合同会社）を使用している.

1-2　送血および脱血

送血メインポンプは全症例に遠心ポンプを使用している．脳分離送血や腹部選択的分枝送血を行う場合は，再循環回路から分岐させ，ローラポンプ送血を行う（図5）.

脱血は落差脱血が基本で，症例によりVAVDを併用することもある．常温もしくは軽度低温体外循環（35～32℃）を基本として，重症例および大血管症例には中等度（28～25℃），もしくは超低体温体外循環（20℃）を併用している．

❷ 狭小弁輪に伴う弁輪拡大術に対応した体外循環と手順

2-1　術前準備

週2回（月・金）の術前カンファレンスに参加し，患者情報の把握，術式，体外循環方法など，必要なデータ収集を行う．

2-2 人工心肺回路組み立て

患者入室前に使用材料の準備，製造番号などの記載，確認を行う．基本は人工心肺装置を操作するメインと外回りを担当する臨床工学技士2名で行う．プライミング完了後，術前チェックリストに基づき，回路，使用材料，薬剤について必ずダブルチェックを行う．

2-3 体外循環開始前

epi aortic echo にて確認後，ノボ・ヘパリン®(ヘパリンナトリウム)投与を行い，ACT 200 秒以上でサクションを開始し，送血管を上行大動脈に挿入する．回路接続，気泡除去を行い，拍動を確認し，送血テストを行う．心内操作を必要としない症例，冠動脈疾患やARのない症例では基本的に1本脱血とする．ACT が 400 秒以上であることを確認し，体外循環を開始する．

2-4 体外循環開始

人工肺へガスを吹送させ，脱血を確認後，送血回路の鉗子を適度に噛んだ状態で回転数を安定させる．徐々に開放し，initial drop に注意しながら至適灌流量（トータルフロー）まで増やしていく．送血，脱血が十分であることを確認後，ステロイド薬，筋弛緩薬を投与し，血液ガス分析を行う．術者および麻酔科医に報告後，人工呼吸を停止してから脱血量を調整する．右上肺静脈より左房左室ベント，上行大動脈より大動脈ルートベントを挿入する．逆行性心筋保護を行う場合は，右房切開を行わない挿入法により「エドワーズ体外循環カニューレ心筋保護用レトロセルフインフレート RC2-012」（エドワーズライフサイエンス（株））を挿入し，中心冷却を開始する．

2-5 大動脈遮断，心筋保護

術者からの指示に従い，血圧を下げ（送血量 1 L/min 以下，灌流圧 40 mmHg 以下），大動脈遮断後，灌流量を戻す．送血圧，流量が出ていることを確認し，順行性で初回 20 mL/kg，酸素加血液：晶質液性心筋保護液＝2：1，15℃設定で心筋保護液を注入する．2回目以降は 10 mL/kg 設定で 3：1，TWBC は 4：1，37℃設定で注入する．注入の間隔は 20 分ごとである[10]が，左室容量や心停止時間などで適宜増量している．AS に対する AVR では，初回は順行性心筋保護，2 回目からは逆行性心筋保護，もしくは選択的冠灌流を行う．逆行性心筋保護を行う際，カニューレの位置により灌流が不十分になりやすいので，左右冠動脈口からの血液流出の有無を確認する．選択的冠灌流を行う場合は，左冠状動脈 2/3，右冠状動脈 1/3 の割合で確実に注入する．

2-6 灌流中の管理

灌流指数 $2.2 \sim 2.5$ L/min/m^2 を基本に灌流させるが，狭小弁輪に伴う大動脈弁輪拡大術では，比較的体外循環時間が長くなることが予想されるため，時間的制約，症例の重症度により軽度から中等度低体温で管理し，灌流量を調整する．条件は通常の体外循環と同様に平均大動脈圧 60 mmHg 以上を維持し，CVP を 0 mmHg 付近に保つ．動脈血ガス分析を行い，ヘモグロビンは 7.0 g/dL 以上とし，電解質を適宜補正し，ECUM を積極的に行う．尿量は 1 mL/hr/kg 以上を保つようにする．術式の進行を把握しながら，復温を開始する．

2-7 大動脈遮断解除，離脱

術者からの指示に従い，血圧を下げ（送血量 1 L/min 以下，灌流圧 40 mmHg 以下），大動脈ベント，左房左室ベントを回転させ，遮断解除後，灌流量を戻す．脱血およびベントを十分に行い，気泡を除去し，左室を過伸展させないよう心がける．自己心拍が再開し，脈圧が出る程度まで回復した時点で，TEE で心腔内の残存気泡の有無を確認し，問題なければ左房左室ベントを停止する．麻酔科医に人工呼吸器再開，薬剤投与を確認し，心拍，心電図波形に問題がないこと，血液パラメータ補正や復温が完了していることを伝え，離脱していく．

まず，ボリュームを返血し，CVP の反応をみて，変動がないことを確認したうえで灌流量を下げていく．灌流指数 0.5 L/min/m^2 刻みで調整していき，1.0 L/min/m^2 まで下げた時点で再度 TEE を確認し，残存気泡および心臓

の動き，逆流などのチェックを行い，問題がなければ大動脈ベントを停止し，さらに 0.5 L/min/m² まで下げ，問題なければ体外循環から離脱する．

❼ 狭小弁輪に伴う弁輪拡大術における体外循環のポイント

1）体外循環開始時
重症 AS の患者にみられる上行大動脈拡大（狭窄後拡張）を伴った症例では，動脈壁が脆弱であるため送血圧の変動に注意する．

2）大動脈遮断中
弁輪拡大におけるパッチ形成を行うため，AVR に比べ，心停止時間が長くなること，AS に伴う左室肥大を呈していることにより心筋障害を合併することがあるため，心筋保護を確実に行う．特に，選択的冠灌流用カニューレのサイズに左右差がある場合は，同時に注入した際，圧力損失や流量規定などの影響から注入配分が不安定になるため，注意する．

3）大動脈遮断解除後
長時間体外循環による溶血，弁輪拡大時の刺激伝導系付近の術操作，左室肥大や心筋障害に伴い心室性不整脈が起こりやすい．そのため，電解質（特にカリウム）補正や尿量確保に努める[11]．

4）体外循環離脱時
左室肥大（求心性）により左室容量は少なく，CVP が低めでも血圧が上昇しやすいが，房室ブロックや心房細動が発生した場合，右心系から左心系への血流が阻害され，低血圧による冠動脈血流低下，それに伴い低心拍出量症候群に陥ることがあるため，適度な前負荷を保ちつつ弁輪拡大部分に負荷をかけないようボリュームバランスを調節して離脱する．

■文献
1) 黒澤博身：心臓弁膜症の外科 第 2 版，新井達太（編），p52, 医学書院，2003
2) Nicks R, Cartmill T, Bernstein L: Hypoplasia of the aortic root. The problem of aortic valve replacement, Thorax 25(3): 339-346, 1970
3) Manouguian S, Seybold-Epting W: Patch enlargement of the aortic valve ring by extending the aortic incision into the anterior mitral leaflet. New operative technique, J Thorac Cardiovasc Surg 78(3): 402-412, 1979
4) Konno S, Imai Y, Iida Y, et al: A new method for prosthetic valve replacement in congenital aortic stenosis associated with hypoplasia of the aortic valve ring, J Thorac Cardiovasc Surg 70(5): 909-917, 1975
5) Johnston WE: Anesthesia for Valvular Heart Disease, ASA reflesher course lectures 2008, 501 p1-6, American Society of Anesthesiologists, 2008
6) Freeman RV, Otto CM: Spectrum of calcific aortic valve disease: pathogenesis, disease progression, and treatment strategies, Circulation 111(24): 3316-3326, 2005
7) Kertai MD, Bountioukos M, Boersma E, et al: Aortic stenosis: an underestimated risk factor for perioperative complication in patients undergoing noncardiac surgery, Am J Med 116(1): 8-13, 2004
8) Kulik A, Al-Saigh M, Chan V, et al: Enlargement of the small aortic root during aortic valve replacement: Is there a benefit ?, Ann Thorac Surg 85(1): 94-100, 2008
9) Coutinho GF, Correia PM, Paupério G, et al: Aortic root enlargement dose not increase the surgical risk and short-term patient outcome ?, Eur J Cardiothorac Surg 40(2): 441-447, 2011
10) 秋田利明：第Ⅸ章 心筋保護法とその注入回路，最新人工心肺 第 3 版－理論と実際－，阿部稔雄，上田裕一（編），p125-141, 名古屋大学出版会，2007
11) 上田裕一，大島英輝：心臓手術と術後管理，大動脈弁輪拡大法，HEART nursing 21(4): 335-339, 2008

■外科医
名古屋大学大学院医学系研究科心臓外科
荒木善盛 ARAKI, Yoshimori
上田裕一 UEDA, Yuichi

■麻酔科医
名古屋大学医学部附属病院麻酔科
菅 康二郎 KAN, Kojiro
西脇公俊 NISHIWAKI, Kimitoshi

■臨床工学技士
名古屋大学医学部附属病院
医療技術部臨床工学部門
新美伸治 NIIMI, Shinji

本テーマの「体外循環法」は，月刊誌『Clinical Engineering』での連載当時（2012 年 1 月号）の方法である．

[第Ⅱ章 成人の症例]

Ⅱ-10
大動脈基部置換術（Bentall手術）と体外循環法
－東北大学病院－

> 大動脈基部置換術（Bentall手術）は人工弁と人工血管を組み合わせたコンポジット・グラフトを使用し，冠動脈再建を伴う術式である．この術式では，心筋保護と冠動脈再建の良否が術後経過に大きな影響を与える．大動脈遮断解除後の不整脈や心収縮不全の発現時には，冠血行再建の再施行を考慮する．

外科医 麻酔科医 臨床工学技士

大動脈基部置換術（Bentall手術）の実際

1 対象疾患の解剖と病態生理

大動脈基部は心臓のほぼ中央部に位置し，深部から前面にかけて立ち上がる部位であり，その構成要素としては，大動脈弁，大動脈壁，そして冠動脈からなる．特に前二者の両方に異常が認められた場合に大動脈基部置換術（Bentall手術）が考慮される．大動脈基部置換術の対象となる病態には，①大動脈弁閉鎖不全症＋バルサルバ洞拡大，②大動脈弁狭窄症（AS）＋バルサルバ洞拡大，③内膜裂孔が冠動脈口より近位部にある，または冠動脈口を損傷しているStanford A型大動脈解離＋器質的大動脈弁疾患があげられる．また，特殊な病態としては，①または②を呈する大動脈炎症候群，先天性大動脈二尖弁，①を呈するマルファン症候群，および，バルサルバ洞の破壊を伴う大動脈弁位感染性心内膜炎が含まれる．

前述の病態における心筋障害は，弁病変と冠動脈入口部病変で規定される．すなわち，大動脈弁閉鎖不全症であれば心筋には容量負荷がかかることで心拡大をきたし，ASであれば圧負荷がかかることで求心性の心筋肥厚が生じる．また，冠動脈病変が関与すれば虚血障害も加わった心筋障害が形成されていることになる．したがって，本術式の遂行に際しては，より確実性の高い心筋保護法が求められることになる．

2 大動脈基部置換術（Bentall手術）の実際の術式

胸骨正中切開からアプローチする．送血部位は上行大動脈にすることが一般的であるが，前述の病態の中には，上行大動脈遠位部にまで病変が延長している場合もあり，その場合には大腿動脈送血と右鎖骨下動脈送血を行い，open distal法による大動脈遠位吻合に備える．脱血については，右房1本脱血も可能であるが，前述のより精緻な心筋保護を可能とするために，上大静脈（SVC）と下大静脈（IVC）からの2本脱血とする．ベントチューブは，右上肺静脈から左心室に挿入する．体温は32℃前後の中等度低体温とすることが多いが，再手術時で心周囲の癒着がある場合には，心筋保護を考慮して28℃まで，また，open distal法を用いる場合には25℃まで冷却する．

上行大動脈を遮断した後，ASの場合には順行性心筋保護液注入を行う（ACP）が，それ以外の病態のときには右房小切開後に直視下で冠

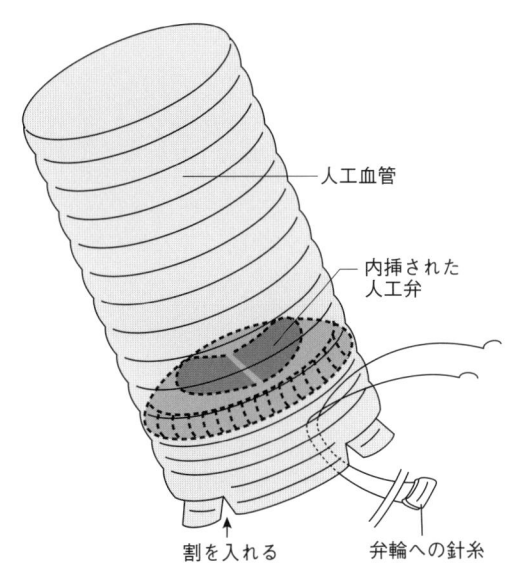

図1 コンポジット・グラフトの形状と運針の仕方
人工血管断端から 8～10 mm 遠位側に人工弁を連続縫合で固定する．

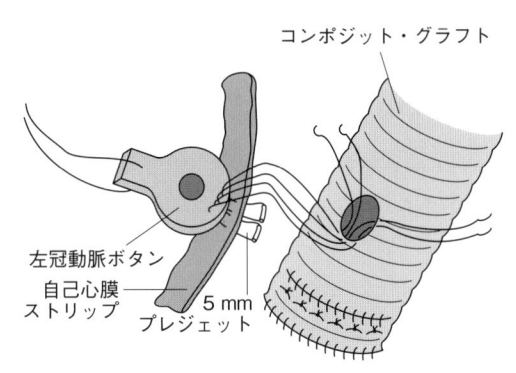

図2 冠動脈再建のための吻合法

静脈洞から逆行性に注入する（RCP）．上行大動脈を横切開した後，左右冠動脈口から選択的に心筋保護液を注入し（SICP），冷水による心囊内局所冷却も併用する．大動脈弁を切除して弁輪のサイズを計測し，用いる人工弁（機械弁または生体弁）を決定すると同時に，それに相応する人工血管のサイズも決定する．組み合わせによる例外もあるが，一般的には機械弁サイズ＋3 mm，生体弁サイズ＋5 mm の人工血管を選択するとよい．

次に，冠動脈ボタンを作製する．冠動脈入口部の約 2 cm 頭側に 4-0 ブラックシルクでトラクション・スーチャーをかけ，カフの形態が tear-drop 様となるように入口部の大動脈をくり抜く．大動脈弁輪部にプレジェット付き 2-0「テフデッサー®」（㈱河野製作所）を用いて全周に U 字縫合を置き，「スーチャー・ガイド®」（センチュリーメディカル㈱）に整理する．運針の方向は大動脈側からの everted マットレス縫合を基本とするが，supra-annular 法に準じて左室側からのマットレス縫合とする場合もある．

人工弁と人工血管を組み合わせたコンポジット・グラフトは，前述の手術操作と並行して図1のように作製しておく．弁座は人工血管断端から 8～10 mm 遠位側に縫着しておく．縫合は 4-0「プロノバ®SH-1」または「プロノバ®RB-1」（ジョンソン・エンド・ジョンソン㈱）を用いた連続縫合でよい．次に，先にかけておいた弁輪への針糸をコンポジット・グラフトに通すが，人工弁弁座よりわずかに近位側の人工血管に通す．これにより，弁輪部へのより良いフィッティングとストレス軽減を期待できる．通した縫合糸を順次結紮する．

次に，残存大動脈バルサルバ洞壁と折り返した人工血管近位端を 4-0「プロノバ®RB-1」を用いて連続縫合を行う．これは，大動脈基部からの出血を回避し止血をより確実にするために行っている．

次に冠動脈再建に移行する．左右冠動脈ボタンを十分に剝離し，ねじれや屈曲がない理想的な形態となるよう人工血管対応部にマーキングして冠動脈口の大きさに合わせた吻合口を作製する．冠動脈ボタンの吻合法は図2のように自己心膜ストリップで補強しつつ，底部に2対の U 字縫合を置いて，ボタンが人工血管吻合部を覆い被さるような吻合形態とする．後述するように，冠動脈再建部からの出血予防がこの手術の1つの鍵となるため，確実性の高い吻合法を採用している．

同様に右冠動脈ボタンの吻合操作を行う．この場合は位置決めが最重要事項となる．術前に瘤化していた大動脈基部では，右冠動脈口が偏

位している場合が少なくないため，その再建に際しては"本来の"位置よりも右冠動脈が屈曲しない適切な位置に再配置することが肝要である．人工血管側の冠動脈口をやや高め（遠位側）に設定し，かつ，右冠動脈ボタンの頭側端を左肩方向に位置させるように吻合することで，右冠動脈の屈曲を回避できる．コンポジット・グラフトの遠位吻合を完結させた後，右冠動脈を再建してもよい．

3 臨床工学技士が知っておくべき知識

3-1 回路構成

まず，送血路をどの部位に確保するかにより体外循環回路の構成が影響される．特に上行大動脈とコンポジット・グラフトとの吻合が，open distal法で行われるか否かにより回路構成が異なるといえる．もちろん，施設によってはたとえopen distal法との併用となっても，上行大動脈送血のまま低体温下単純循環停止法を採用する場合もあると考えられるものの，より安全性を重視すれば順行性脳分離体外循環法を併用するほうが一般的である．すなわち，上行大動脈に病変が及んでいるかどうかの視点が必要であるので，この点に関してチーム内で術前に確認しておくことが肝要である．

3-2 精緻な心筋保護

前述したように，大動脈基部置換術が必要となる病態では，心筋への容量負荷，圧負荷，虚血障害などが加わっているため，心筋保護の成否が術後の血行動態に大きな影響を及ぼす．肥大心筋を考慮した心筋保護液の投与量の増加，冠静脈洞からの逆行性投与の併用，特に直視下での確実な投与，また心筋温管理にも留意する．心筋保護液投与中の灌流圧と流量は随時術者にも報告することを原則とする．良好な心筋保護であると確信をもつことによって，以下に述べる不整脈や収縮不全徴候が現れた際に，原因を不完全な冠動脈再建に遅滞なく帰着させることができる．

3-3 冠動脈再建の機微

冠動脈の再建が本術式の成否の大きな部分を占める．冠動脈再建の評価は，大動脈遮断解除直後と体外循環離脱時に行われることになる．すなわち，遮断解除直後から規則的な心拍動が得られれば大きな問題はないと評価できる．逆に，心室細動が生じたり，拍動再開が遅れたり，完全房室ブロックが遷延した場合には，不完全な再建を疑う．体外循環離脱中に，心電図上でST低下がみられたり，右室心収縮の低下が認められた場合には，右冠動脈の不完全再建を直ちに疑う．

ここで重要なことは，時間経過とともに心電図や心収縮が徐々に改善することを期待して，いたずらに部分体外循環を引き延ばさないことである．そのことによって不可逆的な心筋障害を生じる場合もあるため，前述の徴候がみられた場合には速やかに完全体外循環とし，冠動脈再建を再試行することが肝要である．

3-4 出血対策

前述のように，本術式では左冠動脈吻合再建部からの出血を予防することが重要である．大動脈基部からの出血がみられた場合に，圧迫止血が試みられる場合があるが，その圧迫の部位と圧迫力によっては左冠動脈の血流が阻害される可能性もある．その場合には心電図や血圧に変化が生じるため，注意深いモニタリングが求められる．最終的に，圧迫止血が断念され，再度心停止下での修復手技がなされる可能性も考慮して，大動脈基部からの出血量が多い場合にはいつでも体外循環を再開できる準備と心がけが必要である．

外科医 　麻酔科医 　臨床工学技士

大動脈基部置換術（Bentall 手術）における麻酔

❶ 大動脈基部置換術（Bentall 手術）における麻酔法の実際

ここでは，当院における麻酔法について述べる．また，麻酔管理の例を図3に示す．

1-1　術前評価

一般術前検査に加えて，心臓カテーテル検査，心臓超音波検査で大動脈弁の評価，冠動脈病変の有無を中心とした術前心機能の評価を行う．下半身循環停止，選択的脳灌流（SCP）を行う場合は，脳血管疾患や頸動脈病変の評価も行う．

1-2　麻酔法

1）麻酔導入と維持（図4）

当院では基本的に前投薬を行っていない．

手術室に入室後，心電図計，パルスオキシメータ，非観血的血圧計を装着する．BIS モニタ電極と脳内組織酸素飽和度（rSO_2）監視装置の電

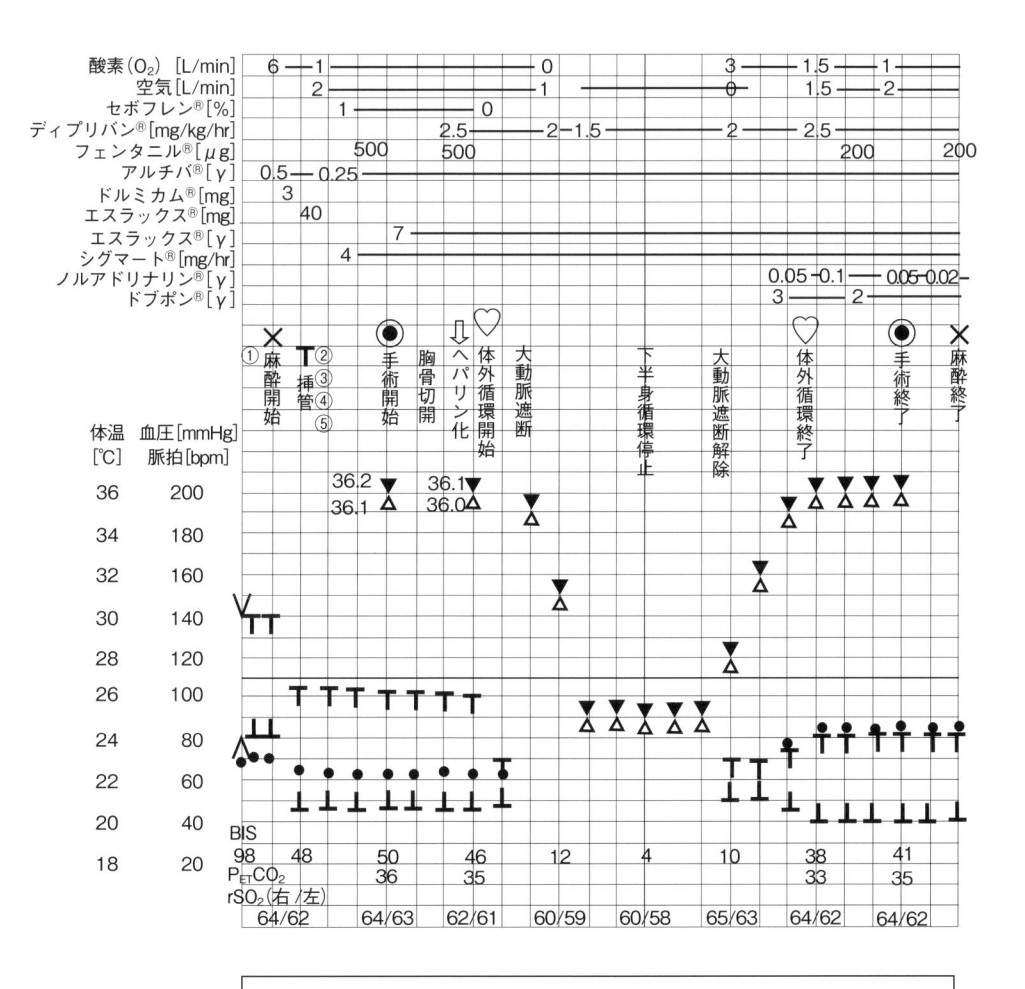

図3　大動脈弁狭窄症，バルサルバ洞拡大に対する大動脈基部置換術（Bentall 手術）の麻酔管理の例

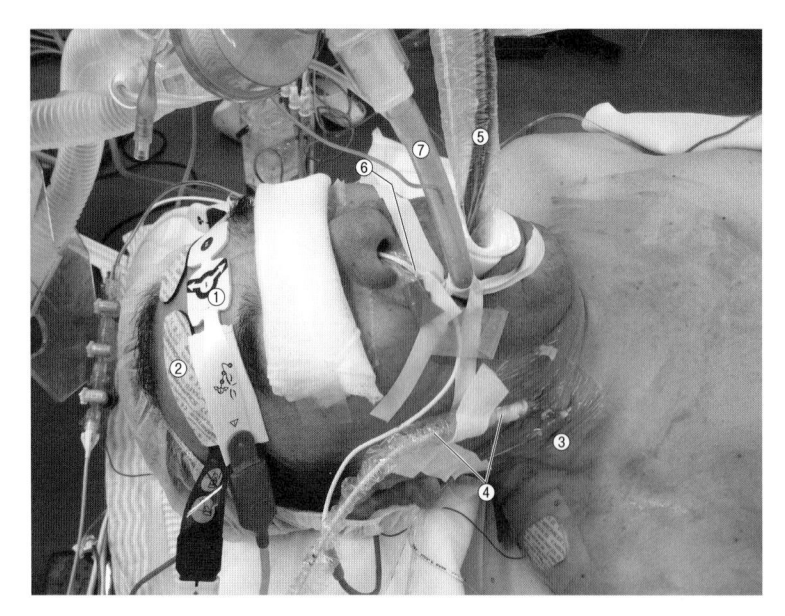

図4 麻酔導入終了時
前額部にBISモニタ(①)と「INVOS™」(②)の電極を貼付する．中心静脈カテーテル(③)，肺動脈カテーテル(④)を右内頸静脈から挿入し，TEEプローブ(⑤)，鼻腔体温計(⑥)を留置する．⑦は挿管チューブ．

極「INVOS™」(コヴィディエンジャパン(株))を前額部に貼付し，術前のベースライン値を確認する．局所麻酔を行い観血的動脈圧ラインを確保する．このときACTのコントロール値を測定する．SCPを用いる可能性がある場合は右橈骨動脈に圧ラインを確保する．下半身循環停止を併用する場合は麻酔導入後，大腿動脈以下の動脈圧をモニタリングする．

気管挿管時の循環変動を抑制するためフェンタニル®(フェンタニルクエン酸塩)もしくはアルチバ®(レミフェンタニル塩酸塩)，意識消失を得るためドルミカム®(ミダゾラム)もしくはディプリバン®(プロポフォール)，筋弛緩を得るためエスラックス®(ロクロニウム臭化物)を静注し，循環動態に留意しながら麻酔導入，気管挿管を行う．

経食道心エコー(TEE)プローブを挿入し，右の内頸静脈より中心静脈カテーテルと肺動脈カテーテルをエコーガイド下に挿入する．深部体温を2カ所以上で測定する．

麻酔の維持は，ディプリバン®，または近年心筋保護作用が注目されているセボフレン®(セボフルラン)に，アルチバ®，フェンタニル®，エスラックス®を使用している．冠動脈起始部操作が加わるため冠動脈血流維持，虚血プレコンディショニング[*1]作用のあるシグマート®(ニコランジル)を必ず使用している．rSO₂を監視し，適切な脳循環の維持を行う．

2) 体外循環前

TEEで心機能評価を行う．また，大動脈に異常がないかも確認しておく．BIS値，バイタルサインを参考に適切な麻酔深度を保つ．ノボ・ヘパリン®(ヘパリンナトリウム)投与後，ACTを測定する．大動脈への送血管挿入時，また静脈への脱血管挿入時は，TEEを用いて適切な位置に挿入されていることを確認する．

3) 体外循環時

脱血管および左心ベント挿入時には，循環血液量減少による回路内空気混入に注意する．体外循環開始直後は血液希釈による投与薬の血中濃度低下に注意する．低体温法を併用する場合，冷却開始までに十分な麻薬と筋弛緩薬を投与し，冷却中のシバリング[*2]を防止する．ドルミカム®，ディプリバン®を使用し，脳保護を

[*1] 前もって一過性に虚血になった心筋細胞は虚血耐性があり，次に強い虚血になったときに障害が少ない．この効果を虚血プレコンディショニングという．薬剤を用いてこれと同様の心筋保護作用を得ることができる．

図る.

適切な灌流圧が維持され，rSO₂ 値が保たれていることを確認する．灌流圧低下時には麻酔薬の減量やノルアドリナリン®（ノルアドレナリン）の持続投与を行い，上昇時には麻酔薬の増量やフォーレン®（イソフルラン），ペルジピン®（ニカルジピン塩酸塩）の併用を行う．麻酔深度は BIS モニタで確認する．術者および臨床工学技士と連携を取り合いながら麻酔管理を行う．

4）大動脈遮断時

大動脈遮断時にプラーク遊離を懸念して総頸動脈圧迫手技を推奨する成書もあるが，術前頸動脈エコーにてプラークがある患者には行ってはならない．大動脈遮断後，換気を停止し，空気にて PEEP を 5 cmH₂O かけ，無気肺を予防する．

5）体外循環離脱時

大動脈遮断解除後，復温を図り，イノバン®（ドパミン塩酸塩），ドブポン®（ドブタミン塩酸塩），ノルアドリナリン® などのカテコラミン投与を開始する．心拍が再開しない場合はペーシングを行い，心機能が悪い場合はミルリーラ®（ミルリノン）やコアテック®（オルプリノン塩酸塩水和物）の併用を考慮する．TEE で心臓の壁運動異常の有無を確認する．置換した大動脈弁の動き，逆流などの評価を行い，心腔内に空気が残存していないことを確認した後，体外循環から離脱する．

ノボ・硫酸プロタミン®（プロタミン硫酸塩）を投与し，ACT を測定して正常値に戻す．戻りが悪い場合はヘパリンの残存や凝固因子の減少が考えられる．ノボ・ヘパリン® 残量の確認や凝固機能検査を行い，ノボ・硫酸プロタミン® の追加や新鮮凍結血漿の投与を行う．ノボ・硫酸プロタミン® 投与時は，循環動態の抑制に注意する．

6）体外循環離脱後

循環パラメータの正常化に努める．心破裂，動脈瘤破裂のおそれがあるので，血圧，心拍出量は正常下限を目標にする．体外循環離脱後は手術刺激による循環変動を最小限に抑制するため，麻酔深度を適切に維持する．浅麻酔の場合，手術終了後に循環変動をきたしやすい．特に，閉胸時は心臓の拡張不全で低拍出となりやすいため注意する．

7）手術終了後

ディプリバン® で鎮静を行い，気管挿管下，バッグバルブマスクによる用手換気か搬送用携帯型人工呼吸器下に ICU へ搬送する．搬送時は心電図，観血的動脈圧，経皮的動脈血酸素飽和度（SpO₂）をモニタし，可能であれば呼気二酸化炭素濃度もモニタリングする．

❷ 大動脈基部置換術（Bentall 手術）における麻酔に関する知識

大動脈基部置換術（Bentall 手術）における麻酔管理では，術前，術開始から体外循環開始前まで，体外循環離脱後の冠動脈および大動脈弁を中心とした心機能評価，また術中の心筋保護，脳保護が非常に重要となる．当院では観血的モニタリングと TEE，BIS モニタ，「INVOS™」により総合的に前述の評価を行っている．

大動脈弁逆流症例では，拡張時間が延長すると逆流量が増加するので軽度頻拍を維持する．逆流量を減らすために血管拡張薬を併用し，後負荷の低減を図る．また心筋壁厚が薄い症例があり，過剰輸液による容量負荷，カテコラミン過剰投与には注意を要する．

体外循環離脱時の心機能低下症例では心筋保護不良や冠動脈再建の不良を疑う．

左冠動脈起始部からの出血は体外循環離脱後にコントロールするのは困難なため，体外循環離脱前に術者に入念に止血をしてもらう．

＊2 体温が下がったときに起こる震え．筋肉を動かすことで熱を発生させ，体温を保つ．

大動脈基部置換術（Bentall手術）における体外循環

1 当院における標準的体外循環法

1-1 体外循環システム

当院でおもに使用する人工心肺装置は「メラ人工心肺装置HAS型」（泉工医科工業（株））であり，①ポンプ径150 mmローラポンプ5台（4台は固定ヘッド型，1台は分離ヘッド型），②ポンプ径100 mmローラポンプ1台（分離ヘッド型）を備えている．①のうち固定ヘッド型ポンプはベント・サクションに使用し，分離ヘッド型ポンプは送血に使用する．②は小児症例の送血に使用する．しかし，これまで成人症例では分離送血がない場合に限りコスト・操作性の面でローラポンプをおもに使用してきたが，現在は分離送血の有無にかかわらず安全性を重視して，「遠心型血液ポンプ装置HAP-31」（泉工医科工業（株））を使用するようになった．分離送血にはポンプ径100 mmローラポンプ「メラHAD-11」（泉工医科工業（株））を使用している．

そのほか，脱血流量を調節する脱血オクルーダ（「メラ人工心肺装置HAS型」に付属）や熱交換水を循環させる「メラ冷温水槽HHC-211」（泉工医科工業（株）），連続的血液ガスモニタ「CDI®500システム」（テルモ（株）），血液濃縮器用ポンプ「JMSマルチフローポンプMF-01」（（株）ジェイ・エム・エス），陰圧吸引補助脱血（VAVD）専用コントローラ「MAQUET VAVD CONTROLLER」（MAQUET GmbH & Co. KG），心筋保護液供給装置「MPS®」（QUEST Medical, inc.）を使用している．

1-2 体外循環回路の構成

成人症例においては，患者の体表面積（BSA）に合わせた当院オリジナル回路M〜Lサイズ（組み合わせる人工肺のサイズにもよるが，充填量約1000〜1300 mL）と，メーカ公称の圧力損失-流量曲線を基に適正灌流量を十分に得られる送脱血管を選択し，組み合わせて体外循環回路の構成を行う．当院ではBSA算出にDu Bois式

$$\text{BSA}[\text{m}^2] = 0.007184 \times 体重(\text{kg})^{0.425} \times 身長(\text{cm})^{0.725}$$

を用い，灌流指数（PI）約2.2〜2.6 L/min/m²の範囲で刻々と変化する患者の状態（体温，静脈血酸素飽和度，血圧，尿量など）に応じて送血流量を調整している．当院の標準的体外循環回路を図5に示す．

1-3 体外循環方法

1）送脱血

当院での標準的体外循環方法はSVCおよびIVCからの2本脱血，上行大動脈送血を基本としている．

脱血方法は落差脱血を基本としているが，明らかに脱血管径に起因する流量不足に対してのみVAVDを併用することもある．

血液ガスの管理はα-stat法を基本としているが，体外循環下での低血圧に対して脳灌流を維持するように，送血側PCO_2を42〜45 mmHgと若干高めに調整している．体温を25℃以下に冷却する場合や脳分離体外循環の際は，送血側PCO_2を50〜60 mmHgほどとする．

2）充填液

成人症例においては，ビカーボン®輸液（重炭酸リンゲル液），20%マンニットール注射液「YD」（D-マンニトール，浸透圧利尿薬），注射用ソル・メルコート（メチルプレドニゾロンコハク酸エステルナトリウム，副腎皮質ホルモン製剤），ゾシン®静注用（抗生物質）を混合した充填液を使用している．

成人の場合，輸血充填を行うことはほとんどない．

3）心筋保護法

当院での心筋保護法は，血液と心筋保護

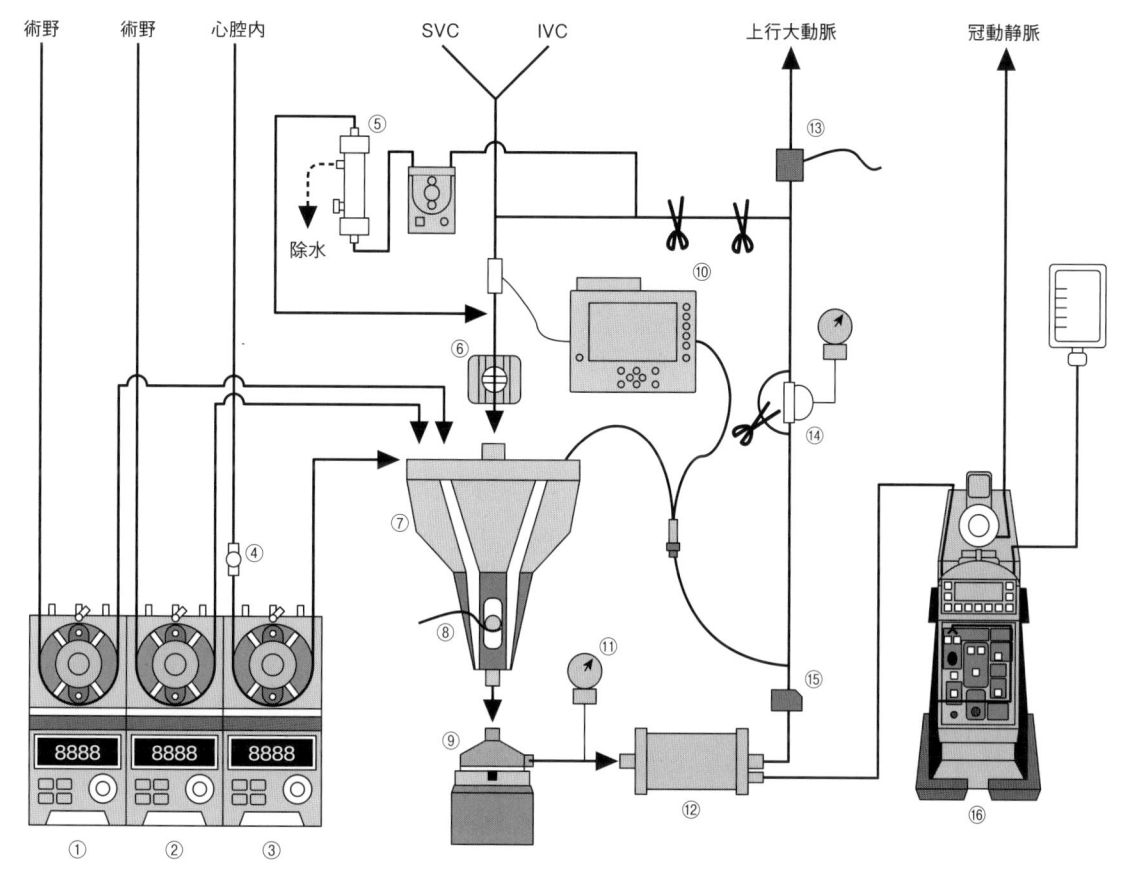

図5 当院の標準的体外循環回路
①②サクションポンプ，③ベントポンプ，④安全弁，⑤血液濃縮器，⑥脱血オクルーダ，⑦静脈リザーバ，⑧レベルセンサ，⑨遠心ポンプ，⑩連続的血液ガスモニタ，⑪回路内圧計，⑫人工肺（熱交換器付き），⑬流量計，⑭動脈フィルタ，⑮気泡検出器，⑯心筋保護液供給装置．

原液を1:1で混合した cold blood CP を基本としている．CP 原液はグルコース・インスリン・カリウム（いわゆる GIK）液にアルギメート®点滴静注10%（グルタミン酸アルギニン，高アンモニア血症改善薬），メイロン®静注7%（炭酸水素ナトリウム），献血アルブミン20-ニチヤク（人血清アルブミン）を混合したものを用いている．注入量は ACP，RCP ともに初回10 mL/kg，以後30分ごとに5 mL/kg ずつ注入している．心筋の肥厚や心肥大，心筋温の低下が悪い場合などは適宜注入量を増量する．

❷ 大動脈基部置換術（Bentall 手術）に対する体外循環

ここでは SCP を必要としない大動脈基部置換術に対する体外循環について述べる．

2-1 体外循環開始前

当院では，緊急症例を除き麻酔導入後に回路の組み立てを行っている．執刀開始までの間に少なくともメイン送脱血回路，ベント・サクション回路および自己血回収装置の組み立て，プライミング，オクルージョン調整を済ませる．そのほか血液濃縮回路の組み立てや各種センサの取り付け，CP 原液調製，各種薬剤準備の後，ダブルチェックを行って体外循環開始に備える．

体外循環開始前のノボ・ヘパリン®（300単

位/kg）投与後，充填液を患者体温と同等に温める．ノボ・ヘパリン®投与3分後にACTを測定し，400秒を超えたのを確認した後にサクションポンプを回し始める．

2-2 カニュレーション

術野にて送血管挿入・回路内のエア抜き確認後，鉗子操作で再循環回路からメイン送脱血回路に切り替える（この時点では人工肺出口側に鉗子をかけ，脱血オクルーダも閉じた状態である）．この際，回路内圧が血圧と同等の値となるか，また，送血回路で心拍動を触知できるかを確認する．

続いてSVCへの脱血管挿入となるが，その際多少の出血が伴うため，血圧に注意しながら必要に応じて回路側からボリューム（充填液やサクション回収血）を送り，血圧が低下しすぎないよう維持する．SVCに脱血管が挿入され，術者側回路の鉗子が外されたら脱血オクルーダをわずかに開き，脱血が可能なことを確認する．

2-3 体外循環開始

体外循環開始前に再度全体をチェックし，異常がないことを確認する．人工肺へのフレッシュガス（F_1O_2 0.6，1.5 L/min）吹送および「CDI®500システム」での記録を開始し，ゆっくり送脱血回路を開いて体外循環を開始する．静脈リザーバの液面レベルを保ちながら送血回路内圧に異常がないことを確認し，徐々に血液流量を上げていく．体外循環開始から5分ほど経ったら送脱血回路から採血し，ACT測定，血液ガス分析および「CDI®500システム」のキャリブレーションを行う．ここまでは送脱血の色に注意し，少なくとも送血色が脱血色よりも赤色を帯びている（酸素化されている）ことを確認する．

続いてIVCへ脱血管が挿入されたら血液流量をさらに上げていき，目標灌流量（PI 2.5 L/min/m²）が得られることを確認する．静脈リザーバのレベルが落ち着いたところで「MPS®」のプライミング・術者側の心筋保護回路のエア抜きを行う．ベントカニューレ挿入は通常右上肺静脈から行い，大動脈基部置換術の場合はベントカニューレ先端を左心室に留置する．ベント開始後，さらに冷却するが，心室細動とならないように水温を調整し，大動脈遮断までに34℃以下となるようにしておく．トータルバイパスとなったら静脈リザーバレベルの急激な低下（脱血不良）がないことを確認する．RCPカニューレが挿入されたら大動脈遮断となる．

2-4 大動脈遮断

大動脈遮断時は，血圧が30 mmHg台となるまで血液流量を速やかに下げ，血管内ボリューム減少および送血圧低下を図る．大動脈遮断後は直ちに血液流量を適正灌流量まで戻し，ベンティングをしっかり行い，体温（膀胱温）28℃へ向けて冷却を進める．遮断後も末梢圧に脈圧が認められる場合は遮断が不完全であるため，術者へすぐに報告し遮断鉗子を掛け直してもらう．

2-5 心筋保護

大動脈基部置換術適応患者は高度の大動脈閉鎖不全を伴っており，上行大動脈からのACPが不確実となる．そのため，まずRCPを行い，心停止または心室細動となった時点で上行大動脈を切開し，SICPに切り替える．RCPは回路内圧60 mmHg台で流量100 mL/min，SICPは120～140 mmHgで200 mL/minを目安とし，圧上昇により流量を上げられない場合はカニューレの先当たりの可能性が高いため，術者に報告してカニューレを調整してもらう．

2-6 吻合中

吻合中は体外循環において異常がないか常に監視し，状況に応じて機器の設定，薬剤の投与などを行うのはもちろんのことであるが，術野で使用する生理食塩液（以下，生食），CP原液により血液の希釈がさらに進むため，血液濃縮器による限外濾過（CUF）とDUFを併せて行う．

2-7 人工血管吻合部のリークテスト

大動脈基部への人工血管吻合が終わり，吻合部を生体糊にて固定している間に人工血管へACPカニューレが挿入・固定される．その後心筋保護液供給装置を用いてACPカニューレ

より血液を注入し，人工血管が満たされたらその遠位側に鉗子を掛ける．吻合部には圧力がかかるようになるが，ここでは150～200 mmHgの圧力を維持し，吻合部からの血液リークをチェックする．

2-8 復温

左右冠動脈の再建が終わり，人工血管遠位側吻合がある程度進んだところで術者からの指示により復温を開始する．脳組織の酸素消費量は体温の絶対値だけではなく，単位時間当たりの体温変化率が大きく影響する[1]ことから，当院では復温をできるだけ緩徐に行うよう心がけている．また，虚血性の神経障害のリスクが高くなる[2]ため，送血温および体温が37℃を超えないようにも注意している．

2-9 大動脈遮断解除

人工血管遠位側吻合が終了する直前にベントを止め，左心室に血液を徐々に満たす．吻合終了後，ACPカニューレより左心室および人工血管内のエア抜きを行い，心停止の状態のままTWBCP液を注入する．TWBCP液注入後，大動脈遮断時と同様に血液流量を下げ，大動脈遮断解除となったら適正灌流量へ戻す．同時にACPカニューレを静脈リザーバにチューブで接続し，落差＋動脈圧にて大動脈ルートベンティング（左心室内のエア抜き）を行う．

2-10 体外循環離脱

大動脈遮断解除後，引き続き復温を進める．ゆっくり丁寧な復温は，体外循環離脱後の体温低下，いわゆる"after-drop"防止にもつながる[3]．大動脈遮断解除後もベンティングをしっかり行い，36℃台となった時点で離脱体制をとる．

人工呼吸開始後，partial bypass（部分体外循環）となったらベントをスローダウンし，徐々に静脈リザーバ内の血液を患者へ送り込む．バイタルサインと心臓の張り・動きをみながらゆっくりと血液流量を下げていく．適正灌流量の5割まで下がったらIVC脱血終了となる．適正灌流量の2～3割まで下がったとこ

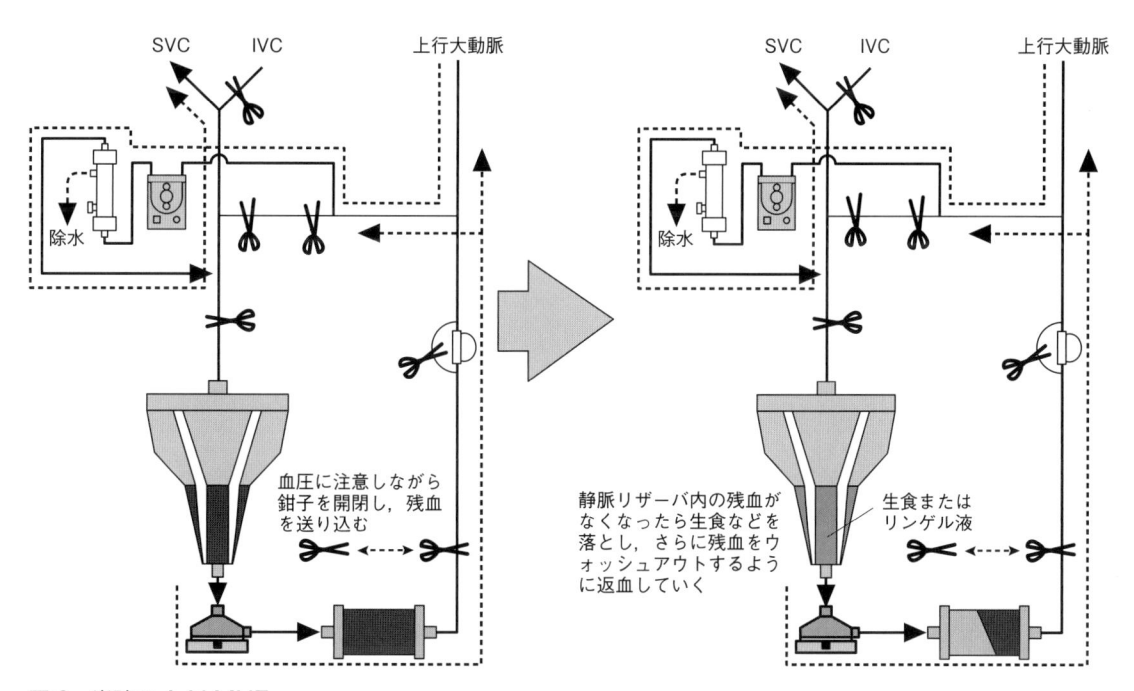

図6 当院のA-V MUF
送血管（上行大動脈）から脱血し，血液濃縮器で除水した後，脱血管（SVC）から返血する．血液が濃縮された分，患者血管内ボリュームが減少するため，血圧を維持するように回路内の残血を送り込み濃縮しながら返血していく．静脈リザーバ内の残血がなくなったら生食などで残血をウォッシュアウトするように返血していく．

ろで大動脈ルートベントを終了とし，体外循環離脱と判断されたら送脱血回路を閉じる．

2-11 体外循環離脱後

体外循環離脱後，出血がひどくない場合は患者血液の濃縮および回路残血の返血のためMUFを行う．当院のMUFの方式は，送血管から脱血した血液を血液濃縮器で除水した後，SVC脱血管から返血するA-V MUFを採用している（図6）．

MUF終了後，バイタルサインが安定していれば脱血管が抜去され，ノボ・硫酸プロタミン®静注用100 mgが最終ACTに応じて必要量投与される．同時にサクションポンプを終了するが，出血やプロタミンショックに備え，いつでも再開できるようにしておく．

❸ 大動脈基部置換術（Bentall手術）に対する体外循環のポイント

① 大動脈閉鎖不全やそれに伴う心筋肥厚・心肥大となっている場合が多いため，左心室ベントおよび心筋保護をしっかり行う．

② 人工弁は脈圧があまりない状態では逆流が多い傾向にあるため，特に大動脈遮断解除から体外循環離脱開始までのベンティングに注意する．

③ 再建後，まれに冠動脈に折れが生じる場合があるため，大動脈遮断解除後は心電図の変化に細心の注意を払う．

■文献
1) 垣花泰之：体外循環下の脳内酸素ダイナミックスと神経学的予後，第3回酸素ダイナミクス研究会
2) 新見能成（監訳）：心臓手術の麻酔 第3版，メディカル・サイエンス・インターナショナル，2004
【原著】Hensley FA, Martin DE, Gravlee GP: A Practical Approach to Cardiac Anesthesia, 3rd Edition, Lippincott Williams & Wilkins, 2003
3) Jenkins I, Karliczek G, de Geus F, et al: Postbypass hypothermia and its relationship to the energy balance of cardiopulmonary bypass, J Cardiothorac Vasc Anesth 5(2): 135-138, 1991

■外科医
東北大学病院心臓血管外科
齋木佳克 SAIKI, Yoshikatsu

■麻酔科医
東北大学病院麻酔科
三輪明子 MIWA, Akiko
外山裕章 TOYAMA, Hiroaki
黒澤 伸 KUROSAWA, Shin

■臨床工学技士
東北大学病院診療技術部臨床工学部門
清水裕也 SHIMIZU, Yuya
菊地昭二 KIKUCHI, Shoji

本テーマの「体外循環法」は，月刊誌『Clinical Engineering』での連載当時（2013年1月号）の方法である．

[第Ⅱ章 成人の症例]

Ⅱ-11
大動脈弁輪拡張症に対する自己弁温存大動脈基部置換術（David-V変法）と体外循環法 －社会福祉法人三井記念病院－

> 大動脈弁輪拡張症について，最近，自己弁温存大動脈基部置換術が多く施行されている．特にバルサルバ洞様の人工血管を使用した術式が開発されてきた．我々が開発したDavid-V変法（UT modification）について，術式，麻酔，体外循環法を紹介する．

外科医 麻酔科医 臨床工学技士

大動脈弁輪拡張症に対する自己弁温存大動脈基部置換術（David-V変法）

❶ 大動脈弁輪拡張症（AAE）の病態と術式

AAEは大動脈基部にできる大動脈瘤で，本来は弁輪部が拡張するタイプのことをいい，マルファン症候群によくみられ，血管造影では洋ナシ状を呈する．このタイプは弁輪部が拡張するので，正常な弁尖でもその接合が悪くなり，大動脈弁逆流（AR）が生じ，悪化すれば心不全を生じる．ST junctionが拡張するタイプは比較的大動脈弁輪部の拡張が少なく，ST junctionの拡張のためやはり弁尖の接合が悪くなり，ARを生じるが，このタイプは上行大動脈瘤の範疇に入る．

AAEに対してはBentall手術[1]やCabrol手術[2]が行われてきたが，これらの手術はほぼ正常な大動脈弁を切除し人工弁に置換する手術のため，その正常弁尖を温存する術式が1990年代より導入されてきた．1993年，Sarsam，Yacoub[3]がAAEに対して十年来行ってきたRemodeling法を発表した．これは拡張したバルサルバ洞を切除して，大動脈根部を3つの舌状のフラップをもった人工血管で置換するものである．1992年，David[4]は，バルサルバ洞をすべて切除した弁輪部を筒状の人工血管の中に内包し，人工血管の近位端の内部に左室流出路と弁輪を固定するReimplantation法を発表した．その後，バルサルバ洞をもつ人工血管によるReimplantation法が考案され，スムーズに大動脈弁を閉鎖する渦流が確認され，David-V法として臨床に多用されている．

David-V法の眼目は，①自己大動脈弁を温存すること，②術後ワーファリン®（ワルファリンカリウム）の使用を避けることである．この手術の適応は基本的には大動脈弁が正常なAAEであるが，Davidは急性大動脈解離にもこの術式を適応している．ワーファリン®を術後使用しなくてよいため，妊娠の可能性がある若年の女性には特に薦められる術式である．マルファン症候群においてAAEは頻度が高く，長期における弁変性がこの疾患における大動脈弁温存術式の妥当性に疑問を投げかけることもあったが，現在，マルファン症候群においても良好な結果を残している[5]．

❷ UT modification 手術法

筆者は2006年に，1つの通常の人工血管からバルサルバ洞を形成するDavid-V変法（UT modification，図1）を発表したので[6]，それについて詳述する．

この大動脈弁温存術式は，Remodeling法

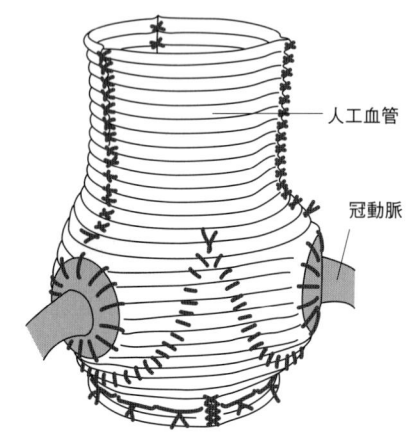

図1 David-V変法（UT modification）
人工血管の下端から7 mmのところを3カ所縫縮する．大動脈弁輪部を人工血管内に内包して，冠動脈口の吻合が終わると人工血管遠位側をバルサルバ洞の中央で縦に縫縮する．以上のようにするとバルサルバ洞様の膨隆が認められる．

（Yacoub法）とReimplantation法（David法）と同様に人工心肺下に大動脈基部を剥離して大動脈弁輪部を露出する．この最後の過程では，上行大動脈を遮断して基部を切開し，左右冠動脈に心筋保護液を注入して心停止を得てから行う．

右冠動脈を径12 mm程度にカフ状に切り抜く．左冠動脈も同様にカフ状に切り抜く．冠動脈を損傷しないように細いネラトンカテーテルか冠動脈ダイレータなどを挿入してその走行に注意して切開する．

弁輪部の外側を剥離する．繊維組織部分（fibrous portion．左冠尖の無冠尖寄りから右冠尖の無冠尖寄りまで）は弁輪の最低部のラインで水平に剥離する．左前面の筋肉組織部分（muscular portion）は弁輪部に沿って剥離する．各バルサルバ洞を弁輪部より4〜5 mmほど残して切除し，交連部は大動脈壁を弁交連部より遠位で5 mmほど残して水平に切離する．

2-1 UT modificationの実際

David-V法では径の大きい30〜32 mmの人工血管を用いる．人工血管の断端から約7 mmのところをほぼ3分割した3つの箇所にて周長を6 mmずつ縫縮する．このようにすると，人工血管の断端の狭窄部は約26 mmの径となる（図1）．Davidはこの縫縮した箇所を再建するバルサルバ洞の中央にもっていっているが，筆者はこれを交連部にもっていき，縫縮した箇所が人工血管の中で弁輪の王冠部に隠れるようにしている．

弁輪の最下端を結ぶ水平線でマカロニプレジェット付きマットレス縫合（4-0もしくは3-0モノフィラメント糸）を左室内側から外側に通し，各バルサルバ洞に5針ずつ15針置く（図2a）．各バルサルバ洞に5針ずつマットレス縫合を掛けるのは，各マットレス縫合をほぼ均等にするためにかなり重要であると筆者は考えている．David自身はこの縫合線が止血のためではなく固定のためだからということで，マットレス縫合間の間隔は粗くてよいといっているが，筆者自身は上端のバルサルバ洞部の縫合線とともに止血にも働くように考慮してマットレス縫合間の間隔を開けないようにしている．

この際，弁輪が凸になった各弁尖間の交連の下部の左室心筋部は弁輪最下部の水平線よりもやや上部に掛ける．弁輪の最下部ではマットレス縫合を弁輪より2 mmほど離したところに掛ける．特に右冠尖弁輪部のすぐ近くに糸を掛けると，縫合後，弁尖が人工血管側に引き込まれ弁尖の逸脱を起こす可能性があるからである．このモノフィラメント糸に青，白の2色の糸（「ネスピレン®」（アルフレッサファーマ（株）））を使ってマットレス縫合を交互に行うと，縫合時に隣の糸との区別が容易で便利である．

弁輪下の15針のマットレス縫合を人工血管の縮窄部に通し（図2b），縫合して，人工血管内に弁輪部を内包する．交連部の上部に置いたマットレス縫合を人工血管内の適切な箇所に一時的に固定する．3つの弁尖は必ずしも同等ではなく，一部逸脱がある場合は交連部の固定の位置を横に少し変えるか，あるいは交連部の位置を上下に変えて弁尖を吊り上げたり下げたりして，できるだけ弁の接合を図る．この際，弁

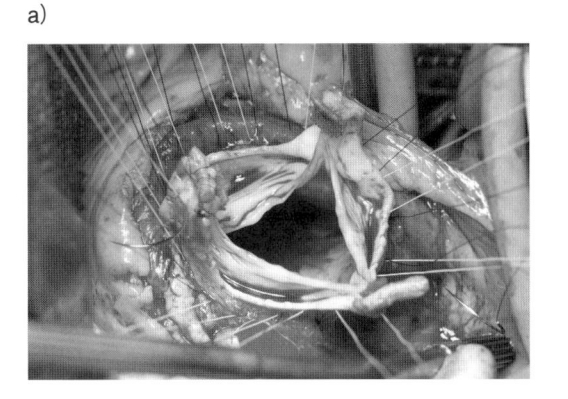

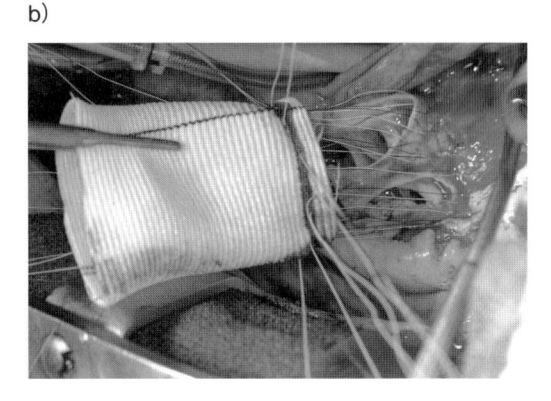

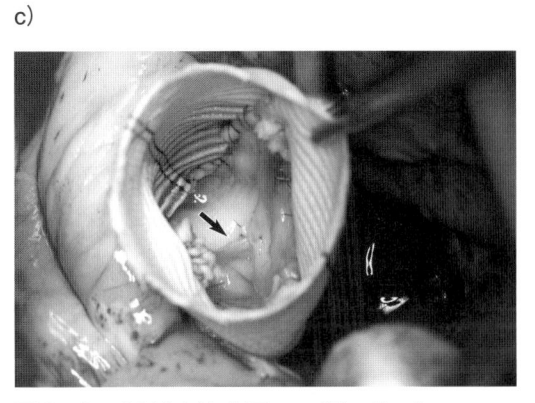

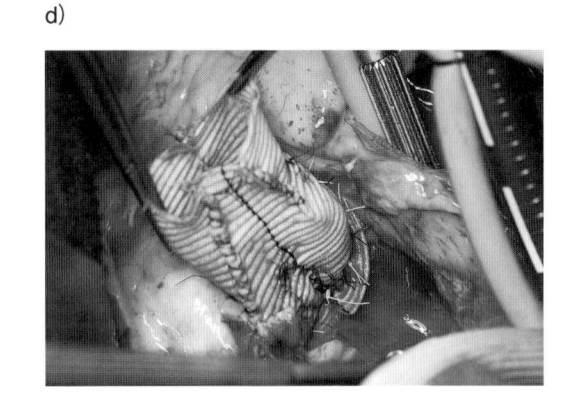

図2 David-V 変法 (UT modification)

a) バルサルバ洞を切除し，大動脈弁輪下には青（写真では黒），白のモノフィラメント糸を交互に，マットレス縫合で左室流出路から外側に各バルサルバ洞に5針ずつ通している．交連部には内からプレジェット付きマットレス縫合を置いている．

b) 人工血管の断端から7 mm くらいのところを縫縮している．その部分に青（写真では黒），白のモノフィラメント糸を内外に間隔を開けずに通している．

c) 弁尖の接合を確認した後，交連部を人工血管内に固定．バルサルバ洞の残存壁を人工血管内に縫合する．弁尖のArantius body を縫縮しているのがみえる（→）．バルサルバ洞の切離断端を5-0 モノフィラメント糸で人工血管の内壁に縫合したところである．各交連部も適当な場所に固定されている．

d) 左右の冠動脈口をCarrel patchにて人工血管に縫着した後，冠動脈口より遠位を縦方向に3カ所縫縮し，バルサルバ洞より遠位の上行大動脈を形成したところ．

尖が逸脱しているなら，Arantius body を5-0 モノフィラメント糸で1～2針縫縮して，弁尖を持ち上げ逸脱を修復する（図2c）．

各交連部の上部のマットレス縫合を弁尖がよく合うように人工血管の適当な場所に通し，水試験を行う．弁尖にねじれやゆがみがなく，水試験でも良好ならば，その場所に固定する．バルサルバ洞の切離断端は，5-0 モノフィラメント糸でその底部より人工血管の中で内壁に連続縫合する．交連部では先に上部に置いたマットレス縫合の糸と縫合する．反対側の交連部に向かって同様に行う．この操作を同様に他の2つの弁輪部でも行う．弁輪部と人工血管は二重に縫着され，止血はほぼ確実になる．このような大きな人工血管の中に弁輪部を内包すると，通常のReimplantation 法より大動脈弁尖のたるみが少なく，接合の状態が良い．

2-2 冠動脈の縫着と遠位側の吻合

左右冠動脈に見合った人工血管で作製したバルサルバ洞に，径7～8 mm 大の穴を開け，5-0 モノフィラメント糸で冠動脈口を縫合する（Carrel patch）．大動脈壁が弱い場合はドーナ

ツ状のテフロン®フェルトを付けて縫合する.

冠動脈口を Carrel patch 法にて再建した後，冠動脈口吻合のすぐ遠位，あるいは無冠尖バルサルバ洞の中央の3カ所で人工血管を幅6 mm 縦に縫縮し（図2d），遠位の大動脈のサイズに合わせる．この操作でST junctionが形成され，この部分の径は6 mm 減となり，径30～32 mm のバルサルバ洞が形成される（図3）．人工血管を3カ所で同じだけ縫縮すれば，その縫縮した分だけ径は縮まる．

通常のAAEでは，比較的短くした人工血管でもそのまま遠位の上行大動脈に吻合可能であるが，上行大動脈遠位まで瘤形成している場合は遠位側に人工血管を吻合してその後，近位のReimplantation 法を行った人工血管と吻合する．マルファン症候群の場合は，遠位側の正常径の上行大動脈にも将来の拡張を見越して，残した人工血管でラッピングを行うとよい．

2-3 UT modification の注意点

1）心筋保護

手術が長時間となり，心停止時間も3～4時間となるので，28℃の血液温の人工心肺下で心筋保護をしっかりする必要がある．大動脈基部の手術であるので，順行性冠動脈灌流は実際的ではなく，逆行性冠灌流法にて8～10℃の cold blood cardioplegia 液 10～15 mL/kg を 20～30 分ごとに注入する．cold blood cardioplegia 液注入の間は，冷却した酸素加されたポンプ血をやや低流量で逆行性に連続的に注入する．術野で冠動脈から流出してきた血液が邪魔になるときは，血液の逆行性灌流を一時中止する．

この方法で基本的に心筋保護は6～7時間まで十分にできるが，低体温下で冠動脈から流出してくる血液の量が十分にあるかどうか，色が赤いままであるかどうかは，十分な酸素が心筋に供給されているかどうかの簡単な指標となる．もし，血液の量が少ないときは冠動脈パッチのねじれにより冠動脈が狭窄ないしは閉塞しているか，あるいは冠静脈洞のカニューレが抜けているかチェックしなければならない．もし，

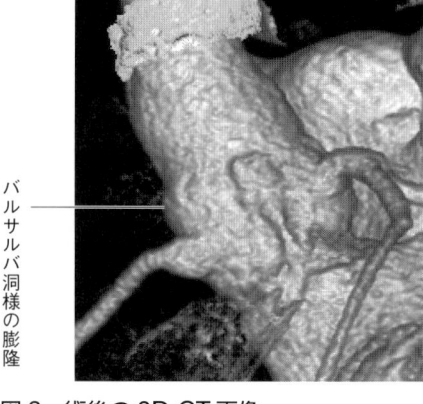

図3 術後の3D CT 画像
大動脈根部でバルサルバ洞様の膨隆が認められる．

流出してくる血液の色が黒い場合は，十分な量の血液が逆行性に流れていない可能性があるので，冠灌流システムそのものをチェックしなければならない．

逆行性冠灌流自体は理想的に行われれば心筋保護は十分に行われるはずであるが，長時間低圧での灌流となるので，冠動脈毛細血管レベルでの灌流が不十分になる可能性があり，1.5～2時間に1回，順行性の冠灌流を行うのが安全である．

2）自己血輸血

UT modification は大動脈基部での弁輪部と人工血管の縫合が二重になっており，冠動脈パッチの縫合部に出血がないと出血の少ない手術になるはずである．マルファン症候群の若い患者も多く，術前の貧血も少ないと考えられるので，術前に自己血を貯血していれば，他家血輸血なしで手術を施行可能である．予定される手術でもあるため，術前に 800～1200 mL の自己血貯血をすることが望ましい．

3）術中弁評価

手術中の弁評価は動的な状態では難しいので，静的評価であるが，水試験が行いやすい．弁尖の接合が良いのを確認して，水を人工血管内に注ぎ，リークがまったくなくなるのが理想的である．少しでも水面が下がり，リークがあ

ると，ARは1～2度は術直後に起こることを経験している．リークがまったくなくても，術直後に0.5度の逆流はあることがあるが，これは許容できる．体外循環終了前には，経食道心エコー（TEE）にてAR，冠動脈血流，心機能，心内空気をチェックすることは大切である．

外科医　**麻酔科医**　臨床工学技士

David-V変法における心臓麻酔法

❶ はじめに

David-V変法は，大動脈弁尖自体は正常なAAEが適応となる[7]．AAEはマルファン症候群の患者に多く，比較的若年のうちから弁輪拡張とそれに伴う大動脈弁閉鎖不全症を生じる．David-V変法の適応となる患者はほかの開心術を受ける患者に比べ，若年で心機能も保たれ，合併症も軽度である場合が多い．したがって，これでなくてはならないといった麻酔法はないと考えるが，当院では以下の方法で麻酔を行っている．なお，David-V変法における麻酔管理の例を図4に示した．

❷ 麻酔方法

モニタは通常モニタのほかに動脈圧，中心静脈圧，TEEに加えて，肺動脈圧，混合静脈血酸素飽和度，心拍出量，心係数を持続測定している．患者の心機能や合併症の程度により，肺動脈カテーテルは必須ではなく，中心静脈圧のみ，または必要に応じて心拍出量測定に「フロートラックセンサ」（エドワーズライフサイエンス（株））や混合静脈血酸素飽和度測定に「プリセップCVオキシメトリーカテーテル」（エドワーズライフサイエンス（株））を適宜使用すればよい．

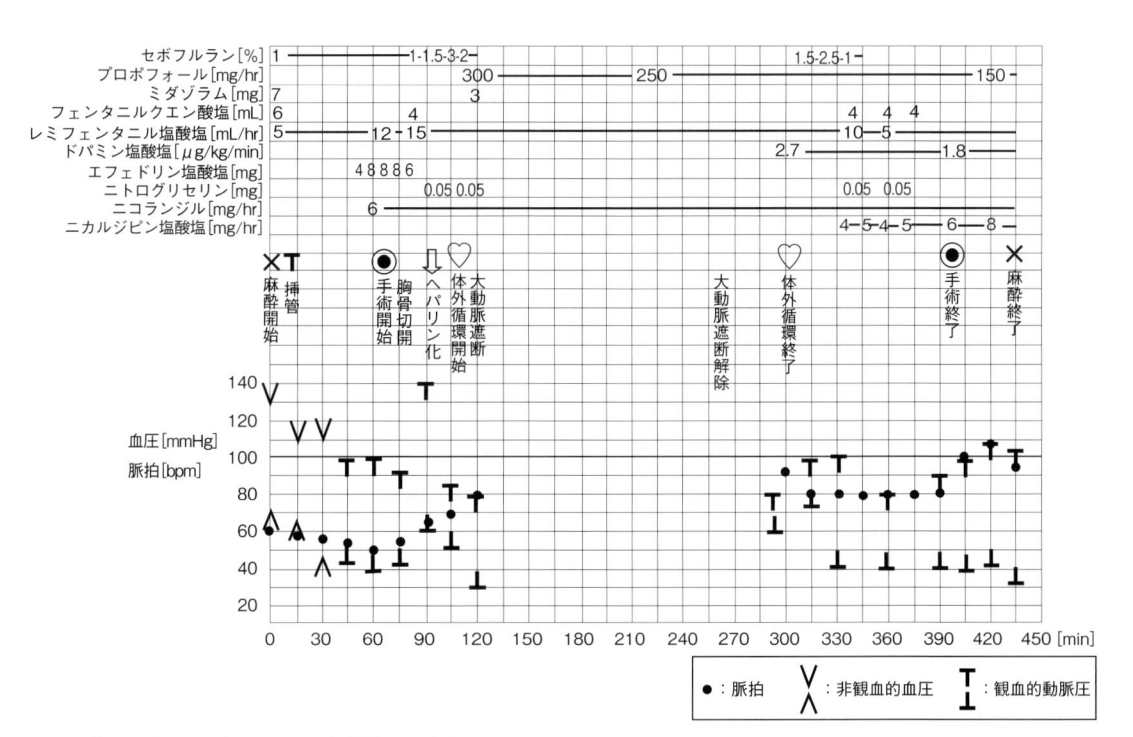

図4　David-V変法における麻酔管理の例

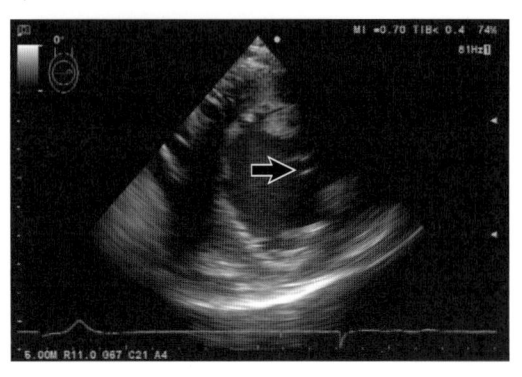

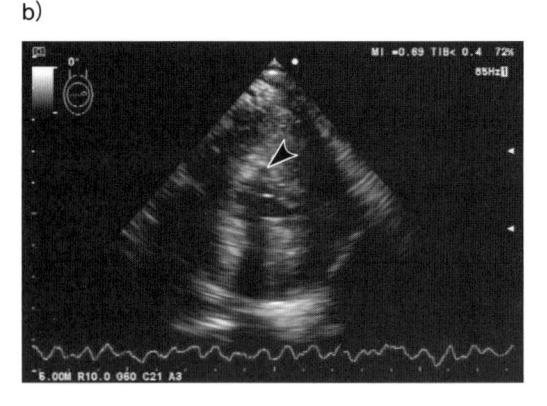

図5　TEE 経胃中部短軸像
a) 左室内にベント（→）が挿入されているが，左室腔は拡張しており，有効にベントされていない．
b) 左室内にベントが挿入されており（ベントによる音響陰影が矢頭（▸）より画面下方に黒い筋となって示されている），心室細動時に左室内腔は十分にベントされている．

導入にはドルミカム®（ミダゾラム），フェンタニル®（フェンタニルクエン酸塩），エスラックス®（ロクロニウム臭化物）を用い，維持はセボフレン®（セボフルラン）および適宜フェンタニル®を使用した全身麻酔を行っている．気管挿管後，輸液用末梢静脈ライン（16 G 以上が望ましい），動脈圧カテーテル，中心静脈カテーテル（「Multicath 3」，VYGON Corp.），肺動脈圧カテーテル（「スワンガンツ CCO サーモダイリューションカテーテル」，エドワーズライフサイエンス（株）），シース（「アローポリウレタンシースイントロデューサー」，Arrow International Inc.），TEE プローブを挿入する．

③ 麻酔に関する知識

David-V 変法では AR に対する大動脈弁置換術の麻酔に準じて管理する．適応となる患者の特徴から，特に次の点に気を付ける．

3-1　麻酔導入～体外循環開始前

麻酔導入後に TEE で大動脈弁尖の形態，AR の重症度，大動脈弁輪・バルサルバ洞・ST junction・上行大動脈の各径，および左右冠動脈の位置や流速を計測する．痛み刺激による末梢血管抵抗の上昇で AR は増悪するため，手術開始時は十分な鎮痛を行い，適切な麻酔深度を保つ．

3-2　体外循環開始～体外循環離脱

1) **大血管操作時は血圧に注意**

David-V 変法の適応となるマルファン症候群では血管壁も含めた結合組織が脆弱なため，送血管挿入や抜去などの大動脈操作で大動脈解離を生じる可能性が通常より高い．これらの操作時には血圧を下げた管理を行う．大動脈遮断および遮断解除時に体外循環流量を低下させる際，併せて動脈圧も低下したことを外科医，麻酔科医，臨床工学技士で確認し操作を行う．

2) **左室ベント，心筋保護は確実に**

重症 AR の場合，体外循環開始後に心室細動などで自己心拍がない状態になると送血管からの血流による高度の AR をきたし，容易に左室の過伸展をきたす．それを避けるため，送血管挿入後，冷却前に左室ベントが挿入されるが，その際 TEE でベント先端が左室内にあることを確認する．心室細動・心停止の際も，ベントにより左室が十分に脱血されていることを確認する（図5）．

3) **遮断解除後は TEE で十分に確認**

①大動脈弁

残存逆流の有無，程度を確認する．

②冠動脈

David-V 変法では左右の冠動脈を人工血管に吻合する．移植した冠動脈に圧迫や屈曲が起

こっている場合は，冠動脈血流減少により高度の心収縮力低下が起こり，体外循環離脱困難となる．そのため，壁運動異常の有無および冠動脈血流が確認できるか，流速が極端に低下していないか評価する[8]．

③心室内遺残空気

David-V 変法は左心系が開放される手術であり，特に左心室に空気が遺残することが多い．遮断解除後は左室・左房を TEE で確認し，空気の貯留を認めた場合はベントによる吸引を十分に行う．また，貯留した空気が冠動脈（特に大動脈前面に開口する右冠動脈）に塞栓した場合，壁運動異常や心電図変化，不整脈などを生じる．体外循環離脱後にも起こり得るため注意が必要である[9]．

3-3 体外循環離脱～手術終了

術前の心機能が良好な場合は，比較的少量のカテコラミンで離脱できることが多い．止血コントロールしやすいよう，低めの血圧管理を外科医から要求されることが多く，適宜ペルジピン®（ニカルジピン塩酸塩）などの血管拡張薬を使用する．

3-4 無輸血の可能性

David-V 変法を受ける患者は全身状態が良い場合が多く，術前に自己血貯血を行っていることが多い．その場合，当院では手術当日も麻酔導入後に，ヘモグロビン値に応じて希釈式自己血貯血を 400 ～ 1000 mL 程度行っている．外科医，麻酔科医，臨床工学技士とで十分にコミュニケーションをとり，可能であれば自己血のみの無輸血で手術を行う．

外科医　麻酔科医　**臨床工学技士**

David-V 変法における体外循環法

1 当院における標準的体外循環法

1-1 人工心肺装置

人工心肺装置は，「サーンズ®アドバンストパーフュージョンシステム1（APS1）」（テルモ（株））の6基タイプと5基タイプの2台を使い分け，メインの送血ポンプは遠心ポンプで構成している．心筋保護装置は，「クエスト®MPS2」（コスモテック（株））を使用し，その操作性や視認性を向上させるために，専用架台を用いて「サーンズ®アドバンストパーフュージョンシステム1（APS1）」の吸引ポンプと平行に設置している．体外循環用血液学的パラメータモニタの「CDI®500システム」（テルモ（株））を体外循環回路に組み込み，血液ガスなどを測定している．また，無侵襲酸素飽和度モニタ「TOS-96」（（有）トステック）を使用してrSO_2を測定している．人工心肺操作書の作成やデータ管理は，「PDM システム」（（有）ケー・エム・エス）で行っている．

1-2 充填液

無輸血体外循環の安全限界をヘマトクリット（Hct）値20％としているので，この値を超える希釈症例では輸血充填を行っている．無輸血症例は，サリンヘス®（ヒドロキシエチルデンプン）と20％マンニットール®（D-マンニトール）とラクテック®（乳酸リンゲル液）で回路内充填し，ヘパリンナトリウム注 N（ヘパリンナトリウム）5 mL と抗生物質を加える．心筋保護回路の充填はミオテクター®（心筋保護薬）で行い，注入時に濃度調節したカリウム（K）や酸素加血液を添加する．

1-3 標準的体外循環法

中等度低体温法（28 ～ 30℃）で温度管理し，指標に直腸温を用いるが，末梢温や鼓膜温も測定する．目標灌流量は灌流指数（PI）2.2 ～ 2.6 L/min/m^2，灌流圧は 60 ～ 80 mmHg で管理し，十分な尿量を確保する．尿量が確保できない症例は体外限外濾過（ECUM）で対応し，K が高値時はサブパック®Bi（濾過型人工腎臓用

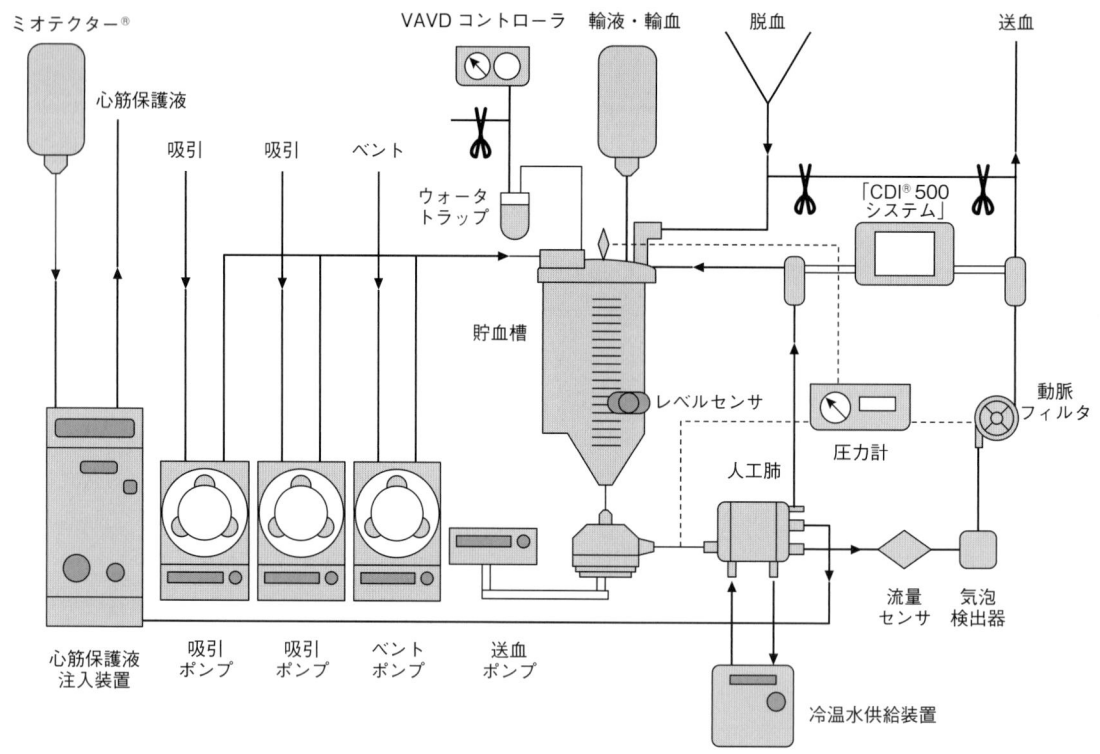

図6 人工心肺回路図

補液)を補液しながらの限外濾過(DUF)で対応する．術前からの腎機能低下症例は，体外循環開始時から個人用透析装置を用いて透析を行う．体外循環システムは開放型回路（図6）と閉鎖型回路の2種類あり，症例に応じてシステムを選択し使用している．開放型回路の脱血は落差脱血を基本とし，脱血量が不足する場合は陰圧吸引補助脱血(VAVD)を行う．

❷ David-V変法に対応した体外循環の実際

2-1 体外循環開始前

開放型回路（図7）にて準備する．胸骨正中切開後，心膜切開し，直接エコーや触診にて問題がなければ送血管を上行大動脈に挿入する．上行大動脈の直接エコーや術前胸部CTにより上行送血が困難な場合は，大腿動脈送血にて人工心肺回路を装着する．脱血は，上大静脈(SVC)に曲がりの脱血管，下大静脈(IVC)に直の脱血管を挿入する．なお送脱血管の挿入はヘパリンナトリウム注N 250単位/kg投与後，活性化凝固時間(ACT)が300秒以上であるこ とを確認し，吸引ポンプを作動させながら行う．

2-2 体外循環開始・大動脈遮断

送血テストで送血に問題がないことを確認後，灌流圧低下に注意しながら体外循環を開始する．目標灌流量の半分程度で脱血テストを行い，SVC・IVCからの脱血に問題がないことを確認後，目標灌流量まで上げる．高度の大動脈弁閉鎖不全症の場合は，送血した血液が左心室に逆流することで体外循環が困難になる場合があるので，脱血量や送血量を適宜調節する．左室ベントカニューレ（以下，LVベント）を挿入するまでは，心室細動にならないように冷却しない．

LVベント挿入後，左室の過伸展に注意しベント流量を調節しながら，目標体温28℃まで冷却する．目標温度まで冷却するか心室細動に移行した場合は灌流量を一次的に下げ，灌流圧を十分減圧した後に大動脈遮断を行う．遮断確認後，灌流量を戻し，心筋保護液を心筋保護用ルートカニューレより注入する．高度AR症例の場合，心筋保護液の注入流量や注入圧を増や

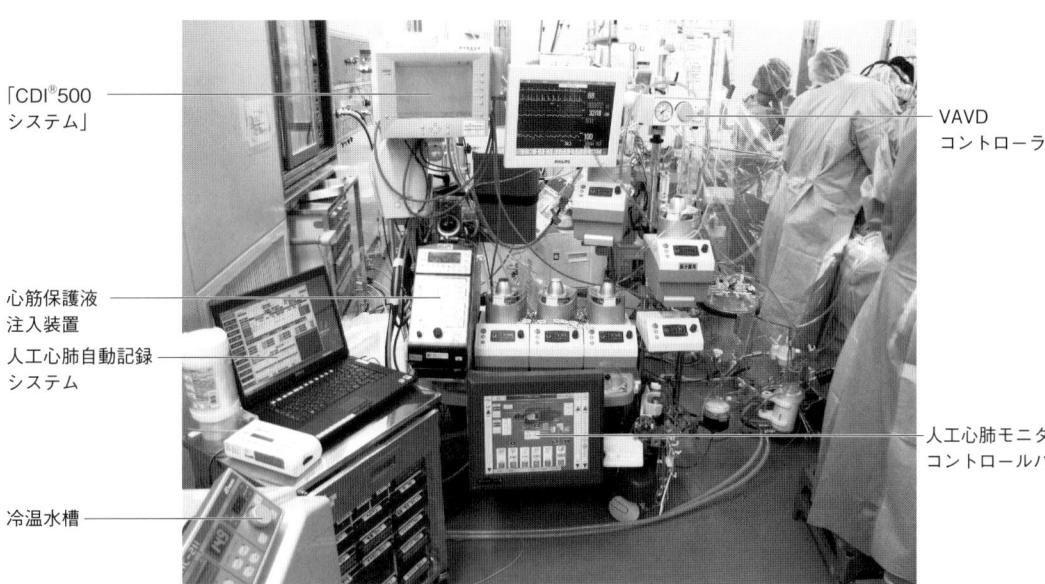

図7 体外循環システム（開放型回路）

しても心停止が得られないので，大動脈を切開し選択的に心筋保護液を注入する．

2-3 心筋保護

心停止は，上行大動脈より順行性に10〜15℃に冷却した晶質性心筋保護液（ミオテクター®にKを10 mEq添加）を注入して速やかに行う．注入量は700〜1000 mLとし，回路内圧上昇に注意しながら注入する．心停止維持は，冠状静脈洞より逆行性に冷却した血液併用心筋保護液（BCP）を700 mL注入する．血液とミオテクター®の混合比率は4：1とし，混合後にKを3 mEq添加して注入する．逆行性心筋保護液注入後から，心機能低下を防止するために10℃に冷却した血液でRCBIを適宜行うが，冠動脈処理中は視野確保のため一時的に中断する．

心電図にて拍動を認めた場合や心筋保護液注入から40分経過した場合は，逆行性にBCPを700 mL注入する．逆行性のみでは心筋保護が不十分なこともあるので，1.5〜2時間に1回，順行性にBCPを注入する場合もある．

2-4 大動脈遮断解除

人工血管吻合中や大動脈弁形成中は術野を観察し，ベントや吸引ポンプ流量を調節して無血視野を維持する．大動脈弁形成評価は水試験により行うので，生理食塩液がベントにより貯血槽に取り込まれ，Hct値が低下する場合がある．人工血管への冠動脈吻合終了後に加温を開始する．上行大動脈遠位部の吻合終了に合わせてベント流量を減少させ，左心室を血液で充満させる．人工血管内の空気抜きのために18 G針を人工血管に挿入し，ルートベントとして使用する．吻合部に問題がなければ大動脈遮断を解除する．

2-5 体外循環離脱・終了後

大動脈遮断解除と同時に，LVベント・ルートベント流量を増大させ，心臓内の空気抜きを行う．心拍が再開しない場合は，除細動器により自己心拍再開を促す．TEEによりARの有無や空気の残存がないことを確認後，LVベント・ルートベントを抜去する．止血操作が長時間になると体温が低下するので，直腸温が36.5℃以上になるまで十分複温し，血行動態に問題がなければ体外循環から離脱する．離脱後，吸引ポンプにて回収する出血量が100 mL/min以下になるまではノボ・硫酸プロタミン®（プロタミン硫酸塩）を投与せず，麻酔科医と連携し循環動態を維持する．送脱血管を抜去し，ノボ・硫酸プロタミン®を既定の半量投与したら吸引ポンプを止めるが，再度体外循環

に移行する場合があるので注意が必要である．回路内の残血は，自己血回収装置にて洗浄処理し返血する．

3 David-V変法に対応した体外循環におけるポイント

大動脈遮断時間が長時間に及ぶため，BCPを順行性や逆行性に注入したり，RCBIを組み合わせて心筋保護を確実に行うことが重要である．RCBIでは確実に注入されているかを灌流血の色や量で確認する．冠動脈がねじれたり折れ曲がっている場合は，冠動脈開口部より灌流血が流れ出ない．また，低体温で持続して逆行灌流しているため，通常は流出血の色は赤であるが，黒っぽいときも心筋保護が不十分である．

体外循環終了後はさまざまな要因で出血傾向が持続し，再度体外循環が必要になる場合があり，迅速な対応ができるよう備えることが重要である．体外循環終了後の回路は，長時間の体外循環による人工肺の性能低下やノボ・硫酸プロタミン®による回路内凝血を起こしていることも考えられる．ノボ・硫酸プロタミン®投与後に再体外循環を行う場合や，止血操作が長時間に及んだ場合は体外循環中の人工心肺回路の交換が必要になる可能性がある．

当院では，さまざまなトラブルが発生しても対処可能なように物品を収納した緊急対応カートを準備しており，「スピードパック®」（テルモ（株））を箱から出した状態で収納している．ノボ・硫酸プロタミン®投与後は残血処理を速やかに行って使用回路を破棄し，「スピードパック®」用の専用ホルダに交換する．再度体外循環が必要な場合は，「スピードパック®」で体外循環を迅速に再開できるようにしている．

■文献
1) Bentall H, De Bono A: A technique for complete replacement of the ascending aorta, Thorax 23(4): 338-339, 1968
2) Cabrol C, Pavie A, Gandjbakhch I, et al: Complete replacement of the ascending aorta with reimplantation of the coronary arteries: new surgical approach, J Thorac Cardiovasc Surg 81(2): 309-315, 1981
3) Sarsam MA, Yacoub M: Remodeling of the aortic valve annulus, J Thorac Cardiovasc Surg 105(3): 435-438, 1993
4) David TE, Feindel CM: An aortic valve-sparing operation for patients with aortic incompetence and aneurysm of the ascending aorta, J Thorac Cardiovasc Surg 103(4): 617-622, 1992
5) de Oliveira NC, David TE, Ivanov J, et al: Results of surgery for aortic root aneurysm in patients with Marfan syndrome, J Thorac Cardiovasc Surg 125(4): 789-796, 2003
6) Takamoto S, Nawata K, Morota T: A simple modification of 'David-V' aortic root reimplantation, Eur J Cardiothorc Surg 30(3): 560-562, 2006
7) 高本眞一：大動脈弁温存手術，大動脈外科の要点と盲点，高本眞一（編），p202-209, 文光堂，2005
8) Hensley FA, Martin DA, Gravlee GP：弁膜症の麻酔管理，心臓手術の麻酔 第3版，新見能成（監訳）p352-356, メディカル・サイエンス・インターナショナル，2004，【原著】Hensley FA, Martin DA, Gravlee GP: A Practical Approach to Cardiac Anesthesia, 3rd Edition, Lippincott Williams & Wilkins, 2002
9) 渡橋和政：大動脈瘤, DVDでみる経食道心エコー法アドバンス, p90-92, 南光堂, 2007

■外科医
社会福祉法人三井記念病院院長
高本眞一 TAKAMOTO, Shinichi
社会福祉法人三井記念病院心臓血管外科
宮入 剛 MIYAIRI, Takeshi
社会福祉法人三井記念病院心臓血管外科
大野貴之 OHNO, Takayuki

■麻酔科医
社会福祉法人三井記念病院麻酔科（非常勤），東京大学医学部麻酔科・痛みセンター
平井絢子 HIRAI, Ayako
社会福祉法人三井記念病院集中治療部
大野長良 OHNO, Nagara
社会福祉法人三井記念病院麻酔科
寺嶋克幸 TERAJIMA, Katsuyuki

■臨床工学技士
社会福祉法人三井記念病院MEセンター
渡辺 猛 WATANABE, Takeshi
石井和行 ISHII, Kazuyuki
山下好史 YAMASHITA, Yoshifumi

[第Ⅱ章 成人の症例]

■ Ⅱ-12

ホモグラフトを用いた大動脈基部置換術と体外循環法
－東京大学医学部附属病院－

> 大動脈弁ホモグラフト移植は重症感染性心内膜炎，特に人工弁感染症例が対象となることが多く，活動性感染存在下で再開胸・大動脈基部置換術を行うため，手術・体外循環が長時間になることが多い．ここでは，良好な手術成績を収めるうえでの手術手技・全身モニタおよび管理，体外循環における留意点について紹介する．

外科医 | 麻酔科医 | 臨床工学技士

ホモグラフトを用いた大動脈基部置換術

① ホモグラフトを用いた大動脈基部置換術が必要となる病態生理

感染性心内膜炎（IE），特に活動性IE，人工弁感染や弁輪部膿瘍を伴う症例は治療困難とされ，通常の開心術と比べ手術成績も不良である．perivalvular leak（弁周囲からのリーク）を合併することも多く，急性心不全を伴うような症例は重症化することが多いので，感染の活動性と循環動態の双方を考慮したうえでの適切な手術の時期決定および術式・代用弁の選択が重要である．

IEに対する手術法として，1980年代後半からホモグラフトの有効性が注目を浴び，機械弁との比較においてホモグラフトの術後成績が良好であることが報告されてきた．臨床成績からホモグラフトの有用性が認められ，2006年に先進医療として認定されている．IEはホモグラフト使用が適応となる代表的な疾患だが，グラフトの供給数が限られるため適応症例も厳選する必要がある．主として感染制御が困難な人工弁感染および人工弁の縫合離開を伴う状態，弁輪部膿瘍を伴うIE，中枢吻合部の感染性仮性動脈瘤合併症例などが良い適応である．東京大学組織バンクより提供された大動脈弁ホモグラフトを用いた大動脈基部置換術の臨床成績についても後述する．

② ホモグラフトの凍結・解凍（図1）

心臓死ドナーより摘出された組織は，抗生物質入り培養液に4℃・24～48時間浸漬したうえで計測・トリミング処理工程を経る．余剰の組織は切除し，弁輪径，上行大動脈径，頸部分枝径および上行大動脈全長を計測し，品質管理目的で組織の一部を培養検査へ提出する．弁尖の状態および大動脈壁・内膜面の状態をチェックし，写真・スケッチに記録する．凍結保存液には10% DMSO含有RPMI 1640培養液を用い，組織を二重に梱包したうえでプログラムフリーザ（Planer PLC製）を用いて−50℃までは−1℃/min，−50～−80℃までは−5℃/minの速度で凍結処理を行う．グラフトは，コード化された後に液体窒素の気相（−180℃）で梱包袋の耐久性に応じて5年間保管される．期限を過ぎたグラフトは，ドナー家族の承諾が得られている組織については研究転用されている．

グラフトは，使用申請があるたびに適宜ドライシッパー（凍結試料の運搬容器）で手術室ま

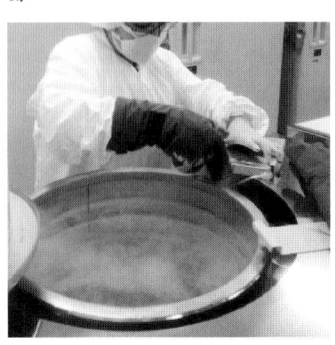

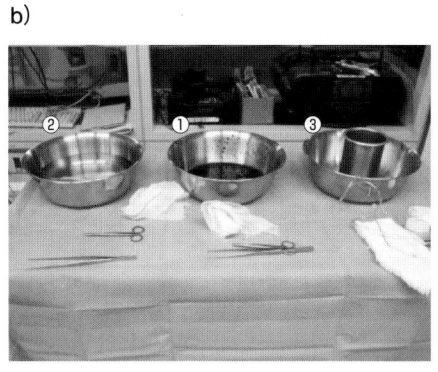

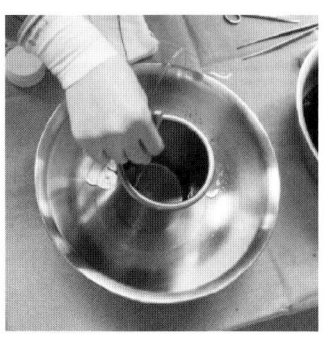

図1 ホモグラフトの急速解凍
a) 液体窒素タンクからのグラフト取り出し作業.
b) 解凍作業である．温ポビドンヨード浴（①），温生理食塩液による解凍（②），保存液の段階的洗浄（③）に必要な準備.
c) 保存液による洗浄の様子.

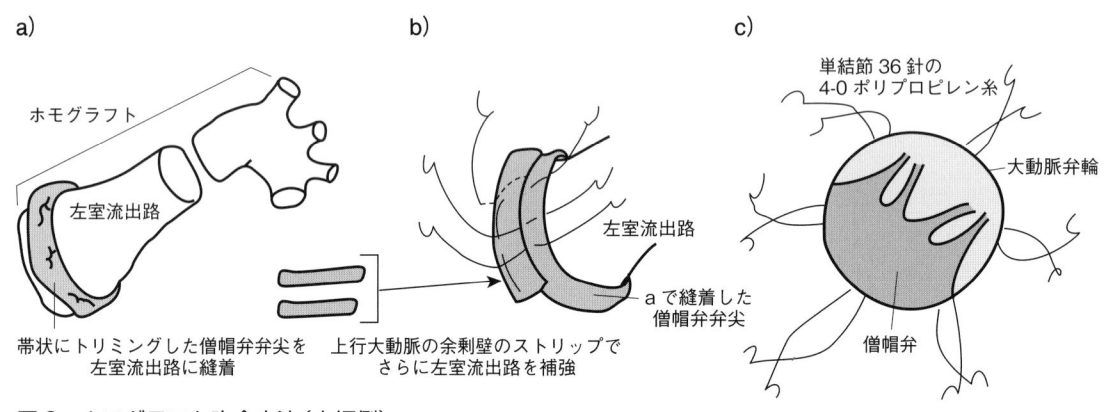

図2 ホモグラフト吻合方法（中枢側）
a) ホモグラフトは解凍後に大動脈弁のリークがないことを確認し，必要なサイズにトリミングする．一緒に得られる僧帽弁弁尖組織を帯状に切り，左室流出路筋組織へ縫着・補強とする.
b) 上行大動脈の余剰部分を帯状に切り，さらに左室流出路を補強する.
c) 大動脈弁を切除後に上から見た図．大動脈弁輪へのホモグラフト縫着は，単結節36針の4-0ポリプロピレン糸にて行う.

で運ばれ，急速解凍を経て使用される．使用直前に再度培養検査および病理検査に提出し，品質管理上のデータとする.

❸ 手術手技（図2～図4）

東京大学組織バンクより提供されたホモグラフトレシピエントの8割以上が再開胸（redo sternotomy）手術症例であり，緊急体外循環導入に備え鼠径部から大腿動静脈を確保する．再開胸による心臓損傷もなく剥離が順調であった場合は上行大動脈送血・上下大静脈脱血によ

り体外循環を確立するが，必ずしもその限りではない．中等度低体温（直腸温28℃程度）に冷却し，大動脈を遮断する．通常，手術は長時間化するため冠灌流は順行性・逆行性冠灌流の双方で備え，また，高濃度塩化カリウム（KCl）溶液による心停止併用の可能性も念頭に置く．当院では，ホモグラフトを用いた大動脈基部置換術を含め手術が長時間化する場合は最初の4時間は逆行性に20分ごとに心筋保護液を投与し，4時間を超えた場合は逆行性に酸素加された人工心肺血を持続的に投与して心筋虚血時間

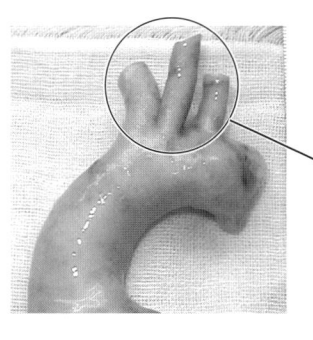

図3　大動脈弁ホモグラフト移植術中写真
①右冠動脈再移植
②ホモグラフトの大動脈弓部分枝空置による左冠動脈再建

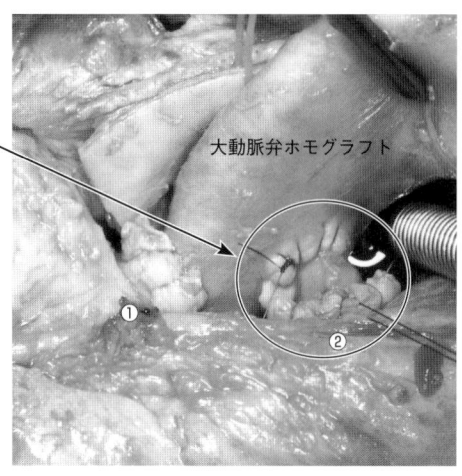

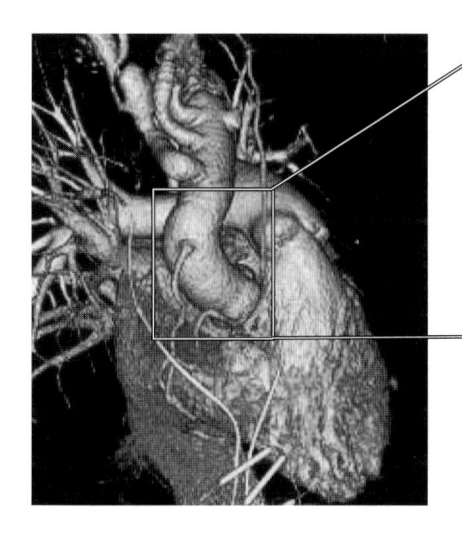

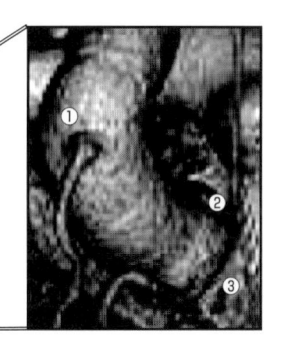

図4　術後 3D CT 画像
①右冠動脈血行再建中枢吻合
②左冠動脈再移植部位
③大動脈弁ホモグラフト中枢吻合

を短縮することに努めている．

　凍結保存大動脈弁組織の中枢側吻合方法は，本術式を導入した初期の頃はすべて結節縫合にて行っていたが，操作を簡便に行うため 3-0 モノフィラメント糸による連続縫合に変わった．その後，ホモグラフト中枢吻合部に仮性動脈瘤形成をしばしば合併するようになったため，青白2色の 3-0 モノフィラメント糸を用いて，前面は結節縫合，後面は連続縫合するなどの試行錯誤を経て，最近では当初の全結節縫合を行うに至っている．冠動脈は native coronary artery を Carrel patch として再移植し，冠動脈の剥離が十分に行えない高度癒着を伴う症例ではホモグラフトの大動脈弓部分枝で空置し，ホモグラフトの冠動脈開口部位へ再建している．ホモグラフトは通常，僧帽弁と一緒に供給されるが，僧帽弁の弁尖は帯状に切り，ホモグラフト左室流出路心筋組織に縫い付け補強としている．また上行大動脈壁の余剰部分も同様に帯状に切り，中枢吻合部の補強に用いるか，プレジェットとして用いることにより可能な限り人工物の使用を回避することができる．ホモグラフトの末梢側は，上行大動脈へ 4-0 ポリプロピレン糸により連続縫合で吻合している．

❹ 東京大学組織バンクから提供されたホモグラフトの遠隔期成績

　1998 年 12 月～2010 年 9 月の間に，東京大学組織バンクより提供された大動脈弁ホモグラフトは 60 件（うち自己弁 IE 10 例，人工弁感染症 45 例，吻合部仮性瘤 4 例，先天性大動脈

弁狭窄1例）である．男性48例，女性12例，手術時年齢は0～74歳（平均52歳）で，感染症例55例のうち44例が弁輪部膿瘍を合併していた．30日死亡率は12％（7/60例）で，3例を感染で失い，その他4例はLOS，MOF，出血で失った．1カ月以上生存が得られた53例の遠隔期成績は，1年，5年，10年の生存率は98％，61％，53％，感染再燃回避率は91％，83％，83％，再手術回避率は100％，68％，68％と，術前の重症度を考慮した場合，比較的良好であり，感染制御の観点ではホモグラフトの効果が示唆されたが，再手術はしばしば必要となった．なお，この成績は過去に諸外国より報告されたホモグラフト手術成績に匹敵する結果である．特記すべき点は，感染症例のうちメチシリン耐性黄色ブドウ球菌（MRSA）が術前に5例から検出されていたが，そのうち4例はMRSA感染が制御され退院に至っていることである．

5 おわりに

わが国でホモグラフトが使用され始めてから約12年が経過し，抗感染性や血行動態上優れているなどの特性が認識されるに従いホモグラフトの使用頻度も徐々に増加しつつある．しかし，法整備の進んでいる脳死下臓器移植医療と異なり，組織移植は制度上発展途上であり，かつ広く一般に知れ渡っておらず，人員確保やコーディネーターの地位確立など多くの問題が山積しているのが現状である．同種移植に伴う炎症反応の一端として発現されるトリプトファン分解酵素（IDO）がホモグラフト抗感染性に関連する可能性が実験的にも証明されており，感染性心血管病変の手術治療において有利であると考えられるホモグラフトが，円滑かつ適切に移植されるためのさらなる制度の整備が今後も必要であると考える．

外科医　**麻酔科医**　臨床工学技士

ホモグラフトを用いた大動脈基部置換術の麻酔

1 はじめに

ホモグラフトを用いた大動脈基部置換術の麻酔は，基本的に再開胸手術に対する麻酔管理に準じたものとなる．ここでは，再開胸手術に必要な麻酔管理を中心に述べつつ，当院におけるホモグラフトを用いた大動脈基部置換術の麻酔管理について述べる．

2 再開胸手術に対する準備と注意点

2-1　生体情報モニタ

再開胸手術時に必要なモニタは通常の心臓手術と同様だが，1点注意が必要である．それは経皮的動脈血酸素飽和度のプローブは右手に装着するほうが安全ということである．

再開胸手術の際は，胸骨と癒着した心房，心室，大血管の剥離を行わなければならない．特にホモグラフトによる大動脈基部置換が行われる患者は，大動脈弁置換術後またはBentall手術後で，胸骨後面に大きな仮性動脈瘤（図5）が存在することも少なくない．癒着剥離中に出血がコントロールできなくなった場合，または開胸時の出血が想定される場合は大腿動静脈バイパス（F-Fバイパス）で体外循環補助下に，再開胸および癒着剥離を進める．このときの注意点は，体外循環からの逆行性の血流と自己心拍出による順行性の血流がどこかで合流することである．自己の血液が両側総頚動脈に拍出され，左鎖骨下動脈には体外循環からの酸素加された血液が送血されることがある．患者の酸素加が不良の場合は，低酸素の血液が両側総頚動脈に拍出されて脳は低酸素状態になっているが，左手の酸素加は保たれているということが起こり得る．このようなことを避けるために経

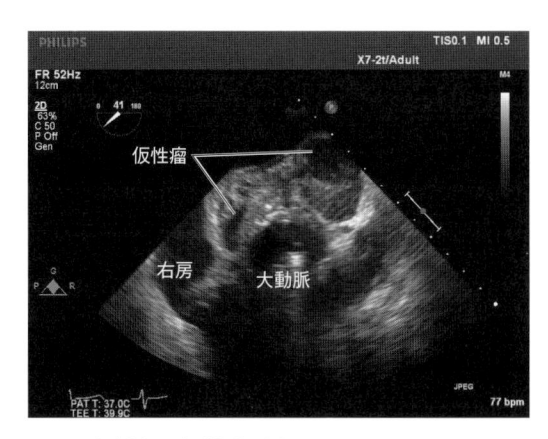

図5　心基部の仮性動脈瘤

皮的動脈血酸素飽和度測定用のプローブは右手に装着し，右腕頭動脈を流れる動脈血の酸素飽和度をモニタするほうが安全である．

最初からF-Fバイパスで開胸操作を行うか開胸操作を先行させるかは事前に外科医，臨床工学技士，看護師，麻酔科医で打ち合わせをしておき，速やかに対応できる態勢を整えて手術に臨む必要がある．

2-2　使い捨て体外式除細動パドル

心室の癒着剝離が困難なときもある．その場合は体内式除細動パドルを心囊内に入れることができないため，使い捨ての体外式除細動パドルを貼付しておく必要がある．この場合は，患者入室時に生体情報モニタの装着とともにこのパドルの貼付も行い，除細動器に接続する．

2-3　輸血ライン

ホモグラフトによる大動脈基部置換術の麻酔は出血との戦いといっても過言ではない．開胸時から出血の可能性があり，体外循環離脱後の止血にも難渋することがある．この出血に対応するには，まず十分な輸血ラインを確保する必要がある．

当院では麻酔導入後に末梢静脈に14または16ゲージの輸血ラインを確保し，中心静脈ラインに8.5 Frトリプルルーメンカテーテルと9 Frシースを挿入する．9 Frのシースを急速輸血ラインとし，急速輸血装置「レベル1」（スミスメディカル・ジャパン（株））を接続して常に急速輸血が行える態勢で手術を開始する．

このため肺動脈カテーテルは原則使用しないが，冠動脈を移植する必要があるこの手術では，術後の心機能評価には肺動脈カテーテルが有用な場合もある．この点も術前に外科医と話し合う必要がある．肺動脈カテーテルが必要と判断された場合は，トリプルルーメンカテーテルに急速輸血装置を接続するが，末梢輸血ラインには接続しない．

❸　麻酔管理

生体情報をモニタしながら動脈圧ラインを局所麻酔下に確保し，動脈血ガス分析と活性凝固時間（ACT）を測定した後，麻酔導入を行う．

術前の心機能にもよるが，麻酔導入はドルミカム®（ミダゾラム）で鎮静，フェンタニル®（フェンタニルクエン酸塩）で鎮痛，マスキュラックス®（ベクロニウム臭化物）で無動化を得て気管挿管を行う．気管挿管時の血圧上昇を避けるために，フェンタニル®は5〜10 μg/kg使用する．血圧上昇に備え，降圧薬の準備も必要である．

術中の維持は揮発性麻酔薬であるセボフレン®（セボフルラン）を使用し[1),2)]，長時間の手術になり術後挿管管理が必要となることが多いため，フェンタニル®は総量30〜50 μg/kg使用する．

術後出血の減量を期待してトランサミン®（トラネキサム酸）を麻酔導入時に20 mg/kg投与し，その後10 mg/kg/hrで持続投与を行う[3)]．

それ以外の管理は通常の心臓麻酔と同じなので割愛する．ホモグラフトを用いた大動脈基部置換術の麻酔管理の例を図6に示す．

体外循環離脱時には心腔内の遺残空気を除去し，カテコラミンを併用しながら離脱に向かう．左室および右室の壁運動に問題がないかを，経食道心エコー（TEE）で確認する．壁運動に異常があり，冠血管拡張薬を投与しても改善しない場合，またTEEで冠動脈の血流が確認できない場合は，移植した冠動脈の吻合部狭窄が疑われる．この場合は，再度体外循環下に冠動

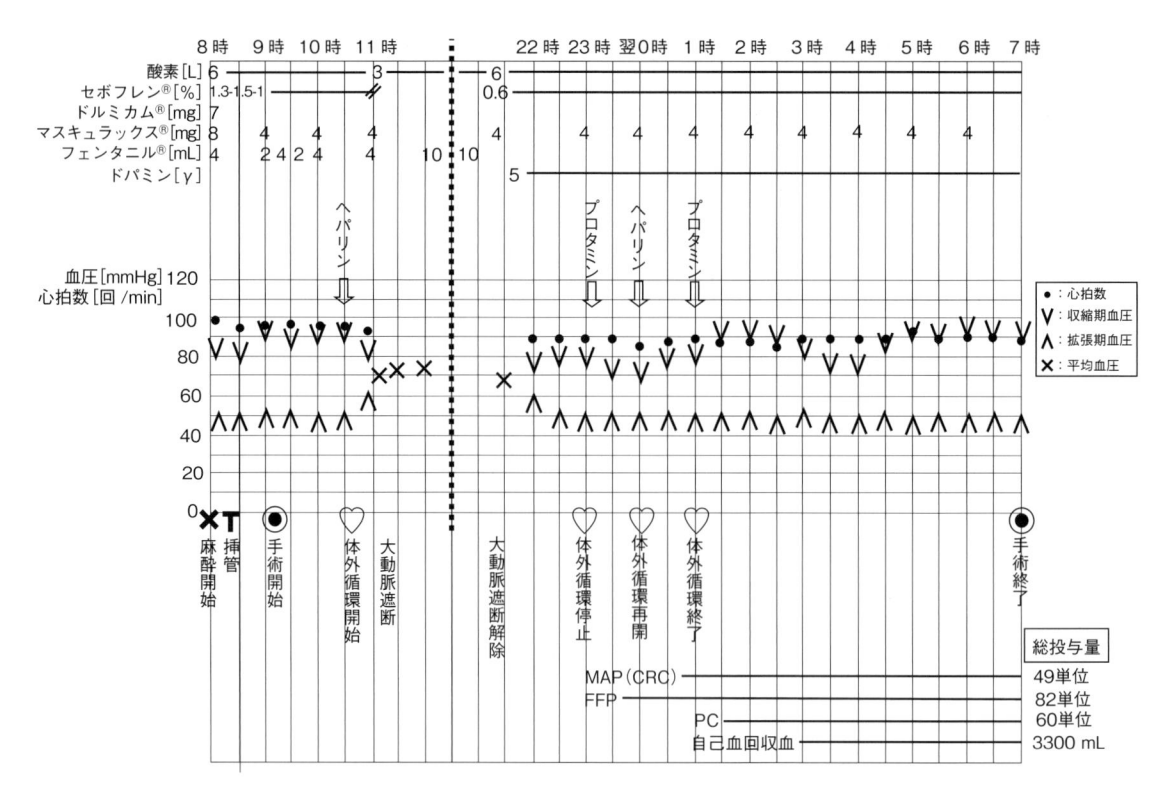

図6 ホモグラフトを用いた大動脈基部置換術の麻酔管理の例
本術は長時間化することが多く，本例も麻酔を開始したのは午前8時で，手術が終了したのは翌朝7時である．開胸時から出血の可能性や体外循環離脱後の止血に難渋することがあり，本例も体外循環停止から手術終了まで約8時間にわたり，MAP（CRC），FFP，PC，および自己血回収血投与により対処した．

の再吻合を行うか，静脈グラフトを採取し冠動脈バイパスを追加しなければならない．

体外循環離脱後は凝固因子を補う目的で新鮮凍結血漿の投与を早期から開始し，適宜濃厚赤血球の投与を行う．出血の確認は，心基部前面は術野からよく観察できるが後面は観察しにくく，TEEによる血腫の確認が重要となる．心臓後面の圧迫止血時ならびに止血薬の充填時には左冠動脈が圧迫され，左室壁運動の低下や心電図変化などが起こり得る．この場合は，速やかに外科医に報告し，圧迫を解除してもらわなければならない．出血コントロールができたところで濃厚血小板を投与し，閉胸に向かう．閉胸後はTEEで心タンポナーデになっていないことを確認し，手術終了となる．

❹ おわりに

ホモグラフトを用いた大動脈基部置換術の麻酔は再開胸手術に準じた管理で，大量出血に速やかに対応できる準備を整えて手術に臨むことが重要である．

外科医　麻酔科医　**臨床工学技士**

ホモグラフトを用いた大動脈基部置換術の体外循環

1　当院の基本的な体外循環

1-1　成人の体外循環（図7，図8）

　当院における体外循環は，通常の開心術では静脈リザーバ一体型人工肺を，また超低体温（18℃）まで冷却し循環停止を併用する大血管などの手術症例には熱交換能力の高い人工肺を選択している．メインポンプには遠心ポンプを使用し，脱血の方法は落差脱血を基本とし，必要に応じて陰圧吸引補助脱血法を考慮することとしている．また，脱血量のコントロールには，チューブ鉗子操作を基本としたうえで電動式圧閉器を使用している．成人の体外循環では灌流指数を $2.2 \sim 2.4 \ \mathrm{L/min/m^2}$ とし，中等度から軽度低体温（28～34℃）で体温管理を行っているが，大血管手術の際は，状況に応じて循環停止や逆行性脳灌流を行うため，超低体温まで冷却を行うことも多い．

　人工心肺装置の構成は，メインポンプのほかにサクション用のローラポンプ2基，心室ベントと大動脈ベント用のローラポンプを1基ずつ使用している．大動脈ベントに使用するポンプは，大動脈の遮断が解除されるまでは心腔内サクション（通称，ドボン）として使用する．そのほか逆行性や順行性の脳灌流を行う際に使用するローラポンプを1基装備している．装置側の安全対策には，関連学会の勧告[4]に配慮し，一般的なレベルセンサ，気泡検出器，回路内圧モニタを標準使用している．また，回路側には連続的血液ガス測定装置を組み込み，左心ベントには逆流防止弁を使用している．

　限外濾過はほぼ全症例で行い，血液の過剰希釈を防止するように努め，心筋保護液や濃厚赤血球を使用した際の電解質補正など，必要に応じてDUFを施行している．

1-2　体外循環の準備

　当院では原則として，患者が気管挿管されたことを確認してから体外循環回路の組み立てを始めることとしている．回路を組み立て，充填を行い，引き続き各ポンプの圧閉度を確認・調整する．充填液は，ラクテック®（乳酸リンゲル液）を中心にヘパリンナトリウム注（ヘパリンナトリウム），マンニゲン®注（D-マンニトール），20%人血清アルブミン，7%メイロン®（炭酸水素ナトリウム），そのほかに抗生物質が基本となる．

2　ホモグラフトを用いた大動脈基部置換術における体外循環

2-1　カニュレーション

　体外循環に移行するため，麻酔科医によりヘパリンナトリウム注300単位/kgが投与される．ACTを測定し，400秒以上であることを確認したうえで大腿動脈に送血管を挿入する．エア抜きが終わり術野のチューブ鉗子を外すと同時に回路内圧および拍動を確認，ボリュームを送り，回路内圧の異常上昇が生じないことを確認しておく．脱血管はそれぞれ上下大静脈に挿入されるが，上大静脈には手術手技を妨げないように曲がりの脱血管を使用する．

2-2　体外循環の開始

　上大静脈に脱血管が挿入されたら，術者の合図で体外循環を開始する．静脈リザーバのレベル変動を極力少なく保ち，血圧と回路内圧の変化に気を付けながら徐々に灌流量を上げ，目標灌流量の5～7割程度の流量で維持できることを確認する．それに並行して，術野では下大静脈に脱血管が挿入され2本脱血となる．脱血量を適正に調整しつつ灌流量を増やし，目標灌流量まで達した時点で冷却を開始し，完全体外循環（total perfusion）テストを行い大動脈遮断に備える．重症度にもよるが，冷却目標温度は28℃程度である．ただし，心臓の過伸展防止のために心室にベントカニューレが挿入されるまでは慎重に冷却を行う．

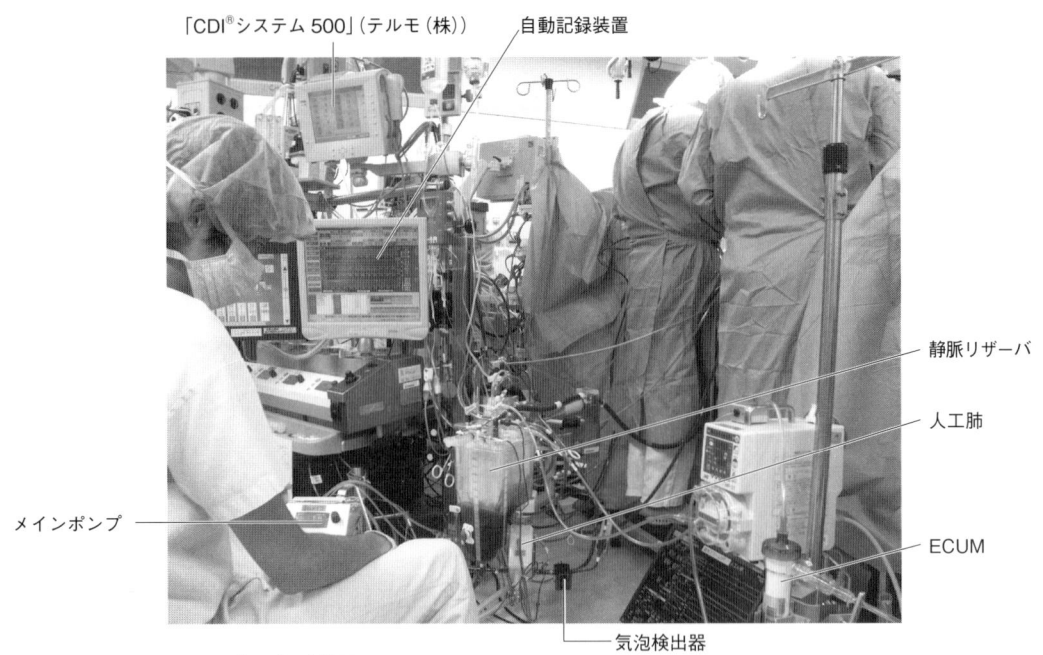

図7　人工心肺装置システム

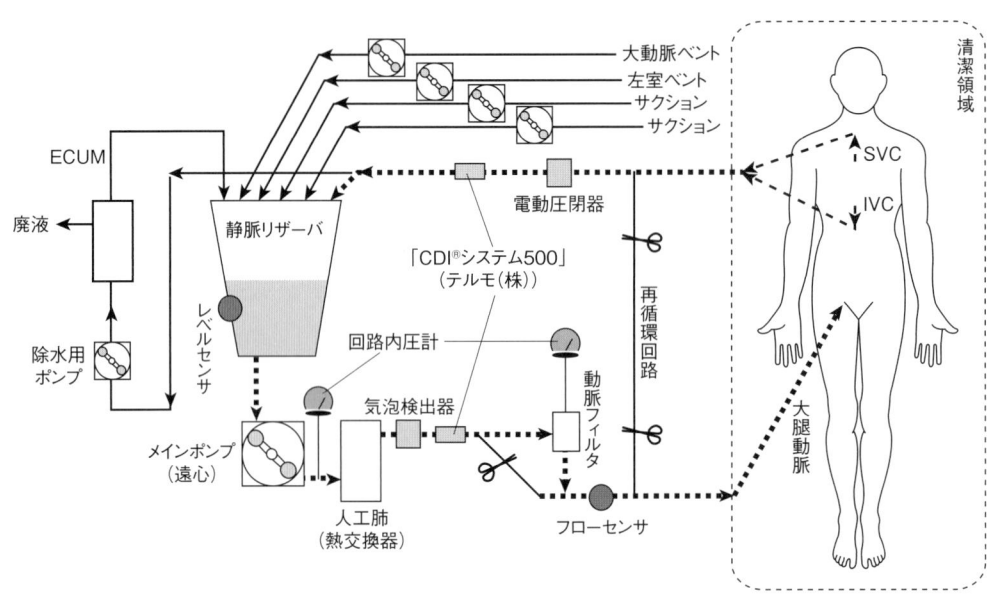

図8　人工心肺装置の回路構成
SVC：上大静脈，IVC：下大静脈．

2-3　大動脈遮断

　目標温度に達したら，術者の合図で灌流量を一時的に下げ，灌流圧を 40 mmHg 以下に調整して大動脈の遮断を行う．心停止は，心筋保護液（ミオテクター®）を大動脈基部から順行性に注入圧 100 mmHg を上限とした圧制御方式により 700 mL 送液することで行うが，大動脈弁逆流がある場合には心室内に逆流することを考慮して送液量を増やす．また，大動脈弁逆流が強すぎる場合には，KCl 30 mEq 程度を体外循環回路内に投薬し心停止を得る場合もある．

2-4 心筋保護

上記の方法により心停止を得るが，心筋保護が不十分であることも多い．そのため，あらかじめ冠静脈洞に逆行性冠灌流カテーテルを留置し，大動脈が離断された後にミオテクター®と酸素加血とを1:1の割合で混合させたblood cardioplegiaにて逆行性冠灌流を行う．このときの心筋保護液の注入は60 mmHgを上限とした圧制御方式で行っている．それ以降の心筋保護液の注入は，原則として注入終了から20分ごとの間隔で行う．

ホモグラフトを用いた大動脈基部置換術を行う際には大動脈遮断時間が長くなると予想されることから，当院では心筋保護をより確実にするため，比較的早い時間から冷却した酸素加血（cold blood）のみを逆行性に冠静脈洞から灌流させる逆行性持続冠血液灌流を行っている．灌流条件は注入圧60 mmHgを上限とした圧制御方式で，心臓が動き出さない限りこの灌流を継続する．心臓が動き出した場合には，逆行性冠灌流（blood cardioplegia）にて心停止を得た後，再び逆行性持続冠血液灌流を施行する．この間，常に冠動脈起始部より灌流血が流れ出るので心室ベントおよび心腔内サクションを調整し，術野の視野を確保するように努める．

2-5 ホモグラフト吻合部のリークテスト

ホモグラフトの大動脈起始部への吻合が終わったら，心室ベント部分から血液を送り，左心室を血液で満たすことにより吻合部に圧をかけリークテストを行う．リークの状態が確認できるまで血液を送り続け，術野からの指示を待つ．吻合部のリークの状況により，このリークテストを2～3度繰り返しながら吻合を続けていく．

2-6 大動脈遮断解除

ホモグラフトの中枢側の吻合と冠動脈の再建が終わり，遠位側の吻合がある程度進行した時点で，術者の指示により加温を行う．すべての手技が終わったら心室ベントを止め，心室内を血液で満たしていく．大動脈ベントを開始しながら術者の合図で灌流量を下げ，灌流圧を40 mmHg以下にして十分に大動脈の減圧を行う．この状態で大動脈の遮断が解除されるが，同時に心室ベントを再開させ，大動脈ベントと心室ベントにより十分なエア抜きと，心機能が回復するまで左室に負荷がかからないように吸引量の調節はしっかりと行う．大動脈の遮断が解除されても心拍が再開されない場合には，抗不整脈薬投与や除細動器を用いて自己心拍の再開を促す．

2-7 体外循環からの離脱

心機能が回復し，エアの除去が完了したら心室ベントの回転数を下げていく．血圧，中心静脈圧を確認しながら徐々に静脈リザーバ内の血液を送り込み，自己心での血圧を上げ離脱の準備に入る．ただし，ホモグラフトを用いた大動脈基部置換術では，通常の人工血管への置換に比べ吻合部からの出血が多分に予想されるため，灌流圧を上げすぎないように注意しなければならない．この後，術者や麻酔科医と連携をとり，出血量や血行動態に注意をしながら体外循環から離脱させていく．通常，人工心肺装置のサクションポンプは，ノボ・硫酸プロタミン®（プロタミン硫酸塩）が予定の1/3量投与されるまで使用するが，ホモグラフトを用いた大動脈基部置換術では止血剤や生体糊が多用され体外循環回路内の血液が凝結してしまう可能性が高くなる．よって，止血操作を行うために再び体外循環を行うことも考慮し，早い段階でその使用を止めている．

3 ホモグラフトを用いた大動脈基部置換術における体外循環の特殊性

大動脈基部置換術にホモグラフトを使用する術式では，往々にして重症度が高い症例が多い．たとえばBentall手術後のグラフト感染などである．再手術で癒着剥離に時間がかかるうえ，心機能の低下や血管壁が脆いなど合併症が多く，体外循環時間が長くなることは必須となる．そのうえ開胸操作や癒着剥離の際の出血コントロールのため，大腿動静脈にてF-Fバイパスを行うことも考慮しなければならない．また，前述の通り血管自体が脆くなっていることも多

く，体外循環から離脱した後も吻合部の止血のために再び体外循環を行う場合もあるので，体外循環回路内の凝血には十分注意しておく必要がある．

2度目の体外循環を行う際，体外循環回路内が凝血していることも想定し，常に迅速な対応（回路交換など）ができるようにスタッフ間で意見をまとめ，手順をマニュアルにするなどの対策をしておくべきである．

4 まとめ

ホモグラフトを用いた大動脈基部置換術の体外循環において注意すべき点は，①体外循環時間が長くなること，②大動脈遮断時間が長くなること，③出血コントロールが難しいということである．特に心筋保護には注意しなければならない．また，血液組成，電解質などにも十分な配慮が必要で，全身の浮腫がひどくならないようにアルブミン製剤，マンニゲン®注を適宜追加し，浸透圧の維持を心がける．さらに尿量を維持させることも大切である．体外循環回路も長時間使用となるため，ACTの管理と回路内圧，人工肺の酸素加などの監視が重要となる．

■文献
1) De Hert SG, Turani F, Mathur S, et al: Cardioprotection with volatile anesthetics: mechanisms and clinical implications, Anesth Analg 100(6): 1584-1593, 2005
2) De Hert SG, ten Broecke PW, Mertens E, et al: Sevoflurane but Not Propofol Preserves Myocardial Function in Coronary Surgery Patients, Anesthesiology 97(1): 42-49, 2002
3) Karkouti K, Wijeysundera DN, Yau TM, et al: The risk-benefit profile of aprotinin versus tranexamic acid in cardiac surgery, Anesth Analg 110(1): 21-29, 2010
4) 一般社団法人日本体外循環技術医学会：日本体外循環技術医学会勧告 人工心肺における安全装置設置基準（第三版），2011年9月3日，http://jasect.umin.ac.jp/safety/sefty.3th110906.pdf（2013年3月1日現在）

■外科医
東京大学医学部附属病院心臓外科
齋藤　綾 SAITO, Aya

■麻酔科医
東京大学医学部附属病院麻酔科・痛みセンター
森　芳映 MORI, Yoshiteru

■臨床工学技士
東京大学医学部附属病院医療機器管理部
久保　仁 KUBO, Hitoshi

第Ⅲ章 小児の症例

[第Ⅲ章　小児の症例]

Ⅲ-1

小切開右側開胸アプローチによる心房中隔欠損症手術と体外循環法 −千葉県こども病院−

> カテーテル治療導入後の現在，心房中隔欠損症手術には，これまで以上の安全性，低侵襲が要求されている．ここでは，当院で行っている小切開右側開胸アプローチによる心房中隔欠損症に対する手術を紹介する．

外科医 ／ 麻酔科医 ／ 臨床工学技士

小切開右側開胸アプローチによる心房中隔欠損症に対する手術

1　解剖

　心房中隔欠損症（ASD）は，右心房と左心房を分けている心房中隔に欠損（穴）を生じる先天性疾患である．欠損孔の位置によって，二次孔欠損型，一次孔欠損型，上位静脈洞欠損型，下位静脈洞欠損（下縁欠損）型，冠静脈洞欠損型に分けられる（図1）．二次孔欠損型ASDは全先天性心疾患の10％程度を占め，女性に多い（男女比約1：2）．

2　病態生理

　欠損孔を介して左心房から右心房へ血液の漏れ（左→右短絡）が起こる．短絡する血液は肺を循環した動脈血であり，本来は左心房→左心室→大動脈から全身に供給されるべき血液であるが，ASDでは左心房→欠損孔→右心房→右心室→肺動脈と，再び肺へ流れてしまう．

　短絡のため，右心房，右心室，肺動脈の血流が正常より増加し（容量負荷），その負担により右心室が拡大する．容量負荷の程度は，短絡量が多いほど大きくなる．短絡量は，肺体血流比として評価される．たとえば肺体血流比が2であれば，短絡により肺血流が2倍となっていることを意味しており，ポンプである右心室

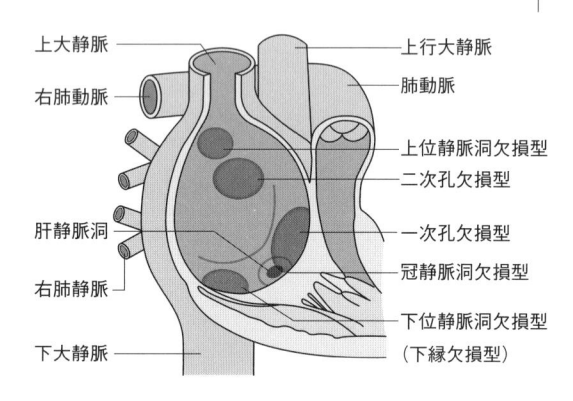

図1　ASDの分類[1]

には2倍の容量負荷がかかる．肺体血流比はカテーテル検査で測定するが，低侵襲検査として心エコー，MRIによる右心室容積の評価で代用されることが多い．

　若年期は無症状なことが多く，肺体血流比1.5以上が手術あるいはカテーテル治療の適応とされる．肺体血流比が2を超えると右心室機能が低下して短絡血流をまかないきれなくなることがあり，その場合は静脈圧上昇，体血流低下が起こり，心不全症状を呈する．また，肺血流増加による呼吸器症状（肺易感染性，労作時呼吸困難，肺高血圧症）を呈することもある．

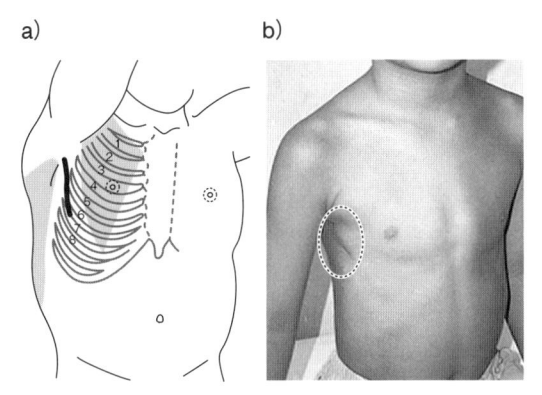

図2　開胸部位(a)と目立たない傷跡(b)

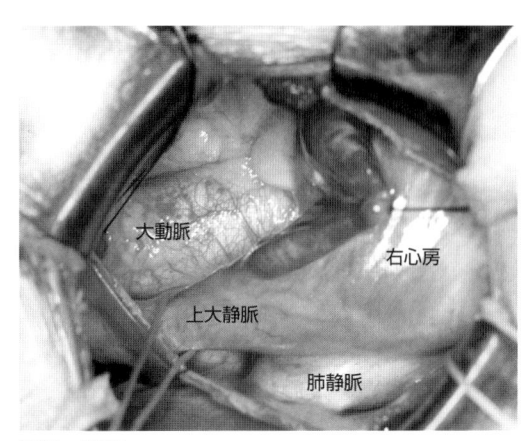

図3　術野

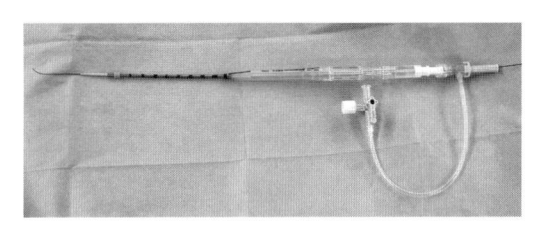

図4　ダイレータ付き送血管

3 治療

治療法は欠損孔の閉鎖であり，カテーテルによる閉鎖と手術（直視下）による閉鎖が行われている．現時点では，カテーテルによる閉鎖の適応は二次孔欠損型に限られている．

手術は，体外循環下に心拍動を停止させ，欠損孔を直接閉鎖，あるいはパッチ閉鎖（辺縁組織が脆弱な場合）を行う．

4 当院での術式

4-1 小切開右側開胸アプローチ，誘発心室細動下のASD閉鎖術

傷跡が目立たない美容上のメリットがあり，患児の術後の精神的負担を軽減する．また，左房，肺静脈内に空気が残りにくく，空気塞栓のリスクが少ないと考えられる．

適応は体重10kg以上の二次孔欠損型ASD，直接閉鎖が可能な比較的小さな下縁欠損型ASDである．

①体位は左側臥位（約60°）とし，経食道心エコー（TEE）を挿入する．
②体外循環回路の充填は，通常無輸血，常温にて行う．
③右第3肋間中腋窩線から第5肋骨前腋窩線までの皮切，大胸筋・広背筋を温存して，第4肋間で開胸する（図2）．
④心膜は横隔神経前方で縦切開し，吊り上げて視野を展開する．上下大静脈テーピングを行う（図3）．
⑤心嚢内に二酸化炭素を流す（空気塞栓予防）．
⑥上行大動脈遠位側に送血管挿入用の二重タバコ縫合を，その近位側に空気抜き用タバコ縫合を置く．上下大静脈に脱血管挿入用のタバコ縫合を置く．
⑦ノボ・ヘパリン注（ヘパリンナトリウム）200単位/kgを投与し，ACTが400秒以上となっていることを確認後，上行大動脈を穿刺，血液の逆流を確認して，ガイドワイヤを下行大動脈方向に慎重に挿入するが，抵抗があれば無理に進めない．出血分は体外循環吸引回路から回収する．
⑧TEEにて，下行大動脈にガイドワイヤが挿入されていることが確認できたら，ガイドワイヤを残し穿刺針を抜去する．ガイドワイヤを通しダイレータ付き送血管（図4）をストッパまで挿入する．このときガイドワイヤの深さが変わらないように注意する．タバコ縫合ターニケットを締め，送血管に結紮固定後，ガイドワイヤを抜去する．送血管をシリコンターニケットとともに皮膚に固定．
⑨送血管内套を抜去し，血液が送血管内を逆流

してくることを確認する．送血管を送血回路に接続し側枝より空気抜きを行う．空気抜きの際の脱血により血圧が低下した場合は，脱血された血液を麻酔科医が輸血として返血する．

⑩体外循環回路側での動脈拍動，血液逆流を確認する．この時点以降，出血分など必要があれば，体外循環回路より送血可能とする．

⑪上下大静脈に脱血管を挿入する．脱血回路と接続し，布鉗子にて大有窓（術野を覆う大きな不織布）に固定する．脱血管挿入中の出血は体外循環装置の吸引にて速やかに回収して送血管から返血することで心房が陰圧となり，空気を吸い込むことを予防する．

⑫上行大動脈近位部タバコ縫合内に1mm程度の空気抜き孔を開け，血液の噴出を確認後，体外循環を開始する．

⑬常温充填による自然冷却下に完全体外循環とし，直流通電により心室細動を誘発する．目視上心室細動となっていることを確認のうえ右心房を縦切開し，右心房内の血液を吸引して欠損孔を確認する．このとき左心房内の血液を吸引しない（空気が入らない）ように注意する．連続縫合あるいはパッチで欠損孔を閉鎖する．連続縫合の場合は中央に補強マットレス縫合を置く．

⑭欠損孔完全閉鎖直前に，縫合部の最も高い部分より肺加圧下に空気抜きを行う．この時点で左心系は閉鎖されるので，左心室が張っていないかをTEEで監視する．

⑮右房切開上下縁に縫合糸をかけた時点で，心室細動誘発のための通電を中止し，復温を開始する．このとき，大動脈基部の空気抜き孔が十分に開いていることを確認し，右房切開を閉鎖する．

⑯加温開始後数分経っても自己心拍が自然再開しない場合，あるいはTEEで左心室が張ってくる場合は，直流通電によって心拍の再開を得る．通電前に大動脈基部の空気抜き孔が十分に開いていることを再度確認する．左室が張った状態であると自己心拍の再開が得られにくいので，用手的に左室を圧迫して張りをとった後に通電する．

⑰加温開始後5分以上経ち，脱血温が36.5℃以上になったら体外循環から離脱する．離脱後，心内気泡がないことを確認後，大動脈基部の空気抜き孔を閉鎖する．

⑱止血確認後，胸腔内にドレーンを1本留置し，閉胸する．

4-2 胸骨正中切開アプローチによるASD閉鎖術

適応は右側開胸の適応とならないASD症例である．

①標準的な胸骨正中切開アプローチ，上行大動脈送血，上下大静脈脱血，左房ベント，大動脈遮断下に行う．

②胸骨正中切開アプローチでは，肺静脈，左房，左室に空気が残りやすいので，大動脈遮断解除前と体外循環離脱前に空気抜きを十分に行う．

5 手術における留意点

ASDに対する手術で生じる最も重大な合併症は，体外循環カニュレーション時のトラブルと空気塞栓である．

5-1 体外循環カニュレーション

1）送血管挿入

安全・確実な挿入のため，ガイドワイヤを使用したセルジンガー法を用いている．ガイドワイヤが確実に下行大動脈内腔に挿入されていることをTEEで確認する．挿入後，空気抜きを確実に行う．血液の逆流を確認する．体外循環中は送血回路圧をモニタする．

2）脱血管挿入

挿入の際の出血分は，体外循環装置に吸引回収し，速やかに送血管から返血する．

5-2 空気塞栓の予防

回路内気泡を除去し，確認することが重要である．回路充填前には二酸化炭素を充填する．また，カニュレーション開始から抜去までは，心囊内に二酸化炭素を持続して流す．

欠損孔の完全閉鎖直前には肺加圧による空気抜き孔から気泡を除去し，心拍再開前，体外循

環離脱開始前に，心腔内，肺静脈内の気泡の有無を TEE で確認する．

外科医　**麻酔科医**　臨床工学技士

心房中隔欠損閉鎖術の麻酔

① はじめに

ASD の患者は，心機能が保たれていることが多く，ほかの先天性心疾患に比べて手術適応となる年齢が高い（幼児から学童）ことが特徴である．近年，「AMPLATZER®」(AGA Medical Corporation) というカテーテル下で欠損孔を閉鎖できるデバイスが使用されるようになり，開心術を行う症例は以前より減少した．しかし，①体重が 15 kg 以下である，②欠損孔が大きい，③辺縁が狭くデバイスが固定できないような症例は，開心術の対象になる．

② ASD 患者の特徴

先にも述べたように，ASD の患者の特徴としては，
①心機能が保たれており，無症状であることが多い
②その他の先天性心疾患患者に比べて年齢が高い
ということである．

患者は，激しい運動をしても症状がなく，健診などで発見されることが多い．しかし，年齢を重ねるうちにうっ血性心不全，肺高血圧症，不整脈などの症状が出現してくる．また，まれに乳児期に手術適応になる症例では，肺高血圧症や心不全の徴候を示すことが多く，周術期管理に難渋する場合もある．

③ 心房中隔欠損閉鎖術の麻酔

ここでは，当院でおもに行われている ASD の患者（成人，高齢者は除く）に対する麻酔について述べる．また図5に，ASD に対する心房中隔欠損閉鎖術の麻酔管理の例を示す．

3-1　手術室入室から麻酔導入まで
1) 前投薬

全身麻酔では，両親と離れて見知らぬ場所（手術室）へ行く患者の不安を軽減させるために，鎮静薬を手術室入室前に内服することがある．ASD はストレスに対して血行動態が大きく変化する可能性が低いので，前投薬の有無は担当麻酔科医と患者および両親と相談して決めている（ただし，肺高血圧や右心不全症状のある患者では投与しない）．

当院ではセルシン®（ジアゼパム）0.5〜0.7 mg/kg（上限は 10 mg）を入室 45〜60 分前に内服している．静脈ラインを確保してから麻酔導入する症例では，ペンレス®テープ（リドカイン含有テープ）を入室 1 時間前に貼る．

2) モニタリング

手術室入室後，心電図，非観血的血圧計，SpO_2 モニタなどを装着し，計測を行う．呼吸音や心雑音を聴取するために片耳聴診器も必要である．麻酔導入後に，観血的動脈圧ライン，中心静脈ラインを確保しモニタリングを行う．また，最近は細い TEE プローブが開発され，積極的に使用している．

TEE は，体外循環離脱時の残存欠損孔の確認や心機能の評価，および心腔内空気の除去などの際に有用な情報を得られる．

3) 麻酔導入

麻酔導入は，吸入麻酔薬（酸素，亜酸化窒素（笑気），セボフレン®（セボフルラン））を使用したマスクによる緩徐導入，あるいは静脈確保後の急速導入の 2 通りある．どちらの方法にするかは患者本人と相談して決めることが多いが，肺高血圧症がある乳児および小学校高学年以上の患者では静脈確保後に急速導入すること

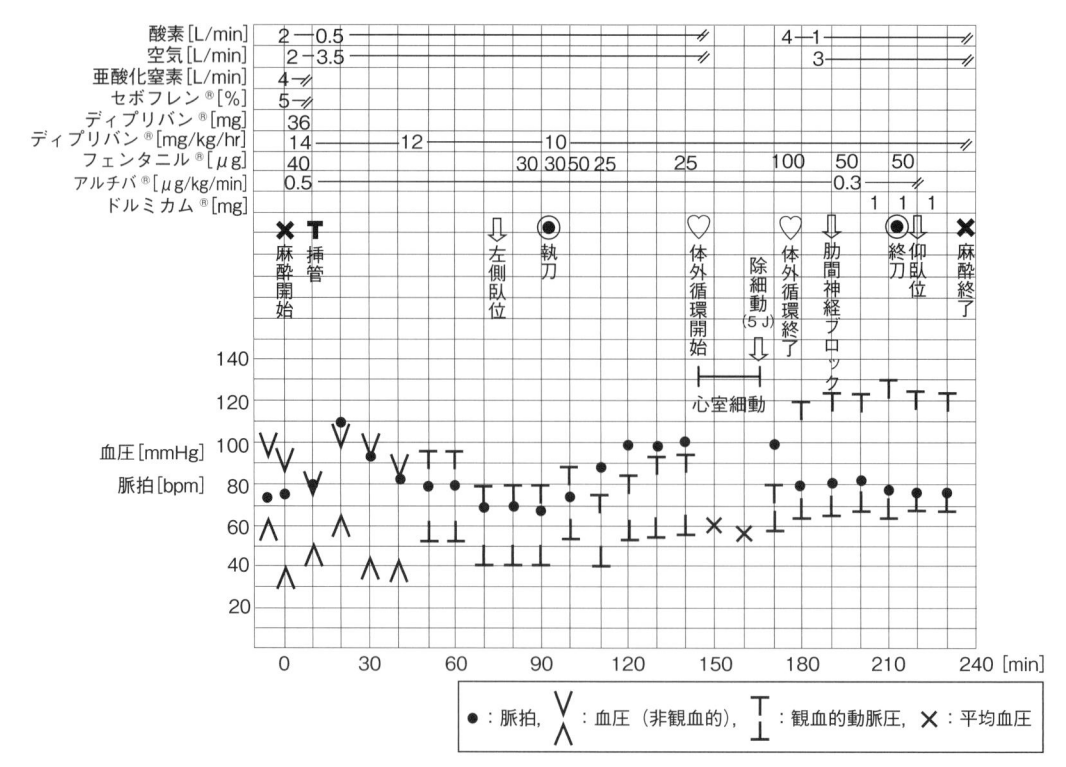

図5 ASDに対する心房中隔欠損閉鎖術の麻酔管理の例
症例：8歳，女児，体重18 kg．

が多い．

吸入麻酔薬で入眠した後，あるいは覚醒時に確保した静脈ルートから，鎮痛薬（フェンタニル®（フェンタニルクエン酸塩），アルチバ®（レミフェンタニル塩酸塩）），鎮静薬（ディプリバン®（プロポフォール）またはドルミカム®（ミダゾラム）），筋弛緩薬（エスラックス®（ロクロニウム臭化物）またはマスキュラックス®（ベクロニウム臭化物））を投与した後，気管挿管を行う．

3-2 麻酔導入から体外循環開始まで
1）麻酔維持

麻酔維持は，鎮静薬としてディプリバン®，ドルミカム®，鎮痛薬としてフェンタニル®とアルチバ®を使用することが多い．通常，ASDの患者は心機能低下がなく術後出血も少ないことが多いので，早期抜管を目指した麻酔管理（fast-track anesthesia）を行うことが多い．どの麻酔薬を選択するにせよ，そのことを念頭に置いた管理が必要である．

気管挿管後に，観血的動脈圧ライン，静脈ラインを1ルート追加（合計2ルート），中心静脈ライン（内頸静脈よりダブルルーメンカテーテル）を確保する．これらのライン確保の手技中に，空気を体内に送り込まないように細心の注意を払うことが大切である．ASDは通常は左→右短絡であるが，術中の操作などで右→左短絡になることもあり，空気が体循環に送られる可能性があるからである．

2）体位

当院で行われている術野へのアプローチ方法としては，胸骨正中切開によるものと小切開右側開胸によるものと2通りある．それぞれのアプローチ方法に従って体位を固定するが，側臥位の場合は術後，荷重部位の発赤，組織損傷が問題になることも多いために，できるだけ免荷重するように努める．

3）執刀後から体外循環開始まで

執刀後は手術侵襲に対して十分な麻酔薬の投与と輸液管理を行う．心機能は良好なので，動

脈，静脈のカニュレーションのための操作中に血圧低下などは起きにくい．

3-3 体外循環離脱から終刀，ICU 入室まで
1) 薬剤
心機能の良好な症例はカテコラミンを使用しないで体外循環から離脱できることが多い．術前から肺高血圧症のある場合は，イノバン®（ドパミン塩酸塩），ドブトレックス®（ドブタミン塩酸塩），重症例ではボスミン®（アドレナリン），PDE III阻害薬（ミルリーラ®（ミルリノン）），ニトログリセリン®（ニトログリセリン）などを使用しながら離脱する．

カテコラミン以外にも，ペースメーカで心拍数を増加させると心拍出量が増加して血圧が上昇することがある．

2) 輸血
基本的には無輸血で行うため，体外循環離脱時は希釈されて貧血状態（Hb 6.0 ～ 8.0 g/dL）であることが多い．当院では体外循環の回路血を，離脱後回収できた時点で濃縮して患者に返血する．返血後も Hb 濃度が低い（Hb < 8.0 g/dL）場合はカテコラミンを増量して対応するが，肺高血圧症や心機能の低下している症例では，早めに輸血を考慮する．

3) 鎮痛
手術中の鎮痛に関してはアルチバ®（超短時間作用性麻薬）とフェンタニル®を併用して使用しているが，アルチバ®は手術中しか使用できないため，体外循環離脱後に段階的にフェンタニル®に変更し，術後鎮痛につなげている（transitional analgesia）．

小切開右側開胸アプローチの場合，創部の痛みが強いため，閉創時に術野から肋間神経ブロックを施行してもらう．また，終刀してからアルピニー®（アセトアミノフェン）やNSAIDsの坐剤（ボルタレン®（ジクロフェナクナトリウム））も投与する．

4) 抜管
終刀後は ICU に移動する．当院では抜管は基本的に ICU で行う．入室後，各種モニタリングが再開した後（30 分～1 時間後）に抜管できるように麻酔薬の投与を調整している．

❹ おわりに
心房中隔欠損閉鎖術の適応になる症例は，心機能が良好で麻酔管理に難渋することは少ないが，先天性心疾患の麻酔管理のエッセンスを含む基本となる症例であると考える．

臨床工学技士

ASD に対する手術における体外循環法

❶ 当院における標準体外循環法

1-1 体外循環システム構成
当院では，2 機種の体外循環装置を所有している．
- 「トーノックコンポーネントシステム III 型人工心肺装置（スリーブ径 150 mm）」（トノクラ医科工業（株）），5 基ベース
- 「メラ人工心肺装置 HAS 型 R」（泉工医科工業（株）），6 基ベース

1-2 特徴
1) ポンプ脱血
当院では全例にポンプ脱血方式を採用している．この強制脱血法は，チアノーゼ疾患および低体重児の体外循環に対し有効とされ，従来から用いられてきた方法である．当院では，操作性の統一と回路の種類を減らし在庫数を少なくするという理由により，全例で採用している．

ポンプ脱血の特徴は，側副血行路の発達したチアノーゼ疾患に対する有効体循環血液流量を明確にするため，送血流量と脱血流量の差をポ

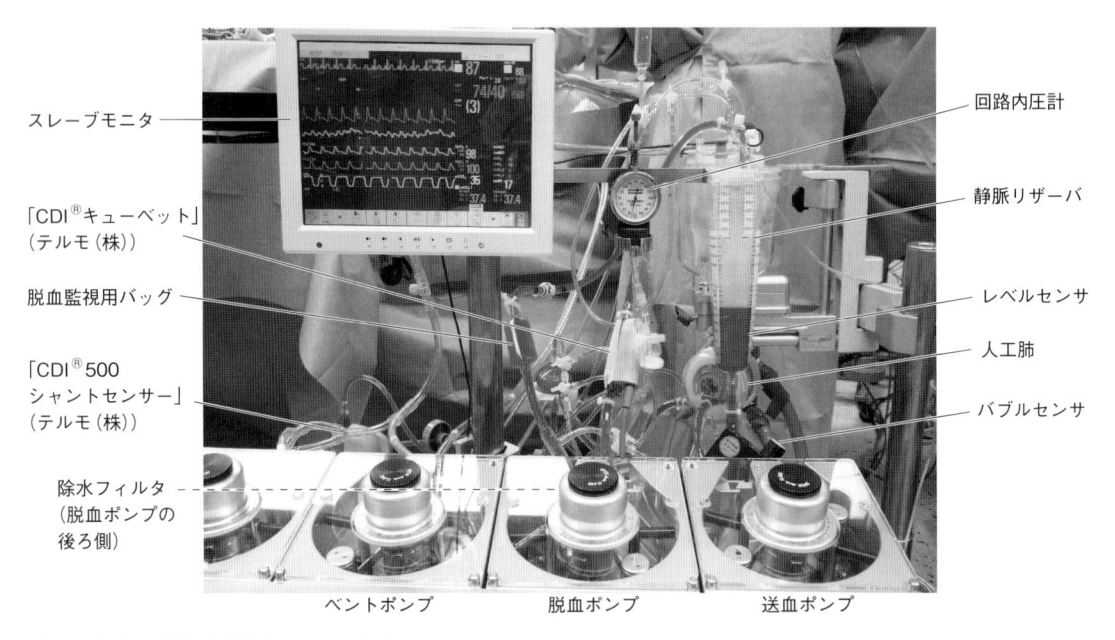

図6　臨床工学技士正面のレイアウト
ポンプ脱血の利点の1つは，静脈リザーバを臨床工学技士の正面に設置できることである．リザーバレベルの監視とともに，脱血状態の監視，モニタ，回路内圧の監視が同一視野内でできる．

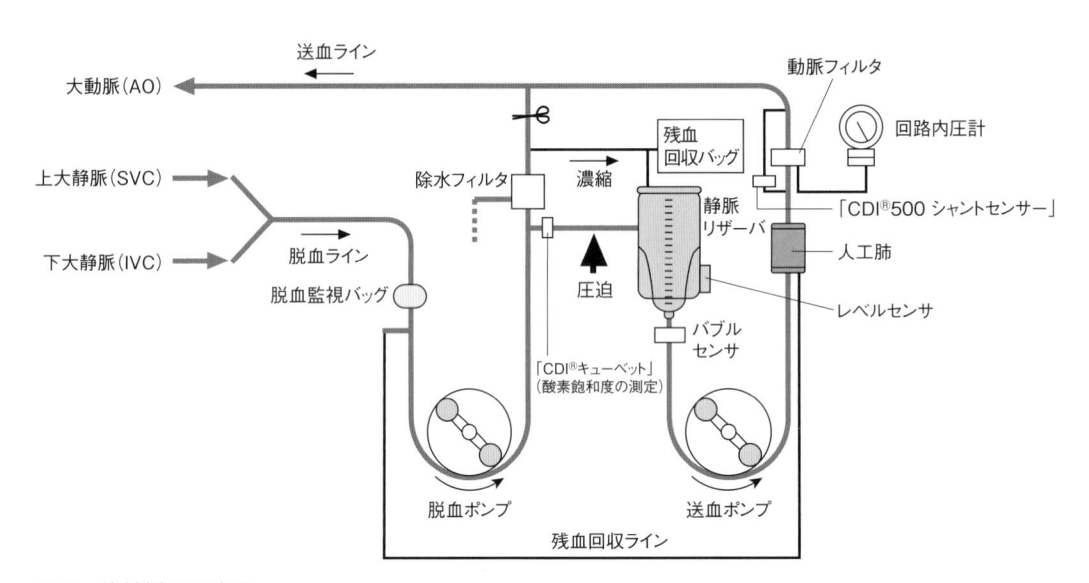

図7　体外循環回路図
術中に除水する場合は脱血ラインの静脈リザーバ手前を圧迫し，濃縮ラインに血液を循環させて除水する．リザーバ液面から1 mL単位の除水ができる．術後も，脱血ポンプを利用することで回収ラインから残血を濃縮しながらバッグに回収できる．

ンプ回転数により明確にできることにある．また，やむを得ず細いカニューレしか挿入できない場合の強制脱血にも有効となるが，過剰な陰圧による溶血や先当たりによる脱血不良の原因にもなるため注意が必要となる．そのほか，脱血不良の早期発見やリザーバ設置位置を操作者の正面など見やすい位置に設置できる．離脱もポンプ回転数の調節により容易に行えるということが利点である（図6，図7）．

表1 当院で使用している小児用カニューレ表・人工肺・回路表（2013年2月現在）

体重 [kg]	1	2	3	4	5	6	7	8	9	10	11	12	13	14	15	16	17	18	19	20	21	22	23	24	25	26	27	28	29	30	31	32	33	34	35	36	37	38	39	40	41	42	43	44	45	46	47	48	49	50
送血管 メドトロ・FEM II (60 mmHg のときの流量)	8 Fr (0.5 L/min)					10 Fr (1.0 L/min)					12 Fr (1.5 L/min)					14 Fr (2.3 L/min)								16 Fr (2.5 L/min)						18 Fr (3.0 L/min)								20 Fr (4.3 L/min)									
SVC 脱血管（メドス/DLP）					8		10		14			16						18		20										20															24					
IVC 脱血管（メドス/DLP） (50 mmHg のときの流量)					10		12		16			18						20												24															28					
31 Fr (6.0 L/min ↑)																																																		
28 Fr (6.0 L/min ↑)																																																		
24 Fr (6.0 L/min ↑)																																																		
20 Fr (3.0 L/min ↑)																																																		
18 Fr (3.0 L/min ↑)																																																		
16 Fr (2.7 L/min)																																																		
14 Fr (1.8 L/min)																																																		
12 Fr (1.25 L/min)																																																		
10 Fr (1.0 L/min)																																																		
8 Fr (0.2 L/min)																																																		
アーガイル™ベントカニューレ	10 Fr									12 Fr				14 Fr																									18 Fr													

体重 [kg]	1	2	3	4	5	6	7	8	9	10	11	12	13	14	15	16	17	18	19	20	21	22	23	24	25	26	27	28	29	30	31	32	33	34	35	36	37	38	39	40	41	42	43	44	45	46	47	48	49	50
人工肺																																																			
「BABY-RX」（〜1.5 L）（テルモ（株）)																																																		
「D902」（1.4〜2.3 L）（ソーリン（株）)																																																		
「RX 15J」（2.3〜5.0 L）（テルモ（株）)																																																		
成人用人工肺（5.0 L〜)																																																		
静脈リザーバ																																																			
「キャピオックス®-RR30」（テルモ（株）)																																																		
「キャピオックス®-RR40」（4.0 L〜）（テルモ（株）)																																																		
人工心肺回路																																																			
SS (150 φ. 3/16)																																																		
S (150 φ. 1/4)																																																		
M (150 φ. 8 mm)																																																		
L (150 φ. 3/8)																																																		
LL (150 φ. 1/2)																																																		
除水フィルタ																																																			
「アクアストリーム®AS-04」																																																		
「アクアストリーム®AS-10」																																																		
ヘモコン含む充填量 (R：リザーバレベル)	350 (R 100) mL					350 (R 80) mL					550 (R 140) mL									650 (R 170) mL								800〜950 (R 140) mL												1000〜1100 (R 300) mL									
脳分離回路 + SS	充填量 500 mL																																																

メドトロ：「DLP 小児用ワンピース動脈カニューレ」（日本メドトロニック（株）），FEM II：「Duraflo II フェモラル動脈送血用・FEM II タイプ」（エドワーズライフサイエンス（株）），メドス：「メドス体外循環カニューレ（小児用静脈カニューレ 90°チップ）」（MEDOS Medizintechnik AG），DLP：「DLP シングルステージライトアングル静脈カニューレ」（日本メドトロニック（株））．「アーガイル™ベントカニューレ」（日本シャーウッド（株））．「アクアストリーム®」（（株）ジェイ・エム・エス）

2) 脱血ポンプを利用した除水フィルタ組み込み体外循環回路

脱血ポンプを利用した除水フィルタを組み込んだ回路を利用することで，別回路にするよりも充填量を少なくできる．この回路では工業用重量計を用いて廃液が計量され，設定除水量になったら音で知らせる．除水量は随時加算できる．廃液ボトルとしてはディスポーザブル吸引用廃液バッグに弱い陰圧をかけて使用する．

1-3 標準的な体外循環の方法

当院では，中等度低体温法（直腸温28℃）が標準となる．

1) カニューレの選択

先天性疾患の体外循環ではカニューレの選択はとても重要となる．当院では，メーカの流量表を参照して独自の体重別カニューレ表（表1）を作成し，使用している．ただし，血管の太さは患者の体重だけではなく疾患・月齢も影響するため，あくまでも参照値である．特にチアノーゼ疾患では，側副血行路の発達により上行大動脈はとても太く，静脈はやや細い傾向がある．最終的には術者に目視で確認してもらう必要がある．

2) 術前

術野では，ノボ・ヘパリン®注が注入されカニューレの挿入が始まる．この時点でチェック表を用い体外循環回路の最終確認を行う．挿入後，回路内圧計により拍動および逆流を確認し，カニューレ先端が確実に大動脈血管内に挿入されたことを確認する．

血液充填の場合，強いアルカローシスにより赤血球の凝集が起こることが知られている[2]．充填液中のメイロン®84（炭酸水素ナトリウム）や，人工肺へのガス吹送によるPCO_2の低下によりアルカリ化が進行する．これによって赤血球が凝集し，体外循環開始前，または開始直後に回路が詰まることがある．人工肺へのガス吹送やメイロン®84追加のタイミングなどに注意が必要となる．

3) 体外循環開始

脱血開始とともに予定灌流量の半量まで少しずつ灌流量を上げ，上下大静脈の脱血管を術野でクランプし，脱血テストを実施する．脱血不良の場合は流量バランスが崩れショックを起こしやすいので，十分な注意が必要となる．脱血に問題がなければ標準送血流量の$2.4\,L/min/m^2$まで増やしていく．

4) 完全体外循環

CVPの上昇と脱血不良に十分な注意を要する．問題がなければ必要に応じて冷却を開始する．大動脈を遮断する場合は，直腸温28℃を目標に冷却を開始し，酸素流量を開始時の約60％に設定，F_IO_2は0.6とする．また，空気塞栓防止のため，術野へ二酸化炭素を吹送している．これにより血液中のPCO_2が高くなるため，体外循環中は血液ガス・電解質に注意し，以後，血液ガス分析結果で補正し調節する．目標CVPは5～10 mmHgとする．

5) 大動脈遮断・心筋保護液の注入

大動脈を遮断する場合は回路内圧に注意する．心筋保護液の注入や氷による局所冷却のため希釈が起こるが，入った水は随時ECUMで除水する．心筋保護液は注入後35分でコールし，40分ごとに間欠注入する．

6) 遮断解除

左房ベントの停止により心腔内が血液で満たされていく．このときの液面低下に注意する．ミラクリッド®（ウリナスタチン），ソル・メドロール®（メチルプレドニゾロンコハク酸エステルナトリウム）を遮断解除直前に投与する．再灌流障害防止のため灌流量を減らし，動脈圧を約20 mmHg以下に下げて術者にコールし，大動脈遮断解除となる．

7) 加温開始

大動脈遮断解除後，約2分かけて元の流量に戻し，復温を開始する．酸素の濃度および流量を初期設定に戻す．輸血を行う場合は洗浄濾過（赤血球濃厚液(RCC) 1単位にヴィーンF®注（酢酸リンゲル液）500 mL注入し，ECUMで除水）を実施する．電解質，その他も補正する．術野で空気抜きが終了し，心房を閉じ終わると送脱血差は少なくなる．遮断解除後10分以降に，直腸温30℃以上にてカルシウムの補正を行う．

止血と復温が終了すると部分体外循環となり，離脱の準備に入る．無輸血による過度の希釈に注意が必要で，Hbは6.0 g/dLを下限とする．

8）体外循環からの離脱

人工呼吸器による呼吸再開確認後，徐々に圧を出していく．心臓の動きが良ければゆっくりと半分まで流量を減らしていく．脱血管を1本抜いた後に流量をさらに落として停止する．

❷ ASDに対応した体外循環の方法と手順

1）術前

通常は無輸血充填となる．カニューレは標準で準備する．

2）体外循環開始

灌流温度36℃の常温体外循環で実施する．体外循環の開始直後はボリュームを引きすぎると，心房切開時に欠損孔を通じ左心系に空気を引き込む可能性があるため，術野をモニタし，心房の大きさに注意する．以後，「1-3 標準的な体外循環の方法」を参照．

3）体外循環中の管理

常温（36℃），標準流量の2.4 L/min/m^{2}で開始する．SvO$_2$を70%以上に維持できない場合は灌流量を適時増量する．常温時は低体温に比べ薬剤代謝も早いため，ACT値に注意する（480秒以上とする）．体外循環中は血液ガス・電解質に注意し，しっかり補正してから離脱準備に入る．また，無輸血による過度の希釈にも注意が必要である．

4）体外循環からの離脱

徐々にボリュームを体循環へ移行して圧を出していく．急なボリューム負荷を行うと心室が過伸展を起こすので注意する．CVPをやや低めに保ち，心臓の動きが良ければゆっくりと半分まで流量を減量する．脱血管を1本抜いた後に流量をさらに落として体外循環を停止する．停止後に心臓の動きやCVPをみながらボリュームの追加を行う．

❸ ASDに対応した体外循環におけるポイント

① ASDは，手術前は左→右短絡により右房・右室・左房と肺に容量負荷がかかるが，左室は逆に容量負荷が減少している．ところが，欠損孔閉鎖術後は，右房・右室の容量負荷がとれて両者は楽になるが，左室は逆に術前よりも容量負荷が増えて仕事量が増えることとなる．したがって，体外循環の離脱時は，心臓の動きや大きさをモニタしながら少しずつボリュームを負荷し，CVPを低めにすることが望ましい[3]．特に，術後の不整脈や左心不全の原因となる左室の過伸展を避けなければならない．

② 心房中隔欠損の閉鎖術は心臓手術の中でも短時間で終了するが，軽症と甘く考えず，安全には特に注意して実施する必要がある．先天性疾患の場合，静脈走行が通常と異なる場合もあり，脱血が不安定となることもある．また，短時間で終わるために時間的なゆとりがなく，ボリューム管理が雑になることも考えられる．特に，無輸血充填によりリザーバ液面が低い場合は注意を要する．

■文献
1）武田 紹：心房中隔欠損症（ASD），循環器疾患ビジュアルブック，落合慈之（監），大西 哲，田鎖 治，山﨑正雄（編），p66，学研メディカル秀潤社，2010
2）副島健市ほか：人工心肺の血液充填とpH-alkalosisと赤血球凝集，人工臓器17(3): 1417-1421, 1988
3）黒澤博身：先天性心疾患開心術における体外循環－心機能よりみた離脱時の注意点－，体外循環技術（第16回大会講演集）: 28-31, 1990

■外科医
千葉県こども病院心臓血管外科
青木 満 AOKI, Mitsuru

■麻酔科医
千葉県こども病院麻酔科
原 真理子 HARA, Mariko

■臨床工学技士
千葉県こども病院臨床工学科
佐々木 章 SASAKI, Akira

本テーマの「体外循環法」は，月刊誌『Clinical Engineering』での連載当時（2010年10月号）の方法である．

[第Ⅲ章 小児の症例]

Ⅲ-2
心室中隔欠損症に対する手術と体外循環法
－長野県立こども病院－

> 心室中隔欠損症手術は小児心臓手術の基本である．解剖学的分類としては東京女子医大心研分類が有用で，当院では原則として馬心膜パッチにてプレジェット付き 5-0「エムレーン®」結節 U 字縫合による閉鎖を基本としている．手術後の合併症としては，①完全房室ブロック，②肺高血圧発作（PH クライシス），③術後心不全などがあげられる．

外科医 麻酔科医 臨床工学技士

心室中隔欠損孔閉鎖手術の実際

1 心室中隔欠損症の解剖学，病態生理

心室中隔欠損症（VSD）は先天性心疾患の中で最も頻度の高いものであり，またさまざまな複雑心奇形に合併する．したがってその閉鎖法は，小児心臓外科の基本中の基本であるともいえる．ここでは複雑心奇形合併例は除き，単純な VSD について述べる．

1-1 VSD の解剖学

解剖学的分類としてはさまざまなものが提唱されているが，当院では東京女子医大心研分類を用いている（図1）．本法は外科手技的見地からの分類で，Ⅰ型～Ⅴ型に分類され，かつ欠損孔の位置と大きさによってはⅠ+Ⅱ型やⅡ+Ⅲ型といった表現法が可能であり，臨床上きわめて有用である．Ⅰ型，Ⅱ型は多くの場合，肺高血圧（PH）を伴うことはまれで，大動脈弁右冠尖逸脱やそれに続く大動脈弁閉鎖不全症が出現した場合に手術適応となる．一方，Ⅲ型は PH を伴うことが多く，乳児期に手術となることが多い．しかしながら，膜性部中隔瘤（MSA）を伴う場合は自然閉鎖することがある．Ⅳ型やⅤ型はまれであるが，特に心尖部に位置するⅤ型は乳児期に閉鎖することは技術的に困難なことが多く，肺動脈絞扼術を先行させることが多い．

1-2 VSD の病態生理

PH を伴う症例では，生後数週間して肺血管抵抗（以下，Rp）が低下し始めると，欠損孔を通して左心室から右心室に，さらに肺動脈に流れる血液量が増加する（高肺血流状態）．この肺体血流比（以下，Qp/Qs．Qp は肺血流量，Qs は体血流量）の増加により心不全を生じる．しかしながら，これがある程度持続して Rp が上昇し始めると，今度は逆に Qp/Qs が減少し，心不全症状が軽くなる．臨床症状としても多呼吸が減弱し，体重増加が得られるようになる．一見，状態が改善したかのように思われるが，これは Eisenmenger 化といわれる現象で，一般的に手術適応がなくなる．したがって，高肺血流状態が出現したら早めに手術に踏み切るべきである．

一般的には生後 6 カ月までに手術を行えばよいとの見解があるが，なかには比較的早期に肺血管の閉塞性病変が進行し不可逆的変化をきたす症例があり，注意を要する．特にダウン症候群に合併したものでは早期の手術を検討すべきである．一方，RS ウイルスに罹患した患児や頭蓋内合併症による体外循環の施行禁忌例などでは，肺動脈絞扼術を先行させる．

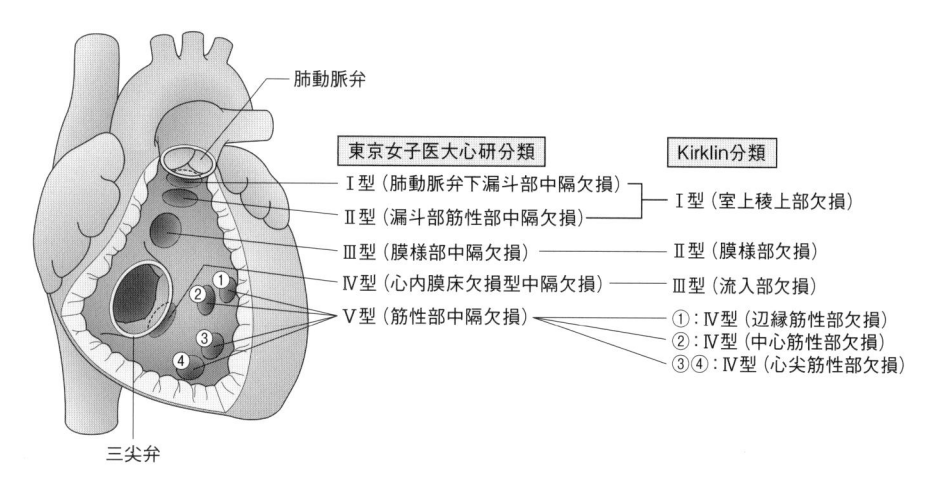

図1　VSDの解剖学的分類（文献1, 2を元に作製）
当院では東京女子医大心研分類を用いている．東京女子医大心研分類Ⅲ型は，欠損孔の進展方向によって流出路型（outlet type），流入路型（inlet type），肉柱型（trabecular type）の3つにさらに分類することができる．なお，VSDの解剖学的分類としてはKirklin分類も有名である．

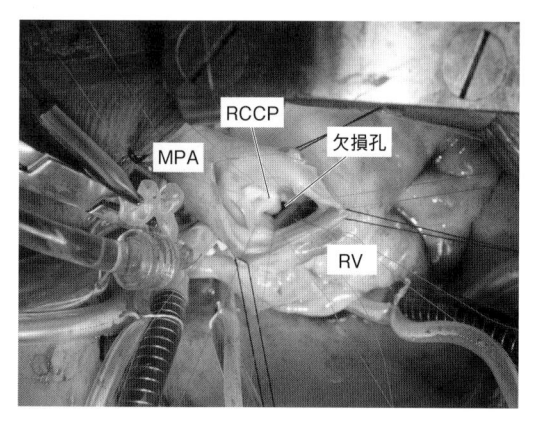

図2　Ⅰ型 VSD
MPA：主肺動脈, RCCP：大動脈弁右冠尖逸脱, RV：右心室.

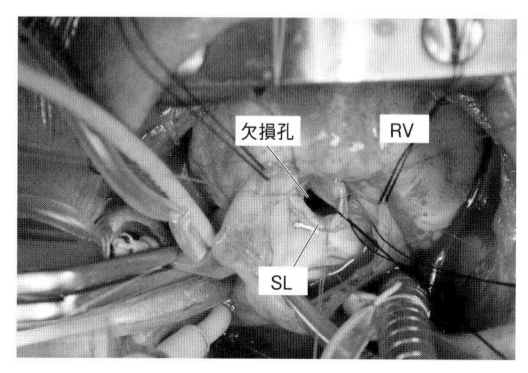

図3　Ⅲ型 VSD
RV：右心室, SL：三尖弁中隔尖.

2 欠損孔閉鎖術の実際

胸骨正中切開にて到達する．上行大動脈送血，上下大静脈直接脱血にて体外循環を開始する．肺動脈に縦切開を置く東京女子医大心研分類Ⅰ型，Ⅱ型では，主肺動脈に2本のマーキング糸を縫着する．トータルフローが得られたら，上大静脈脱血をトータルにし，大動脈を遮断する．心筋保護液の注入とともに右心房を縦切開し，同時に下大静脈脱血をトータルにする．吸引カニューレを右心房から三尖弁越しに右心室内に挿入する．心筋保護液の注入が完了したら，卵円孔を拡大してベントカニューレを挿入する．以後，比較的多い東京女子医大心研分類Ⅰ型とⅢ型に関して病型ごとに述べる．

2-1 東京女子医大心研分類Ⅰ型の場合（図2）

あらかじめ主肺動脈に縫着しておいたマーキング糸を目安に，その間の主肺動脈を縦切開する．遠位側は左肺動脈に向かって切開し，近位側は肺動脈弁輪ぎりぎりまで肺動脈弁交連部を避けて切開を進める．切開口から右室内に向かって筋鈎(きんこう)を挿入すると，肺動脈弁下に大動脈弁右冠尖逸脱を伴った欠損孔が見える．
プレジェット付き5-0「エムレーン®」（松田

医科工業(株))を用いてU字縫合を欠損孔の周囲に置く．肺動脈弁と接する部位では，肺動脈弁輪越しにU字縫合を置く．パッチは体重10 kg未満では馬心膜パッチを，体重10 kg以上では「ダクロン®パッチ」((株)メディコン)を用い，結節U字縫合にて縫着する．続いて卵円孔を5-0「アスフレックス®」((株)河野製作所)にて閉鎖する．左心室心尖部からエア抜きをした後，上行大動脈ベントを併用しつつ大動脈遮断を解除する．主肺動脈，右房をそれぞれ，5-0「アスフレックス®」を用いた連続縫合にて閉鎖する．

2-2 東京女子医大心研分類Ⅲ型の場合(図3)

2つの心内鉤を三尖弁輪にかけて視野を展開する．欠損孔の位置，三尖弁との関係，内側乳頭筋との関係などを確認する．outlet typeでは多くの場合，いわゆるmembranous flapが存在するが，この場合はこれを利用することができる．第1針目としてプレジェット付き6-0「エムレーン®」を用いて，これをmembranous flapにかける．続いて2針目はプレジェット付き6-0「エムレーン®」，3針目以降はプレジェット付き5-0「エムレーン®」を用いて反時計回りにU字縫合を欠損孔の周囲に置く．馬心膜パッチを用いて欠損孔を閉鎖する．

明確なmembranous flapがない場合は，三尖弁中隔尖を用いて後下縁を数mm避けるようにする．続いて卵円孔を5-0「アスフレックス®」にて閉鎖する．左心室心尖部からエア抜きをした後，上行大動脈ベントを併用しつつ大動脈遮断を解除する．右房を5-0「アスフレックス®」(体重5 kg未満の場合は6-0「プロリーン®」(ジョンソン・エンド・ジョンソン(株)))を用いた連続縫合にて閉鎖する．左心房圧モニタラインを左心耳から挿入する．高度PHの残存が懸念される場合には，肺動脈圧モニタラインを主肺動脈から追加挿入して体外循環からの離脱を図る．

❸ 臨床工学技士が知っておくべき知識

PHを伴ったVSDの手術においては，一般的に術前の低心拍出量状態を反映して，体重に比べて細い上行大動脈，上大静脈が特徴である．したがって，体外循環の送脱血管の挿入が問題となることがある．細い上行大動脈に送血管を挿入したと同時に大動脈狭窄症状が出現し，体血圧の低下を認めることがある．この場合，速やかに体外循環を開始することが望ましい．

手術後の合併症としては，①完全房室ブロック，②PH発作(PHクライシス)，③術後心不全などがあげられる．

3-1 完全房室ブロック

東京女子医大心研分類Ⅲ型のVSDでは特に刺激伝導系が欠損孔周辺を通過するため，閉鎖後の完全房室ブロックが懸念されるところである．また，Holt-Oram症候群[*1]に合併した例では特に完全房室ブロックの発生頻度が高く，一層の注意喚起が必要である．大動脈遮断を解除し，しばらくすると通常は自然と洞調律が得られるが，体温が復温しても戻らないときはプロタノール®(イソプレナリン塩酸塩)の投与を行う．これによっても回復が得られない場合で閉鎖法に疑念が残る場合は，再度大動脈遮断を行って再閉鎖を行う．また完全房室ブロックの出現の有無にかかわらず，一時的体外ペーシングリードを心房と心室に縫着する．

3-2 PHクライシス

PHクライシスは重篤な術後合併症であり，対処を誤ると死亡に至ることもある．術前 Rp が高い症例では特に注意を要する．PHクライシスが生じやすいのは，体外循環離脱時，術後覚醒時，人工呼吸器離脱時である．発作が疑われた場合は，鎮静，高濃度酸素吸入，ニトログリセリン製剤の投与に加えて，一酸化窒素の吸入が有効である．また，肺動脈圧モニタラインの使用はこういった場合に有用で，症例によっては術後1〜2日間は完全鎮静にすることがある．

---

*1　HoltとOramが1960年に報告[3]した，先天性心疾患と拇指異常，第2-5指異常，上肢低形成などを特徴とする症候群で，常染色体優性遺伝と考えられている．顔貌異常や知能低下は伴わない．心房中隔欠損症(ASD)(30〜40 %)，VSD(20〜30%)，房室ブロック(50%)の合併が認められる．

3-3 術後心不全

欠損孔が大きい症例や術前左室容量が大きい症例では，欠損孔を閉鎖することにより術後，左心室に急激な後負荷がかかり，心機能の低下を招くことが多い．このような場合には術後管理としてPDE Ⅲ阻害薬（コアテック®（オルプリノン塩酸塩水和物），ミルリーラ®（ミルリノン））の投与が有効とされており，人工呼吸器から離脱後には内服薬としてACE阻害薬を投与する．

外科医 / 麻酔科医 / 臨床工学技士

VSDに対する麻酔法

1 VSDの術式における当院で行われている麻酔法の実際

VSDは最も多くみられる先天性疾患の1つで，心室中隔の一部に欠損孔があり，左右短絡があり，Qpが増加する．Qpが増加すると左房左室への容量負荷，肺血管閉塞性病変が進行し，PHを伴うようになる．

VSDに対する麻酔管理ではその病態の重症度に応じ対処しており，特にRp（表1）を考慮した麻酔管理が必要である．

1-1 術前評価

初回の根治術または肺動脈絞扼術が施行されているかをチェックする．また現在の全身状態（心不全の有無・程度，体重増加が良好か，呼吸器感染の有無など），一般検査，超音波検査，心臓カテーテル検査から血行動態・心機能を評価する．

【VSDの重症度】

軽症例は，欠損孔が小さい，Qp/Qs，Rpが低値である．中等度の症例は軽度〜中等度のPHを伴い，重症の症例は高度のPHを伴う，または左心不全を伴うものとする．

1-2 麻酔法

1）前投薬

乳幼児にはドルミカム®（ミダゾラム）の注腸，学童にはベンザリン®（ニトラゼパム）の内服．6カ月未満の乳児で心不全症状を呈してる場合は投与していない．

2）術中使用するモニタ

表2に示す．

表1 Rpに影響する因子

増加	低酸素血症 高二酸化炭素血症 PEEP アシドーシス 高ヘマトクリット（高Hct） カテコラミン 無気肺
減少	高い吸入酸素濃度（高F_IO_2） 低二酸化炭素血症 低気道内圧 アルカローシス 低ヘマトクリット（低Hct） 血管拡張薬 ストレス遮断 一酸化窒素

表2 術中モニタ

麻酔導入前に装着するモニタ	心電図 パルスオキシメータ カプノグラフ 胸壁聴診器 手動式血圧計
麻酔導入後に行うモニタ	動脈ライン 中心静脈カテーテル（CVP） 体温（食道温，直腸温，皮膚温） 食道聴診器 経食道心エコー（7 mmのプローブのため，体重10 kg以上の症例）
術野からのモニタ	左房圧（軽症例では入れない） 肺動脈圧（重症例のみ）

3）麻酔の導入と維持（図4）

モニタの装着とともに，ドルミカム® 0.2 mg/kg（軽症例ではラボナール®（チオペンター

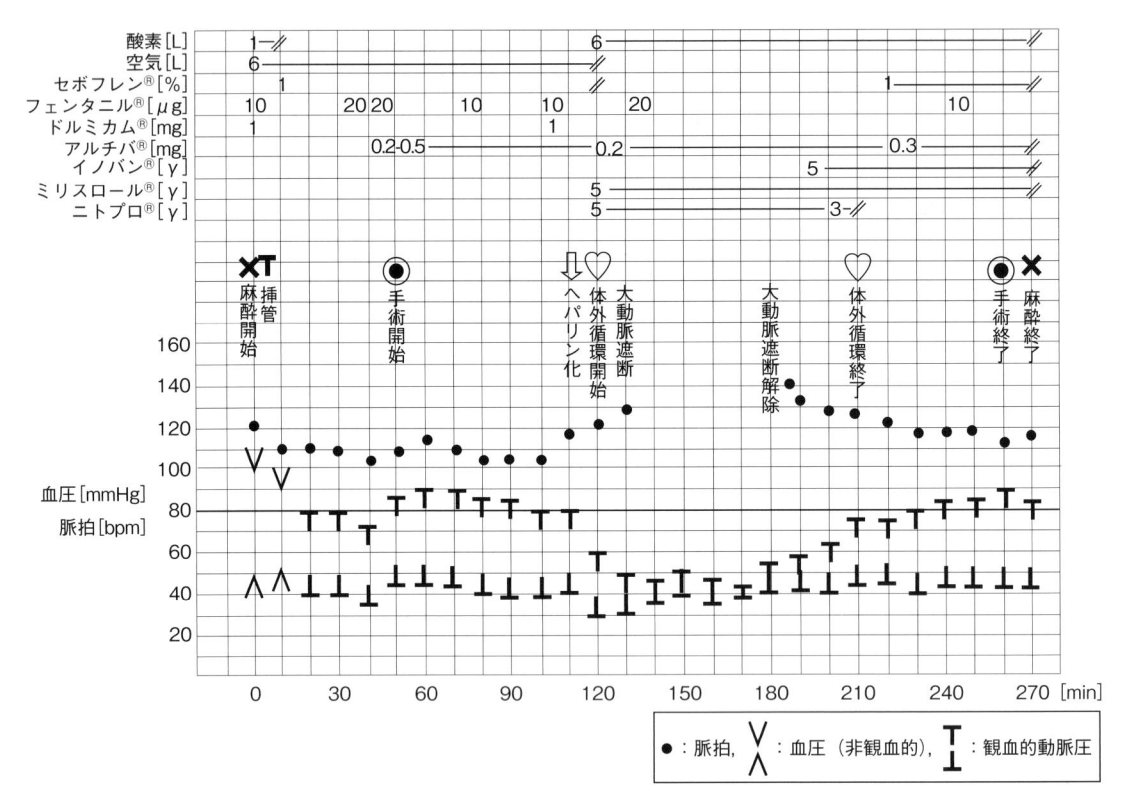

図4 VSDの麻酔管理の例

月齢6ヵ月，体重5.1 kg，合併症のない心室中隔欠損症の患児．中等度のPHを伴う症例．ICU帰室6時間後に抜管，手術翌日に退室した．

ルナトリウム）3～5 mg/kg，エスラックス®（ロクロニウム臭化物）1 mg/kgを静注し，吸入酸素濃度（F_IO_2）21～30％程度で挿管操作による低酸素血症の予防と，Qpを増加させないような換気を行う．経口挿管後，人工呼吸器の設定を行う．動脈血二酸化炭素分圧（$PaCO_2$）を40～50 mmHg程度になるよう人工呼吸器を設定し，血液ガス・血圧・尿量などから総合的に判断して最適な設定に調節する．Qpが増加している症例では気道内圧を高めにしなければならないことも多い．

4）体外循環前の麻酔管理

麻酔維持は，フェンタニル®（フェンタニルクエン酸塩），セボフレン®（セボフルラン），エスラックス®を用いている．フェンタニル®の投与量は，軽症～中等度のPHを伴う症例では早期抜管のため20 μg/kg，重症例では40 μg/kg使用している．エスラックス®は30分おきに0.1 mg/kg追加投与している．ノボ・ヘパリン®（ヘパリンナトリウム）は200単位/kg投与し，1分以上経過してからACTを測定している．ACTが150秒を超えてから大動脈に送血管を留置している．

5）体外循環中の麻酔管理

体外循環開始とともに，ミリスロール®（ニトログリセリン）5 μg/kg/min，ニトプロ®（ニトロプルシドナトリウム水和物）5 μg/kg/minで開始し，F_IO_2を100％にする．トータルフロー後は呼吸を停止し，肺が虚脱しないように5 cmH₂OでPEEPをかけている．体外循環中は脳保護のため頭部を氷枕で冷却する．筋弛緩薬が必要な場合は体外循環の回路側から注入してもらっている．

6）体外循環からの離脱

自己心拍再開後，直腸温の復温具合によりイノバン®（ドパミン塩酸塩）5 μg/kg/minを開

始し，ニトプロ®を減量・中止する．重症例ではミルリーラ®（ミルリノン）0.5 μg/kg/min も追加する．F_IO_2 100％で過換気にし，Rp を減少させるようにする．

7）ノボ・硫酸プロタミン®（プロタミン硫酸塩）投与

MUF 使用症例（体重 15 kg 未満）では初回に 0.5～1 mg/kg 投与し，MUF 終了後，総量 2.5～3 mg/kg 投与している．MUF 未使用症例（体重 15 kg 以上）では 2～2.5 mg/kg 投与している．ノボ・硫酸プロタミン®投与後，ACT を測定し，コントロール値に戻るようノボ・硫酸プロタミン®を適宜追加している．

8）体外循環離脱後の麻酔管理

エスラックス®を追加投与し，状態によりセボフレン®，ドルミカム®，フェンタニル®を適宜使用している．

9）体外循環離脱後の輸血

MUF 使用症例では体外循環残血を使用している．MUF 未使用症例では体外循環残血を自己血回収装置「Cell Saver®」（ヘモネティクスジャパン合同会社）で濃縮したものを使用している．

10）手術終了

ICU へ用手的人工呼吸にて移動する．移動時に PH にならないように過換気気味にする．

2 VSD の術式における麻酔に関する知識

① VSD 症例は術前，利尿薬が投与されており，全身麻酔後は循環血液量不足のため，体外循環開始前に輸液を多めに投与することが多い．そのためヘモグロビン，Hct 値は体外循環開始前に術前よりかなり低下する．

② 体外循環離脱後の麻酔・循環・体温管理は，麻酔科医，心臓外科医，臨床工学技士のチームによる結果であり，当院では体外循環離脱後も安定した麻酔管理が行われている．

外科医　麻酔科医　**臨床工学技士**

VSD 手術における体外循環法

1 当院における標準的新生児・小児体外循環法

1-1　体外循環システム

当院では「トーノックコンポーネントシステムⅢ型人工心肺装置」（トノクラ医科工業（株））を用いており，装置本体とポンプ部をコネクタにより接続する方式の分離型ポンプである．ポンプ構成はすべてローラポンプで 6 基ベースとし，①送血ポンプ（ポンプ径 120 mm，150 mm），②脱血ポンプ（ポンプ径 120 mm，150 mm），③ベントポンプ（ポンプ径 120 mm），④吸引ポンプ（ポンプ径 120 mm），⑤ 2 本がけ吸引ポンプ（ポンプ径 120 mm），⑥ ECUM，DUF および V-V MUF）ポンプ（ポンプ径 75 mm）を使用している（図 5）．各ポンプおよび回路は，誤接続を防ぐためカラーインデックス方式にて色分けをしている．

また，送脱血ポンプのポンプ径（120 mm，150 mm）と回路のサイズ（SS，S，M，L，LL）の組み合わせにより，新生児から成人までの体外循環が可能である．

1-2　特徴

1）脱血方法

当院ではポンプ脱血を採用している．ポンプ脱血には，新生児・小児の特質である側副血行による送脱血差を回転数として容易に把握できるということと，離脱時の低流量およびボリュームの繊細なコントロールが可能であるという利点がある．

2）回路・カニューレの選択

回路のサイズは前述したように 5 種類である．5 種類の回路の必要性は，それぞれの患者の体重において回路の小型化を図ることにより，血液希釈・異物との接触面積を最小限にとどめ，無輸血体外循環の完遂率向上を図ることにある．選定における重要なポイントは，低流

その選定の基準は，①体重，②体表面積，③トータルフロー，④[mL/kg/min]の4つを指標とする(表3)．また，外科医と相談して患者の血管状態に合ったカニューレを選定する．

3) 充填液

小児開心術における無輸血手術は，同種血輸血の輸血後感染症，移植片対宿主病(GVHD)の危険性や，将来的な潜在的ウイルス感染の危険性から，最近ではより低体重に，また複雑心奇形に対しても施行されるようになってきた．当院での無輸血充填の基準は，①体重7 kg以上，②術前Hct 36%以上の患者としているが，重症例に対しては赤血球濃厚液-LR「日赤」(人赤血球濃厚液)を用いる場合もある．また，術中Hctが20%を下回る可能性がある場合や混合静脈血酸素飽和度($S\bar{v}O_2$)が70%を大きく下回る可能性がある場合も，速やかに赤血球濃厚液-LR「日赤」を用いる．

新生児体外循環においては赤血球濃厚液-LR「日赤」を2単位使用している．この血液に起因する電解質のばらつきや有害物質，各種免疫反応の可能性に対して，赤血球濃厚液-LR「日赤」1単位につきサブラッド®-BS(濾過型・透

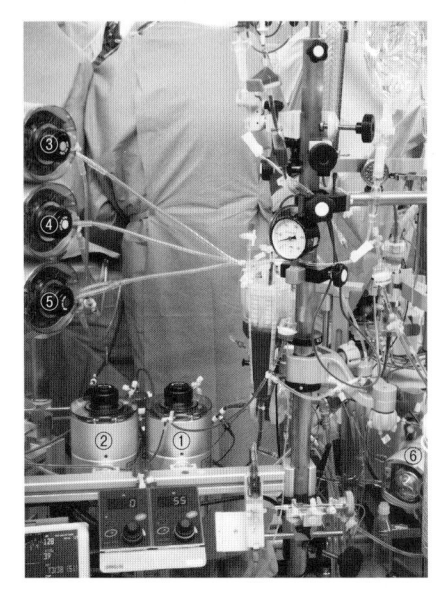

図5　VSD手術に対応した当院の体外循環システム
①送血ポンプ，②脱血ポンプ，③ベントポンプ，④吸引ポンプ，⑤2本がけ吸引ポンプ，⑥ECUMポンプ．

量での繊細な流量コントロールを重視するうえで目標灌流量が100 rpm前後で駆出できる回路を選定している(図6).

送血・脱血管のサイズも種類が豊富である．

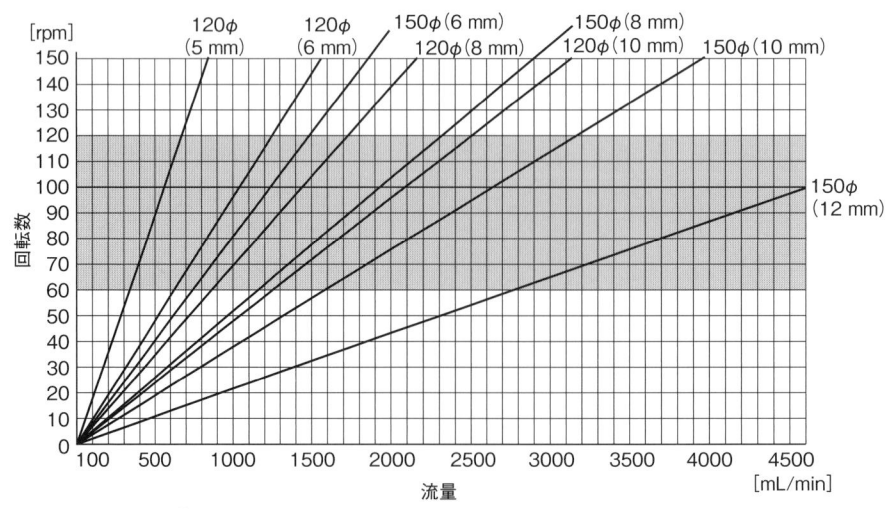

図6　回路サイズ・流量表
縦軸が回転数(rpm)，横軸が流量(mL/min)を示す．灰色部分(　　)はコントロールしやすい領域で，この領域に入るような回路の選択をする．
表の見方の例：「120φ(5 mm)」とは，「直径120 mmのポンプに直径5 mmの回路をかけた場合」を意味する．

表3 送血・脱血管のサイズ

体重 [kg]	3.0	3.5	4.0	4.5	5.0	5.5	6.0	6.5	7.0	7.5	8.0	8.5	9.0	9.5	10.0	10.5	11.0	11.5	12.0	12.5	13.0	13.5	14.0	14.5	15.0
体表面積 [m²]	0.2	0.2	0.2	0.3	0.3	0.3	0.3	0.3	0.4	0.4	0.4	0.4	0.4	0.5	0.5	0.5	0.5	0.5	0.5	0.6	0.6	0.6	0.6	0.6	0.64
トータルフロー [L/min]	0.5	0.6	0.6	0.7	0.7	0.8	0.8	0.9	0.9	0.9	1.0	1.0	1.1	1.1	1.2	1.2	1.3	1.3	1.3	1.4	1.4	1.5	1.5	1.6	1.6
[mL/kg/min]	170	160	153	147	142	138	135	132	129	126	124	122	121	119	118	116	115	114	112	111	110	109	108	107	106
DLP (A)	8 F			8 F					10 F										12 F						
Flexmate (A)	2.5 mm								3.0 mm										3.5 mm						
Flexmate (V) SVC	8 F						10 F										12 F								
Flexmate (V) IVC	12 F						14 F							16 F							18 F				

体重 [kg]	16	17	18	19	20	21	22	23	24	25	26	27	28	29	30	31	32	33	34	35	36	37	38	39	40
体表面積 [m²]	0.67	0.70	0.73	0.76	0.79	0.82	0.85	0.88	0.90	0.93	0.96	0.98	1.01	1.03	1.06	1.08	1.11	1.13	1.15	1.18	1.20	1.22	1.24	1.26	1.28
トータルフロー [L/min]	1.7	1.8	1.8	1.9	2.0	2.0	2.1	2.2	2.3	2.3	2.4	2.5	2.5	2.6	2.6	2.7	2.8	2.8	2.9	2.9	3.0	3.1	3.1	3.2	3.2
[mL/kg/min]	105	103	102	100	99	98	96	95	94	93	92	91	90	89	88	87	86	86	85	84	83	82	82	81	80
DLP (A)	14 F													16 F								18 F			
Flexmate (A)	4.5 mm									5.5 mm											6.0 mm				
Flexmate (V) SVC	14 F								16 F								18 F							20 F	
Flexmate (V) IVC	18 F								20 F								22 F							24 F	

「DLP大動脈カニューレ」(日本メドトロニック(株))、「フレックスメイト®」(東洋紡(株))、A：送血，V：脱血，SVC：上大静脈，IVC：下大静脈．

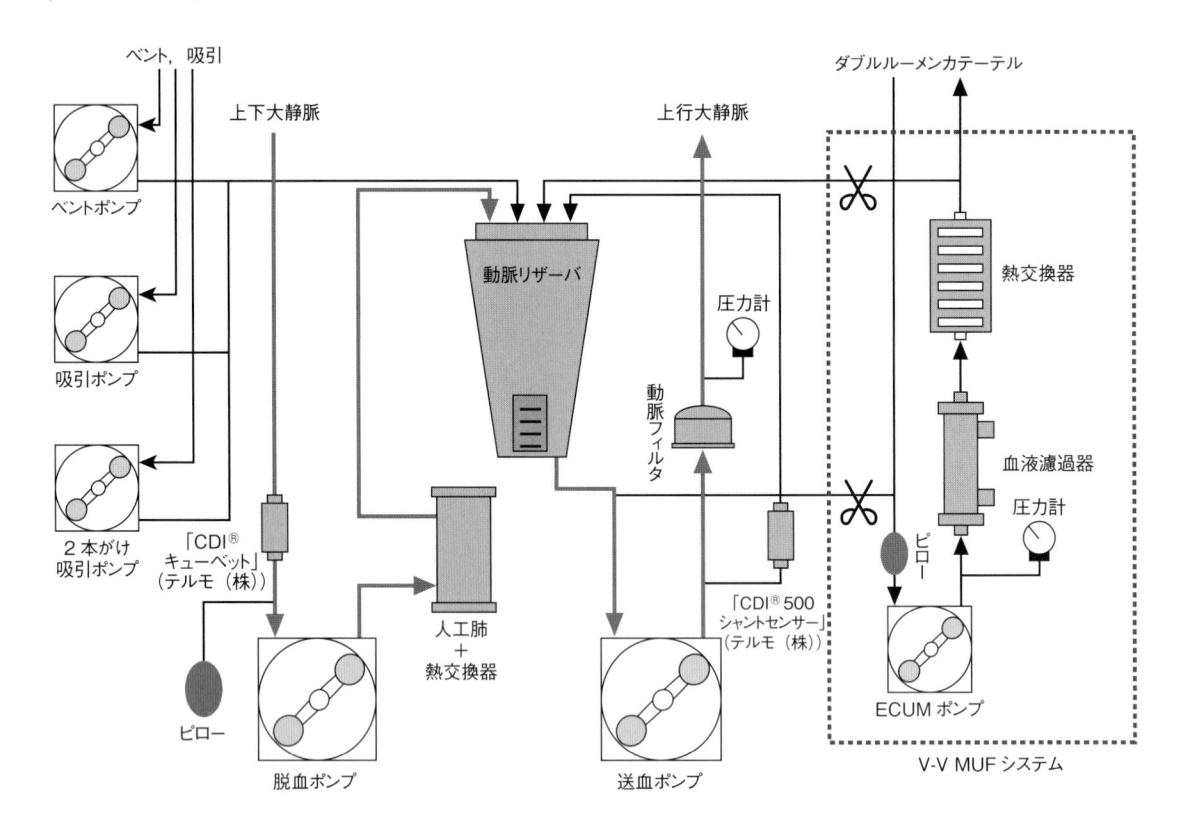

図7 VSD手術に対応した当院の体外循環回路図

析濾過型人工腎臓用補充液）1000 mLでECUMにて洗浄を施行している（Wash-out priming法）．

4）血液洗浄（DUF・V-V MUF）

小児開心術におけるDUF・V-V MUFは，血液濃縮効果のみならず浮腫の軽減による心収縮力の改善，電解質調整，炎症性物質の除去作用などの面から効果的とされている．当院では全例において体外循環中，積極的にDUFを施行している．また，体重15 kg以下の小児に対して，血液使用の有無にかかわらず可能な限りV-V MUFも施行している（図7）．

DUFではサブラッド®-BSを用いて洗浄を行っている．V-V MUFは体外循環終了直前に右心房より透析用ダブルルーメンカテーテルを挿入し（体重10 kg以下：8 F，体重10 kg以上：12.5 F），体外循環中に確立させる（まだこの時点では除水は施行しない）．体外循環離脱後，血行動態の安定をみて除水を開始する．小児の場合，V-V MUF中は体温低下を招きやすいので熱交換器を組み込んでいる．置換液は体外循環残血を基本とし（必要に応じて電解質，HCO_3^-の補正を行う），血流量および濾過流量は血行動態を観察しながら適宜調整しつつ，20分前後で完了する．

❷ VSD手術に対応した体外循環法と手順

1）体外循環開始前

人工肺への酸素吹送量は目標灌流量（2.5 L/min/m²）の70％，酸素濃度90％とする．過度のアルカローシスによる灌流障害を防ぐため，pHが8.0以上にならないよう酸素吹送量と充填液のアルカリ化剤の添加量に留意する．充填液のチェックは，血液ガスや電解質，Hct，浸透圧などで行い，加えて乳酸やピルビン酸などで洗浄効果を確認する．ノボ・ヘパリン®（ヘパリンナトリウム）投与後，ACTを測定し，吸引ポンプを回す．

大動脈に送血管を挿入し，送血回路に接続する．拍動およびフラッシュバックの有無を確認

後，送血テストを行う．続いて上大静脈へ脱血管を挿入し，出血に留意しながら必要に応じて適宜送血を行い，バランスをとる．

2）体外循環開始（部分体外循環）

上大静脈へのカニュレーション後，体外循環開始となる．急激な血行動態の変化を与えずに目標流量の半分を目安に2～3分かけて到達させ，上大静脈の脱血管からの脱血流量を確認する．その後，下大静脈へ脱血管を挿入し，2本脱血となったところで目標灌流量まで送血量を上げていく．目標灌流量到達までの間，動脈圧（ABP），CVP，SvO_2，心電図ST変化，送血圧，脱血状態，送脱血差の程度，尿量を注意深く観察し，送血量を調節する．異常がある場合は延滞なく術者に報告し，しかるべき措置を施す．目標灌流量到達後，DUFを開始する．また，血液ガス分析を施行し「CDI® 500システム」（テルモ（株））を活用しながら補正を行いつつ，酸素濃度および酸素吹送量を調整し，呼吸停止および冷却開始となる．薬液投与は血液ガス分析や「CDI® 500システム」のデータから適宜施行し，追加輸血やそれに伴う洗浄は大動脈遮断解除前までに完了しておく．目標温度（直腸温34℃）到達後，それ以下に下がらないよう保温に努める．

3）完全体外循環

上下大静脈をテープで締めて，完全体外循環となる．脱血不良およびCVPの上昇に留意する．

4）大動脈遮断，心筋保護液の注入

術野での準備が整ったところで大動脈遮断となる．大動脈遮断時は回路内圧およびABPを監視し，圧の変動や上昇に注意する．

大動脈遮断後，心筋保護液（アルブミンを加えたGIK）の注入を開始する．心筋保護液の注入は，体重7 kg以上の症例ではポンプ，それ以下では加圧バッグを用いて注入する．ポンプ注入時は送圧に留意する．目標量（初回量15 mL/kg，2回目以降7.5 mL/kg）を注入および局所冷却にて心停止および心筋保護を完了する．初回注入後は30分ごとに2回目以降を施行する．心筋保護液や局所冷却による過度の血液希釈に留意し，ECUM量を調整する．

なお，心停止中の送血ポンプは拍動流送血を行っている．

5）復温

手術の進行に合わせてゆっくり復温を開始する．復温時は，組織の酸素消費量の増加や末梢血管の拡張が起こるため，SvO_2，血液ガスデータ，血圧などに留意しながら必要な措置を施す．

6）大動脈遮断解除

大動脈遮断解除に向けてベントの停止，心内修復の終了に伴う吸引量の変化，エア抜き操作に伴う脱血不良に留意する．遮断解除直前にミラクリッド®（ウリナスタチン）と心筋浮腫軽減の目的で20％マンニトール®（D-マンニトール）を投与し，F_IO_2を100％にする．遮断解除時，術野からの遮断解除の合図と同時に定常流送血とし，再灌流障害防止のため灌流量を約50％まで下げ（フローダウン），手術台頭側を下げる（ヘッドダウン）．遮断解除後，送血圧に留意しながらゆっくり灌流量を戻していく．全身へのボリュームがある程度移行したら（CVPが5 mmHg前後），脱血量も徐々に増加させて目標灌流量まで戻す．

7）体外循環離脱

必要に応じて除細動，薬液（キシロカイン®（リドカイン塩酸塩）など）投与を施行し，拍動の再開を確認する．また，不整脈が発生している場合はペーシングを施行し心電図を観察する．

部分体外循環，呼吸開始となったらリザーバおよび送脱血のバランスの変化に留意する．特にこの時期の心臓への容量過負荷には十分留意する．直腸温・末梢温・各種データを確認し，さらに経食道または直接心臓にエコーを当て心臓内に空気がないことを確認し，体外循環離脱開始となる．ABP，CVP，左心房圧（LAP），術野カメラなどを注意深く観察しながら心臓にボリュームを慎重に移行する．目標灌流量を50％まで下げたところで脱血管を1本抜去し，出血の確認後，体外循環の離脱となる．

8) 体外循環離脱後

出血に応じて送血を施行し,血圧を維持する.また,ノボ・硫酸プロタミン®(プロタミン硫酸塩)を半量入れた後,V-V MUF を開始する.血行動態に十分留意し,血圧が安定していることを確認後,V-V MUF 施行中に残りの脱血カニューレを抜去し,続いて送血カニューレを抜去する.V-V MUF 終了後,残り半量のノボ・硫酸プロタミン®を投与し,ACT をチェックする.また,再度体外循環が開始できるように備える.

❸ VSD 手術に対応した体外循環のポイント

① 離脱時,欠損孔閉鎖により心容量負荷がとれ心室容量も減少するため,ボリュームが入りすぎないよう ABP,CVP,LAP に注意しながら容量負荷を慎重に行う.

② DUF・V-V MUF を積極的に行い,血液濃縮,水分バランスの調整,電解質調整,炎症性サイトカインの除去に努める.

③ VSD は小児の先天性心疾患の中でも発生頻度の高い心疾患であるため,その重症度は個々に異なり,PH クライシスを合併する症例もある.病態をしっかり理解して体外循環業務に携わることが必要である.また,術前や術中は外科医や麻酔科医とのコミュニケーションをしっかりとり,いかなる状況にも対応できる準備や環境を整えておくことも重要である.

■文献
1) Donald DE, Edwards JE, Harshbarger HG, et al: Surgical correction of ventricular septal defect: anatomic and technical considerations, J Thorac Surg 33(1): 45-59, 1957
2) 龍野勝彦ほか:心室中隔欠損症の外科解剖, 心臓 2: 775, 1970
3) Holt M, Oram S: Familial heart disease with skeletal malformations, Br Heart J 22(2): 236-242, 1960

■外科医
長野県立こども病院心臓血管外科
坂本貴彦 SAKAMOTO, Takahiko
長野県立こども病院病院長
原田順和 HARADA, Yorikazu

■麻酔科医
信州大学医学部麻酔・蘇生学教室
(元・長野県立こども病院麻酔科)
市野　隆 ICHINO, Takashi
長野県立こども病院麻酔科
大畑　淳 OHATA, Jun

■臨床工学技士
長野県立こども病院臨床工学科
佐藤直己 SATO, Naoki
金子　克 KANEKO, Tsuyoshi

本テーマの「術式」は,月刊誌『Clinical Engineering』での連載当時(2010 年 6 月号)の方法である.

[第Ⅲ章 小児の症例]

Ⅲ-3

小児における心室中隔欠損症に対する無輸血開心術と体外循環法
−社会福祉法人聖隷福祉事業団総合病院聖隷浜松病院−

> 無輸血開心術には，輸血による副作用を回避できるという大きなメリットがある一方，血液希釈に伴う組織への酸素供給不足の危険をはらんでいる．特に体重の少ない小児では，安全域を十分に確保したうえで行う必要がある．ここでは，当院での小児無輸血開心術の工夫について，心室中隔欠損症手術を例として述べる．

外科医 | 麻酔科医 | 臨床工学技士

小児無輸血開心術

❶ 小児における無輸血開心術とは

　無輸血開心術とは，体外循環中を含む手術中に他家血輸血を使用しない開心術のことであり，先天性心疾患でも比較的軽症の疾患に対する手術において行われていることが多い．輸血をしないことの最大のメリットは，肝炎などの既知の感染症のみならず，未知の病原体による感染のリスクを回避できることであり，TRALI（輸血関連肺損傷）などの輸血に伴う副作用の心配もなくなる．その一方で，輸血を使用しないことによる血液希釈が全身臓器に与える影響はまだわかっていない面も多く，無理な無輸血手術による過度の血液希釈は手術のリスクそのものを増大させてしまう．特に乳児期では，脳の一時的な酸素供給不足により後遺障害を残してしまう危険性もあり[1]，リスク・ベネフィットバランスをとることが重要である．

　当院では，超低充填体外循環（充填量110〜115 mL）の開発により，血液希釈を可能な限り低減することで，無輸血開心術の適応拡大を図ってきた[2]．しかしその一方で，血液希釈の安全域は大きくとっており，体外循環中の最低ヘマトクリット（Hct）値は20％までとし，

20％を下回った場合は輸血を行うようにして無理な無輸血手術は行わないように心がけている．体外循環中は，赤外線酸素モニタ装置「NIRO」（浜松ホトニクス（株））を用いてSvO_2や脳の酸素供給を常にモニタリングしている．

　当院において無輸血体外循環の対象とするのは，おもに心房中隔欠損症（ASD），心室中隔欠損症（VSD）といった軽症疾患の根治手術，ファロー四徴症，房室中隔欠損症，両方向性Glenn手術，Fontan手術など，中等症以上の手術で条件の良い症例である．体重が少ない場合には血液希釈が高度になるため，当院では体重6〜7 kg以上を条件としており，術前の貧血の程度も考慮して適応を決定する．体外循環前の予想Hct値でおおよそ20％以上を基準としている．

　ここでは，VSD症例に対する無輸血開心術の術式と，血液希釈を可能な限り軽減するRAPやMUFなどの方法について述べる．

❷ 無輸血開心術を含むVSDの手術適応

　VSDでは，「Ⅲ-2 心室中隔欠損症に対する手術と体外循環法」（160〜170ページ）にあるように，心室中隔の欠損孔を通して心内左右

短絡が生じ，欠損孔の大きさに応じた心負荷を生ずる．短絡量が非常に多い場合は新生児期から心不全や肺高血圧（PH）を呈する．重症例では生後早い時期に手術が必要になることもあり，心不全症状としての体重増加不良や貧血があることが多く，無輸血開心術の対象にはなりにくい．短絡量が中等量の場合は，利尿薬などにより心不全のコントロールが可能で，体重増加が期待できる．貧血があっても鉄剤の内服により改善することも多い．それらの症例では数カ月経過をみて，手術の時期を決定することとなる．生後6カ月から1年で欠損孔が小さくなってくることもあり，そのような症例ではさらに経過をみるが，その時期になっても縮小傾向がない場合には手術を考慮する．

また，短絡量と無関係に，大動脈弁に接して欠損孔が存在する場合に，大動脈弁の逸脱に起因する大動脈弁閉鎖不全をきたすことがあり，手術適応となる．

【心室中隔欠損症の解剖】

右室流入路である三尖弁に接した膜様部欠損（Kirklin分類Ⅱ型）が最も多いが，肺動脈弁直下にある室上稜上部欠損（同Ⅰ型）も東洋人に多くみられる．流入部欠損（同Ⅲ型）はまれである．筋性部欠損（同Ⅳ型）は膜様部心室中隔欠損を含むほかの心奇形に合併することが多い（VSDの解剖学的分類については，161ページの図1参照）．

③ VSDに対する無輸血開心術の方法

当院では通常，胸部正中小切開による胸骨部分切開にて開胸している．胸骨上部を切開しないことにより，出血量をより少なくすることができる．心嚢を縦切開し，牽引糸をかけて吊り上げる．大動脈周囲の心嚢をよく吊り上げることにより大動脈の良好な視野を得ることが，安全なカニュレーションのためには重要である．

上行大動脈をテーピング，上大静脈もテーピングしたところで，上行大動脈の外膜をペアンで固定し，大動脈送血用のタバコ縫合をかける．上大静脈にもタバコ縫合をかけ，そこから3 mg/kgのヘパリンNa注®（ヘパリンナトリウム）を直接静注する．このタイミングで術野の体外循環回路のレイアウトを整える．2分後にACTを測定して300秒以上になっていることを確認し，ACTが短い場合はヘパリンNa注®を追加投与する．

上行大動脈に送血管を挿入し，カニューレのエア抜きを丁寧に行う．この後，動脈血をカニューレを通して体外循環回路側に逆流させる（RAP）．この際，血圧が下がりすぎないように注意する．RAPが終了したら，上大静脈に脱血管を挿入して体外循環を開始する．下大静脈にタバコ縫合をかけて脱血管を挿入する．この際，心内にエアを吸引しないように，麻酔科医がバッグ加圧を行う．

トータルフローが得られたら，上下大静脈を遮断し完全体外循環とする．上行大動脈を遮断し，大動脈基部から順行性に心筋保護液を注入する．それと同時に右房を切開し，右室内に吸引カニューレを挿入し心室の過拡張を防ぐ．卵円孔が開存していればそこから左房にベントチューブを挿入し，閉鎖していれば卵円窩に小切開を加えて同様にベントチューブを挿入する．チューブの周囲にタバコ縫合をかけてターニケットを締める．膜様部欠損（Kirklin分類Ⅱ型）は三尖弁越しに視野を得る．膜様部欠損のパッチ閉鎖のポイントは，欠損孔の後下縁近くを走行する刺激伝導系のヒス束を損傷しないことである．マットレス縫合あるいは連続縫合にて，ePTFEパッチを縫着する．肺動脈弁直下の室上稜上部欠損（Kirklin分類Ⅰ型）の場合は，主肺動脈を縦切開して肺動脈弁越しにパッチ閉鎖を行う．この場合，刺激伝導系は欠損孔と離れており安全であるが，欠損孔にはまり込んだ大動脈弁を損傷しないように注意する必要がある（図1）．

パッチ閉鎖終了前にベントを停止し，麻酔科医によるバッグ加圧と心臓のsqueezingによる左心系のエア抜きを行った後，大動脈遮断を解除する．心臓の切開線を縫合閉鎖し，大動脈遮断解除から15〜20分で体外循環から離脱

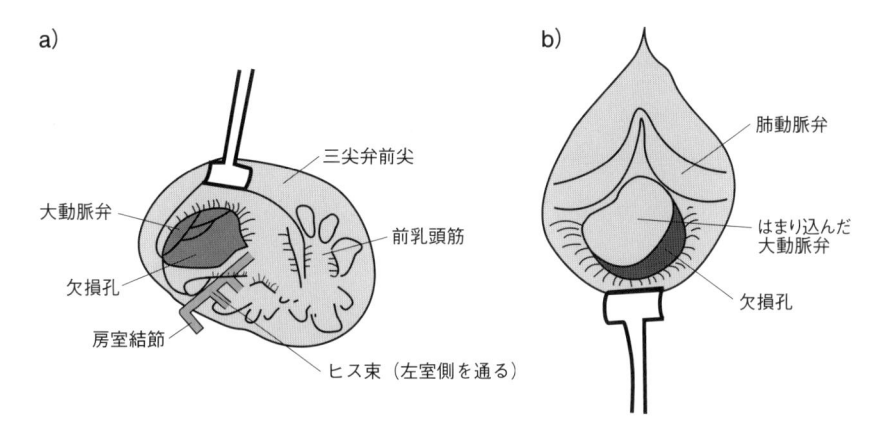

図1 典型的な膜様部欠損(Kirklin分類Ⅱ型,a)と室上稜上部欠損(同Ⅰ型,b)の外科的視野

する．上下大静脈の脱血管にMUF用のチューブを連結し，体外循環側に渡し，MUFを15分間行う．MUF中に送血管の側管から生理食塩液を患者の身体側に注入し，カニューレ内の血液を体内に戻す．同様に，体外循環回路側の血液も生理食塩液にて押し戻す．その後，送血管を抜去する．MUF終了後に上下脱血管内の残存血液をカニューレの側管から生理食塩液にて身体側に注入し，脱血管を抜去する．ノボ・硫酸プロタミン®(プロタミン硫酸塩)を静注し，止血を丁寧に行う．洗浄後，ドレーンを留置して閉胸する．

以上の方法で，最近5年間72例(平均体重9.6kg，術前平均Hct値31.3%)の無輸血による心室中隔欠損パッチ閉鎖術の体外循環中，平均最低Hct値23.2%，手術終了前の平均Hct値27.6%であった．

4 無輸血開心術における臨床工学技士に必要な知識

冒頭にも述べた通り，小児の無輸血体外循環は，ともすれば脳の酸素供給能低下に陥る危険性があり，疾患や手術としては軽症であっても普段以上に安全で慎重な体外循環技術が求められる．術前の体重，貧血の有無などからみた無輸血体外循環の適応も含めて，少しでも不安が生じた場合には術者，麻酔科医と協議のうえ輸血を行うことを躊躇してはならない．

麻酔科医

小児無輸血開心術の麻酔

1 はじめに

小児の開心術においても麻酔科医のおもな役割は，侵襲を乗り切るのに十分な鎮静・鎮痛を行うことと，各臓器が酸素化され適切な代謝環境を保つために必要な血液循環を確保することである．特に無輸血を目指す場合は，この側面についての評価と対応が重要になる．

一方で，当院の体外循環管理では低充填化と36℃での常温体外循環が行われている．これは血中薬剤の希釈は軽減されるが，薬物代謝速度，覚醒度，各臓器での酸素消費量が保たれることを意味する．このため，他施設より浅麻酔に注意した麻酔管理となっているかもしれない．

小児の無輸血開心術の多くを占めるVSD根治術での当院の麻酔管理を中心に述べる．

2 許容される血液希釈

体外循環装置の低充填化により血液希釈は低減されるようになったが，ある程度の血液希釈は避けられない面もある．最低 Hct 値 15% 以上であれば問題ない[3]との考え方もあるが，最低 Hct 24% 以上と良好な神経学的予後が相関する[4]との報告もある．体外循環時間，血液流量などの要素もあり，普遍的な安全値を出すのは難しいが，当院では体外循環中の最低 Hct 値 20% を目安としつつ，循環動態をみながら無輸血が問題ないか検討するようにしている．

3 輸血による副作用と感染

血液製剤の安全性は高まっているものの，その副作用と感染は必要以上の輸血を避ける要因である．2011 年の赤血球製剤による副作用報告は 573 件（頻度は約 1/6000，蕁麻疹などが最多），そのうち重篤例の多い副作用（アナフィラキシー，TRALI など）は 230 件（頻度は約 1/15,000）であった．また 2011 年に輸血による感染が特定されたものは HBV 13 例，ヒトパルボウイルス B19 1 例，G 群溶血性レンサ球菌 1 例であった[5]．

4 モニタリング

通常の開心術と同様に動脈圧・中心静脈圧を測定する．体格的に挿入可能であれば経食道心エコーにより心機能・心内修復の状態を評価する．

足尖温とパルスオキシメータで灌流指標（PI），および顔色・結膜の色調により末梢循環を評価し，血液量や臓器血流の目安として尿量を観察する．

赤外線酸素モニタ装置「NIRO」により脳組織酸素供給を評価する．

鎮静度の把握のために BIS も参考にしている．

5 凝固系の管理

5-1 ヘパリンとプロタミン

体外循環確立前に外科医が上大静脈よりヘパリン Na 注®3 mg/kg を注入し，2 分後に ACT を測定する．300 秒を超えない場合は追加投与して ACT を再度測定する．ヘパリン Na 注®は充填液にも混合し，体外循環中は抗凝固が維持されるようにする．

ノボ・硫酸プロタミン®は過量投与による出血傾向や急速投与による循環動態の悪化をきたすため，必要十分量を時間をかけて投与する．初期投与ヘパリン Na 注®1 mg/kg につきノボ・硫酸プロタミン®1 mg を投与量としている．この半量を 3 分かけて投与し，術野吸引を止めてもらう．再度 3 分かけて残量を投与し，ACT を測定する．

5-2 止血異常に対する薬理学的予防

トランサミン®（トラネキサム酸）はプラスミンに結合してフィブリン分解を抑制する．予防的投与は出血量・輸血量の低減に有効とされているが[6]，成人では高容量投与と術後早期のけいれん発作との関連も報告されており，過量投与には注意すべきである[7]．手術開始前に 30 mg/kg を静注し，以後，手術終了まで 15 mg/kg/hr で持続投与している．

6 麻酔法と経時的な流れ（図2）

6-1 麻酔導入

麻酔導入はドルミカム®（ミダゾラム），ケタラール®（ケタミン塩酸塩），フェンタニル®（フェンタニルクエン酸塩），エスラックス®（ロクロニウム臭化物）で行っている．体外循環以外の麻酔維持はセボフレン®（セボフルラン），アルチバ®（レミフェンタニル塩酸塩），フェンタニル®，プレセデックス®（デクスメデトミジン塩酸塩），エスラックス®としている．これは手術侵襲での血圧・脈拍の変動が少なく，長時間となった場合も末梢循環がよく保たれる傾向があり，また早期抜管にも対応しやすいためである．アルチバ®，エスラックス®，プレセデッ

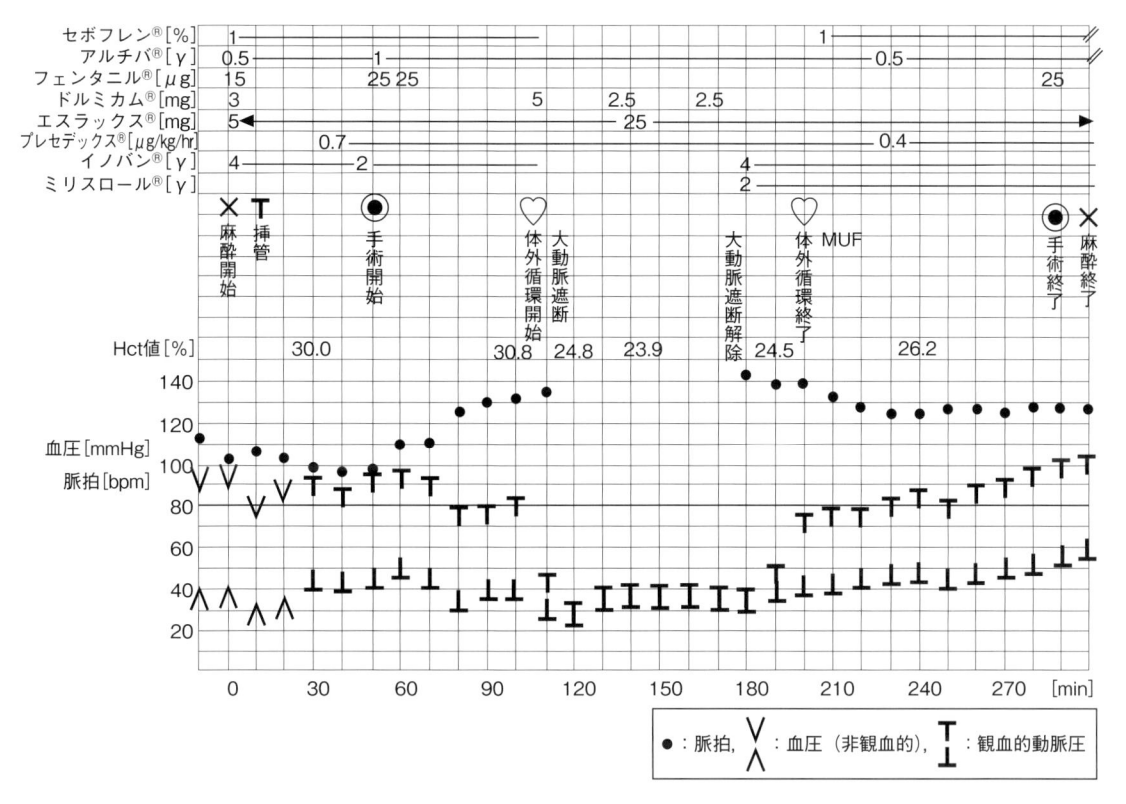

図2　心室中隔欠損パッチ閉鎖術の麻酔経過
合併症のないVSDの患児．ICU帰室3時間後に抜管となり，手術翌日にICUを退室した．

クス®は，共通持続静注ラインを確保して体外循環中も調節性よく投与されるようにしている．中心静脈ラインよりイノバン®（ドパミン塩酸塩）の投与を2～3μg/kg/min程度で開始する．ミリスロール®（ニトログリセリン）の投与は体外循環離脱時に体内に到達するようタイミングをみて開始している．ダウン症候群を有するなど肺血管抵抗の高い症例では，ミリスロール®を増量し，ミルリーラ®（ミルリノン）も併用している．

6-2　体外循環確立

ヘパリンNa注®投与により体血管抵抗は減少し，心血管の圧排で血圧・脈拍は変動しやすい時間帯となる．ある程度の輸液負荷や少量のネオシネジンなどを投与するなどして対処する．

6-3　体外循環中

常温体外循環のため十分な鎮静を要するが，ある程度の血圧が保たれることを意図してドルミカム®，プレセデックス®，アルチバ®，エスラックス®を投与している．BIS値の上昇がみられる場合には増量するなどして対処する．

6-4　体外循環離脱

離脱前に臨床工学技士にHct値などがどのような案配だったか確認し，離脱後の参考にする．
大動脈遮断解除後にイノバン®3～5μg/kg/minとミリスロール®投与を再開する．体外循環離脱時は脈圧や動脈圧波形がやや不十分なときもあるが，MUFの過程で回復してくることが多い．循環動態の安定をみて吸入麻酔薬を再開するようにしている．

6-5　止血・閉胸

MUF終了後にノボ・硫酸プロタミン®を投与する．MUF回路残血を受け取り返血した後に血液検査を行う．循環動態・止血に問題がなければ閉胸となる．早期抜管を意識しつつ鎮静

薬を追加投与して患児をICUへ移送する．

6-6 輸血の検討

無輸血開心術の方針の場合でも術前準備として濃厚赤血球製剤をクロスマッチしている．特に小児では溶血の影響が出やすいため，新しい製剤が望ましい．

術前の利尿薬投与により見かけ上は貧血のみられない患児や肺動脈絞扼術などの既往があり，剥離を要する患児では，思いのほか血液希釈が進行してしまうことがある．術前データに固執することなく，麻酔開始後の検査や術野状況にも注意しながら柔軟に対応することが望まれる．

7 おわりに

小児の無輸血開心術は，臨床工学技士による体外循環法の工夫とチーム医療の成果であると思う．自施設での周術期管理や体外循環管理の方針を踏まえたうえで，無輸血開心術に適した麻酔管理がなされると良いと考える．

外科医　麻酔科医　**臨床工学技士**

小児の無輸血開心術における体外循環法

1 はじめに

小児の体外循環は循環血液量に比べ充填量の割合が大きく，無輸血を行うためには低充填化が欠かせない．システムを小型化する以外にも，脱血側回路をプライミングしない方法であるRP，カニュレーション後に自己血液を回路に導くRAP[7]を施行することで，開始時の初期希釈を抑えることが可能となった．ここでは，当院で行っている小児無輸血体外循環システムと体外循環中のポイントを紹介する．

2 体外循環システム

2-1 体外循環装置

小児システムにおいて低充填化を目指すには，コントローラと一体型のローラポンプでは回路長が長くなり，充填量の削減が困難となる．そのことからもポンプヘッドが分離したローラ

図3　分離ポンプと分離型コントローラを用いた体外循環システム
レベルセンサ，バブルディテクタ，人工肺前後とリザーバ内の圧などを測定するための回路圧モニタ，リザーバ陽圧防止のための2つの陽圧防止弁，静脈側と動脈側に設置した「CDI®500システム」（テルモ（株）），トランジット血流計を用い，脱血流量などのモニタリングを全例で標準化し装備する．

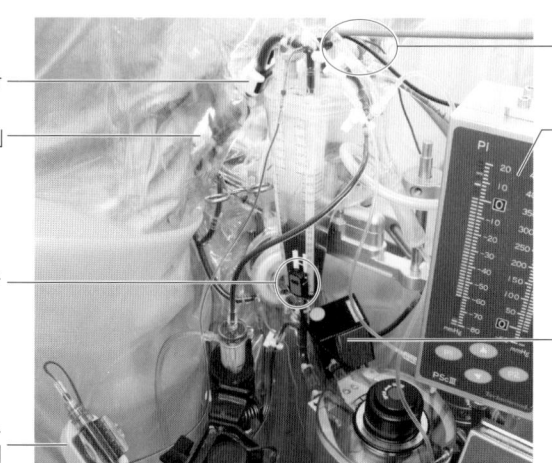

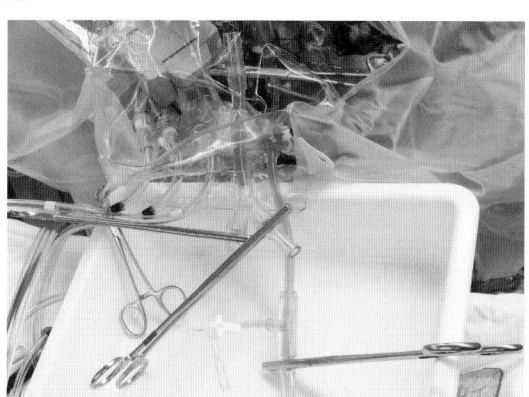

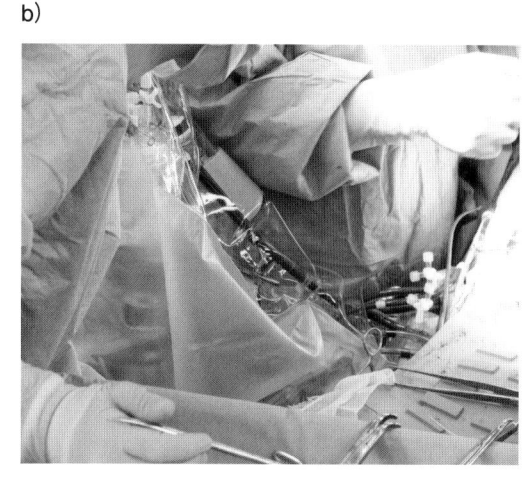

図4　ステリーシート
a) 回路とシートを溶着することにより，術野を汚染することなく体外循環回路長を短縮することを可能とする．
b) 術野に体外循環の装置側回路が載っても清潔を保持している．

ポンプを使用することで回路長を最短にし，最適なレイアウトをとることが可能となる．また，ポンプヘッドの大きさも75・120・150 mmφ（直径）と各種取りそろえることで操作性，充填量の削減にも効果的となる[8]．

小児の体外循環を行うためには繊細な操作が要望される．それには操作部分をできるだけ手元に置き，操作者の視界の範囲内に入れることが重要となる．そのためにもコントローラを集中させた分離型コントローラは操作性を向上させるには有用である（図3）[9]．さらに，低充填を実施するためにもレベルセンサ，バブルディテクタや各種圧モニタなど安全装置を取り入れ，安全勧告[10]に基づきシステム化することは必須となる．

2-2　体外循環回路

人工肺やリザーバの性能は無輸血を行うためには重要な要素となる．最近では動脈フィルタを内蔵した人工肺の製品を使用し回路と一体化することで，動脈フィルタの充填量が削減され，より低充填化が実現される[11]．

これ以外の要素として，各施設で充填量に差が出るのは体外循環回路によるところが大きい．回路長は，術野側の回路と装置側の回路を別々に考えると，装置側は体外循環操作者に規定され，各デバイスの配置により最短の距離を実現することができる．もちろん装置全体がベッド上にいる患者とほぼ同じ高さになることが低充填のためのポイントとなる．また，落差脱血，陰圧吸引補助脱血およびポンプ脱血など，脱血方法により回路長は大きく異なる．もちろん，脱血方法でいえば陰圧吸引補助脱血が最も回路長短縮には優れており，最適なレイアウトを実現する．ただし，小児の体外循環では送血する量と脱血する量が異なるため脱血側に血流計を備え，そこで測定された流量を適正灌流量としている．

術野側の回路は，術者や介助者の操作を妨げない範囲で最短とする．術野側の回路を短縮するためには，清潔領域と不潔領域の境界をはっきりさせることが必要であり，そのためには術野を汚染することがないステリーシート（図4）が非常に有効である．

次に，回路径に関してみると，各施設で小児用回路として最も一般的に使用されているメイン回路のチューブ径は1/4インチであるが，当院では5/32インチ（約4 mm）と3/16インチ（約4.5 mm）も併せて採用している．回路抵抗との問題が当然考えられるが，実際に当院の回路長で実験を行った結果，それぞれ最大流量

表1 システムと充填量

体重 [kg]	〜5	5〜9	9〜12	12〜17	17〜29
充填量 [mL]	110	115	125	130	250
RP後充填量 [mL]	90	95	105	110	210
人工肺 動脈フィルタ （充填量）	「キャピオックス®FX」 （通称．Baby FX．テルモ（株）） （43 mL）				「キャピオックス®FX」 （FX-15．テルモ（株）） （144 mL）
メイン回路サイズ[インチ]	5/32	送血 3/16，脱血 1/4			1/4
ポンプヘッド [mm] ポンプチューブ径 [インチ]	75 φ 1/4	120 φ 1/4	150 φ 1/4	120 φ 3/8	150 φ 3/8

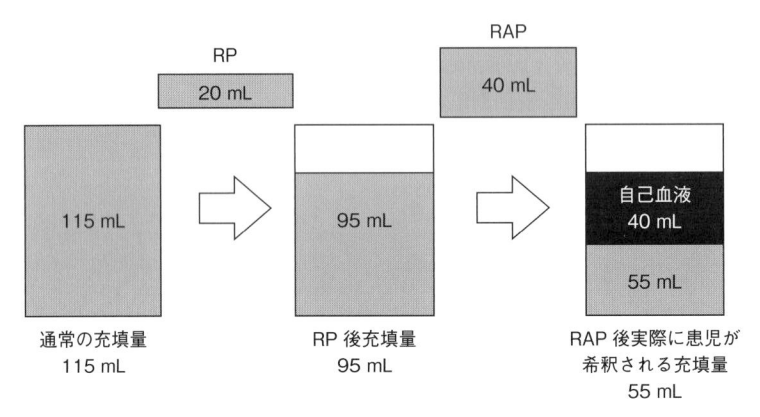

図5 RPとRAPによる低充填化
RP：脱血回路内の充填液を空にして充填量を削減する．
RAP：送血管挿入後，逆行性に回路内へ血液を導き，晶質液と自己血液とを置換し，晶質液を回収する．

を5/32インチで1.5 L/min，3/16インチで2.5 L/minまで使用可能としている[12]．また，ベントや吸引回路もリザーバレベルに大きく影響を与えることから，回路長と回路径を最小限にすることが希釈を軽減させ，安全な操作につながる．システムの各充填量を表1に示す．

③ 体外循環の方法

3-1 体外循環回路の充填組成

当院では無輸血体外循環のHct値の安全限界を20％，通常では25％以上を目標とし，高度の希釈（Hct値20％未満）は安全管理上採用していない．予想Hct値は過去の実績から循環血液量を体重kg × 60 mLで計算し適応を決定するが，無輸血の適応体重はおおむね6 kg以上を基本としている．充填する晶質液として，浸透圧利尿薬（マンニットールS®）を体重kg × 5 mL，アルカリ化剤（メイロン®）を体重kg × 1 mL，抗生物質を体重kg × 30 mg，ヘパリンNa注を体重kg × 100単位とし，代用血漿・体外循環希釈剤（ヘスパンダー®）をシステムの充填量に足りない分だけ使用する．充填液でアルカリ化剤の量が少ない理由は，常温・高灌流で維持することと，体外循環中は濾過型人工腎臓用補充液であるサブパック®BiによるDUFを行うことから，アルカローシスに傾きすぎないようにするためである．

3-2 体外循環の管理

体外循環開始前に，低充填化のハード面以外の方法としてRPを実施する．術野側回路を充

表2 2011〜2012年無輸血対象症例

症例数	22
月齢 [カ月]	20.7 ± 16.3 (10〜72)
体重 [kg]	10.2 ± 2.2 (7.2〜15.3)
充填量 [mL]	140.9 ± 19.4 (110〜190)
RP 後充填量 [mL]	113.3 ± 13.5 (95〜142)
RAP 後充填量 [mL]	72.3 ± 18.9 (27〜108)
体外循環時間 [min]	98.1 ± 24.5
大動脈遮断時間 [min]	56.4 ± 19.5
水分バランス [mL]	− 253.8 ± 111.6 (− 378.2〜− 42.0)

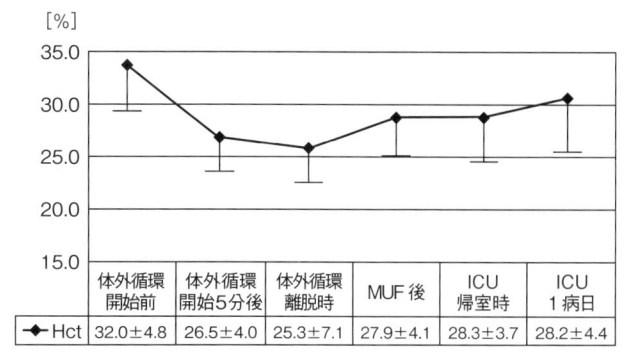

図6 Hct 値の推移

	体外循環開始前	体外循環開始5分後	体外循環離脱時	MUF 後	ICU 帰室時	ICU 1病日
Hct	32.0±4.8	26.5±4.0	25.3±7.1	27.9±4.1	28.3±3.7	28.2±4.4

填後，脱血ラインを空にし，回路から充填液を抜き取ることで，表1にある RP 後充填量のようにさらなる低充填化が可能となる．それに加え，RAP を施行することで体外循環開始時の最も希釈される部分で希釈を抑えることが可能となり，水分バランスや血圧の低下など循環動態を適正に保つことが可能となる．RAP は送血管挿入後，患児の血液を動脈圧とローラポンプを利用して回路内へ導き，充填した晶質液と置換していく．RAP は血圧が収縮期圧で 60 mmHg を保つレベルで実施し，約1分程度で終了している．RAP を実施し置換できる量は，症例にもよるが15〜50 mL程度となる（図5）．

体外循環中の管理として，血管を収縮させるのではなく，むしろ末梢循環を可能な限り良くするため，灌流量を体重12 kg 以下では180 mL/min/kg 以上，体重12 kg 以上でも160 mL/min/kg 以上で管理する．これにより，血液希釈の影響を軽減し，乳酸の蓄積などが発生しないようにする．また，体温も常温体外循環で36℃以上を保ち，生理的な状態を保つようにしている．体外循環中の中心静脈圧も体外循環前の数値より若干低い程度で管理し，無理に循環血液量を減らすために濃縮するようなことはしない．体外循環中は血液中の補体の活性化などが引き起こされることによりさまざまな有害物質が発生するが，これを抑制するため，限外濾過による DUF を行う．また，体外循環終了後は MUF を行うことで，体外循環による血液希釈を5〜10分と短時間で濃縮することと，カテコラミンの反応（末梢血管の収縮）などから水分バランスの最終調整として非常に有効となる．これらすべての条件がそろった結果，水分バランスは適正に保たれ，体外循環によりプラスバランスになることはまれとなる．表2，図6に，2011〜2012年の当院における体重17 kg 以下の周術期完全無輸血症例と体外循環開始前，体外循環開始5分後，体外循環離脱時，MUF 後，ICU 帰室時，ICU 1病日の Hct 値の推移を示す．

4 小児体外循環のポイント

①低充填の動脈フィルター体型の人工肺を使用すること．
②回路圧力損失を計算し，ベント・吸引回路も含め，体外循環回路を短縮・細径化する．
③RP と RAP を行うことで体外循環開始時の初期希釈を最小限にする．
④常温体外循環，高灌流量で管理をすることで代謝と末梢循環を適正に維持する．
⑤DUF，MUF を積極的に行い，各種炎症性物質などを除去することで体外循環による侵襲を軽減するよう努める．

■文献
1) Jonas RA, Wypij D, Roth SJ, et al: The influence of hemodilution on outcome after hypothermic cardiopulmonary bypass: results of a randomized trial in infants, J Thorac Cardiovasc Surg 126(6): 1765-1774, 2003
2) 北本憲永, 神谷典男, 小出昌秋：新生児手術における体外循環の工夫－システムの小型化と体外循環方法－, 体外循環技術 35(4): 405-408, 2008
3) 高橋幸宏：新生児・乳児早期の体外循環, 体外循環と補助循環 2005, p83-89, 日本人工臓器学会, 2005
4) Wypij D, Jonas RA, Bellinger DC, et al: The effect of hematocrit during hypothermic cardiopulmonary bypass in infant heart surgery: Results from the combined Boston hematocrit trials, J Thoac Cardiovasc Surg 135(2): 355-360, 2008
5) 日本赤十字社血液事業本部医薬情報課：輸血情報 1209-133, 1209-134, 2012
http://www.jrc.or.jp/mr/transfusion/index.html（2013年3月1日現在）
6) Levi M, Cromheecke ME, de Jonge E, et al: Pharmacological strategies to decrease excessive blood loss in cardiac surgery: a meta-analysis of clinically relevant endpoints, Lancet 354(9194): 1940-1947, 1999
7) Kalavrouziotis D et al: Ann. Thorac Surg 93: 148-154, 2012
7) 南　茂, 佐藤朋子, 田代　忠ほか：低侵襲体外循環への挑戦－さらなる充填量削減を目指して－, 体外循環技術 31(3): 274, 2004
8) 北本憲永, 神谷典男, 小出昌秋ほか：人工心肺初期充填量136 mLを可能とするシステムの開発－低充填化への更なる飛躍－, 体外循環技術 28(4): 26-28, 2001
9) 鈴木政則, 神谷典男, 北本憲永：分離型人工心肺装置の改良, 体外循環技術 31(2): 208-210, 2004
10) 日本体外循環技術医学会教育委員会, 安全対策委員会：人工心肺における安全装置設置基準勧告, 体外循環技術 34(2): 82, 2007
11) 北本憲永：小児人工心肺装置の近未来, 日本臨床工学会誌 37: 125-127, 2009
12) 北本憲永, 神谷典男, 鈴木政則：小児用人工心肺回路のチューブ径と回路長による回路内圧変化, 体外循環技術 31(1): 21-24, 2004

■外科医
社会福祉法人聖隷福祉事業団総合病院
聖隷浜松病院心臓血管外科
小出昌秋 KOIDE, Masaaki

■麻酔科医
社会福祉法人聖隷福祉事業団総合病院
聖隷浜松病院麻酔科
鈴木清由 SUZUKI, Kiyoshi

■臨床工学技士
社会福祉法人聖隷福祉事業団総合病院
聖隷浜松病院臨床工学室
北本憲永 KITAMOTO, Norihisa

[第Ⅲ章 小児の症例]

Ⅲ-4

心内膜床欠損症に対する手術と体外循環法
－慶應義塾大学病院－

心内膜床欠損症（endocardial cushion defect）は，近年では atrioventricular canal defect，または atrioventricular septal defect と表記されることが多い．ここではファロー四徴症などの合併心疾患がなく，かつ二心室修復が可能なものを対象とする．また本疾患の半数以上はダウン症候群を合併している．

外科医 麻酔科医 臨床工学技士

心内膜床欠損症に対する手術術式

1 心内膜床欠損の解剖学，病態生理

　心室間交通量の度合いにより部分型，移行型，完全型に分類され，完全型はさらに共通前尖の形態により Rastelli A，B，C 型に分類される．A 型は共通前尖が分葉せずに心室中隔と腱索の連続がないものをいう．C 型は共通前尖が分葉している部分において多数の細かな腱索によって支持されている．B 型はまれである．しかし，心内膜床は発生学上，心房中隔と心室中隔とともに，僧帽弁や三尖弁に相当する左右房室弁を形成する基になるので（図1），心内膜床欠損症は形態上も病態生理上も症例ごとで異なり，分類することよりも1つのスペクトラムとしてとらえるほうが理解しやすい．また病理学者の Becker らは，心内膜床欠損症の心臓は房室弁を切り取ってしまえば，みな同様の構造になると述べている[1]．

　部分型は，心房位での左右短絡のみで心室間交通のないものをいい，一次孔欠損（ostium primum）と表記されることもある．左側房室弁の前尖には cleft といわれる裂け目があり，これは腱索付着による左室自由壁からの支持がないという点で，正常僧帽弁交連の弁接合と大

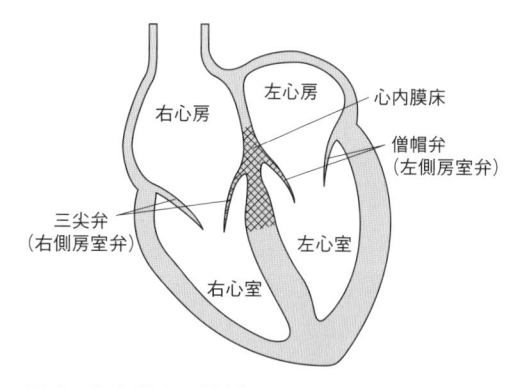

図1　心内膜床の解剖

きく異なっている．左右房室弁は心室中隔の尾根と接合することにより連続しているが，それらの弁口は互いに独立している．修復術の適応が心房間交通のみである場合は二次孔型心房中隔欠損と同様，2歳以上が手術時期となる．しかし，左側房室弁閉鎖不全による左心不全を呈する場合には早期に手術する．

　移行型は，心室間交通が少量のみ存在するもので，一般的に部分型よりも心房位での左右短絡・僧帽弁閉鎖不全ともに高度で，しばしばより早期に修復術が必要になる．部分型と異なり共通前尖と共通後尖は連続していないが，ごく短い腱索により心室中隔の尾根に固定されている．

完全型は，心房位での左右短絡に加えて心室間交通が大きくunrestrictiveになっているものを指す．乳児期に多量の心室間左右短絡による左心不全症状，または肺血管閉塞性病変の進行をきたすことが多いため，乳児期早期が修復術の適切な時期である．特にダウン症候群の場合には肺血管閉塞性病変の進行が速いので，特に修復術時期を遅らせないことが重要である．左右房室弁は共通となっていて，その形態も症例ごとに異なる．

外科的に最も重要な解剖学的ポイントは左側房室弁の形態であり，一般に左側弁尖の形成が良好なほど，左側弁尖が付着している弁輪周囲に占める角度が大きいほど，また左側共通前後尖を支持する腱索が豊富なほど，修復が容易である．

❷ 手術の実際

修復術の至適時期については前述した．なお肺動脈banding術の適応は，現在では体外循環使用のリスクが高い場合（脳出血やRSウイルス感染など）に限定されている．ここでは手術術式は完全型を中心に記述する．1-patch，2-patch，modified 1-patch法が施設や外科医の裁量によって選択されていて[2]，当院では2-patch法を基本としている．

胸骨正中切開，胸腺部分切除の後，心房中隔および心室中隔パッチ用に心膜を採取し，0.6％グルタルアルデヒド溶解液に10分間浸した後，リンスをしておく．動脈管は体外循環前に結紮またはクリッピングによって閉鎖する．体外循環のカニュレーションは上行大動脈に送血用を，上下大静脈に脱血用を挿入し，中等度低体温高流量体外循環とする．左室ベントを右上肺静脈より挿入する．上行大動脈を遮断し，順行性心筋保護液注入により心停止とする．右房切開は房室間溝に平行に始め，下大静脈－右房接合部の右端に向かって大きく行う．房室弁の形態をひずませないように配慮して吊り糸をかけて視野を展開する．この手術では十分な時間をかけて心内解剖を評価し，修復の全体的計画を決定してから修復の針糸をかけ始めることが特に肝要である．

左室内を晶質液で充満させて共通房室弁を閉鎖位とし，心室中隔尾根上で前後共通弁尖のkissing point（接合点）を見付けてこれを中心として分割線を決める．心室中隔閉鎖用のパッチとして採取固定した自己心膜を，分割線の約80％の長さを長径とし，房室弁のkissing pointと心室中隔尾根との距離に縫い代を加えた長さをその短径（深さ）とした半弧形に作製する．まずこの心室中隔用自己心膜パッチの弧状下縁を心室中隔右側面に結節縫合で縫着する．腱索付着を可及的に温存する．次に，この心室中隔用自己心膜パッチの上縁，共通前後弁尖の分割線，心房中隔用自己心膜パッチの下縁の順でU字縫合をかけ固定する（図2）．心房中隔用自己心膜パッチの後側縫合線をとるときの房室結節の避け方は右房側と左房側の2法があり，当院では後者を採用している（図3）．なお房室結節の位置の指標はあくまでも心室中隔と後側弁輪の接点であり，しばしばunroofedにより左房側変位がみられる冠静脈洞開口部ではない．

次に左側房室弁形成のために再び左室を充満させる．弁形成の内容はcleft閉鎖と，必要に応じてKay-Reed弁輪縫縮である．原則としてcleftは全長にわたり閉鎖する．この理由は，再手術の原因となるのはこの部分の残存／再発閉鎖不全が大部分であることによる．最後に心房中隔用自己心膜パッチを連続縫合で縫着して心内操作を終了する．心拍動再開を待って右房切開を閉鎖し，体外循環から離脱する．心房と心室に一時的ペーシングリードと肺動脈カテーテルを挿入して閉胸する．

移行型，部分型に対する術式は基本的に前述した後半部分と同等と考えてよい．完全型と異なり，左室容量負荷が術前になく，修復術により血行動態上，左側房室弁輪が縮小せず，むしろ拡張する方向に働くことから，房室弁閉鎖不全による再手術のリスクがより高い．また房室弁のレベルがより心尖部側に位置しているの

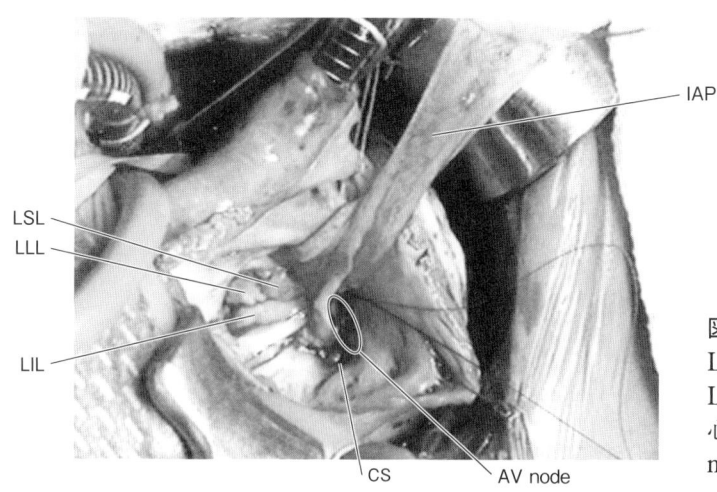

図2 術中写真
LSL：左上方尖，LLL：左側方尖，LIL：左下方尖，IAP：心房中隔用自己心膜パッチ，CS：冠静脈洞，AV node：房室結節．

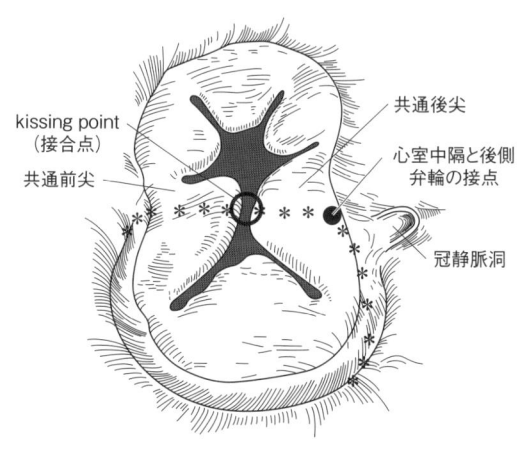

図3 当院における心房中隔用自己心膜パッチ縫着線（＊）

で，左室流出路が長く狭くなっている．弁輪に人工弁や人工弁輪などの固い構造物を縫着する場合，左室流出路狭窄を悪化させないように，より小さいサイズの選択やバッフルを用いて弁輪前方を変位させておくなどの配慮を必要とする．

❸ 関連した周辺知識

体外循環離脱後，血行動態が不安定なときには，経食道心エコー（TEE）で特に左側房室弁機能を評価することが肝要である．本疾患は術後数日までの間に肺高血圧（PH）crisis を引き起こすリスクが高いので，肺動脈圧を連続的に監視しながら，高濃度酸素，高換気量，筋弛緩による呼吸管理を必要な時間行うことにより，そのリスクを最小限とする．もし PH crisis を引き起こした場合には一酸化窒素ガス吸入療法を行う．

外科医　麻酔科医　臨床工学技士

心内膜床欠損症の心内修復術における麻酔管理

❶ 心内膜床欠損症における麻酔管理のポイント

心内膜床欠損症の手術では，①心房での左右短絡の程度，②房室弁逆流の有無と程度，③心室での左右短絡の程度，④肺体血流比の程度，⑤心臓以外の患者の因子（低出生体重児，ダウン症候群，多臓器疾患合併など）を正確に評価して麻酔計画を立てる必要がある．乳児期早期に手術適応となる患者は心不全が強く（必ずしも左右短絡量に依存するわけではない），PH もより高度なので，心内修復を行った後でも決して油断できない．

以下，当院の麻酔管理について述べるとともに，その一例を図4に示す．

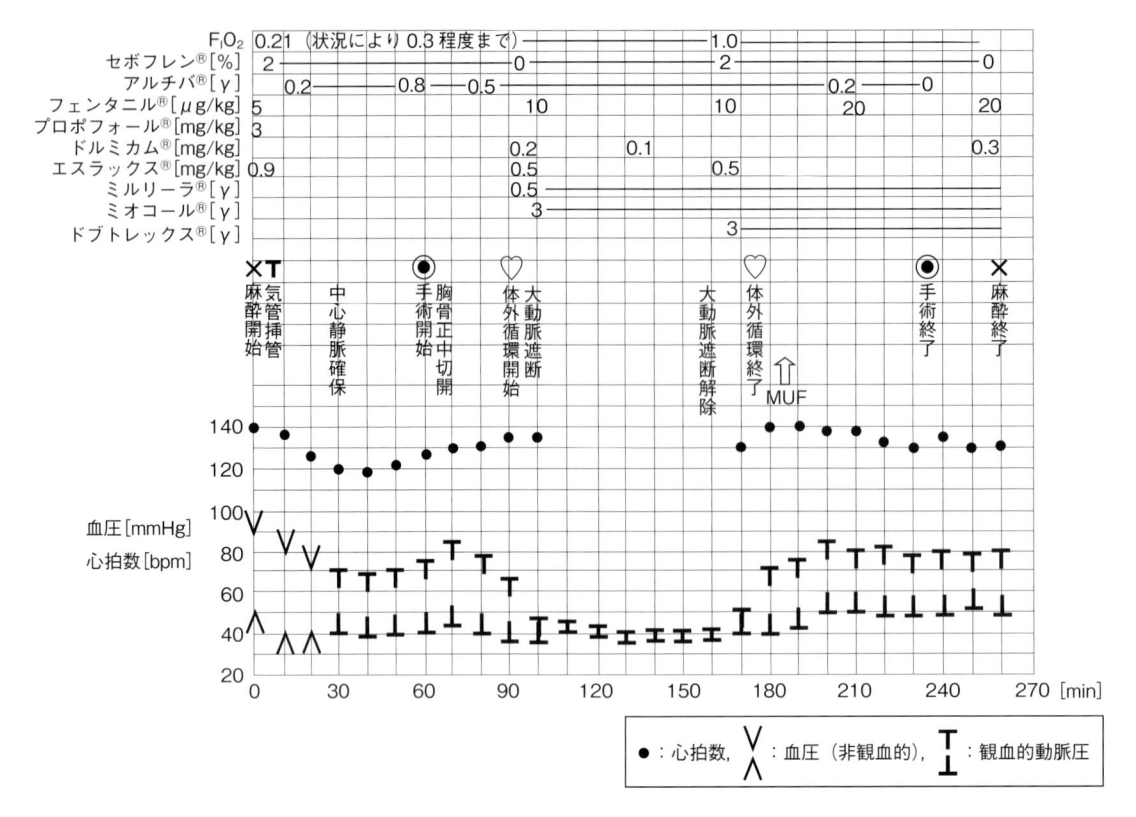

図4 房室中隔欠損症の麻酔管理の一例

月齢4カ月，体重4.7 kg，21 trisomy のダウン症候群の女児．術前はラシックス®（フロセミド），アルダクトン®（スピロノラクトン），ジゴシン®（ジゴキシン）の投与を受けていた．PH crisis のリスクが高いと判断し，早期抜管はせず十分に鎮静して人工呼吸管理を行った．

② 体外循環前

当院では，末梢静脈を確保してから手術室へ入室するため，麻酔導入はドルミカム®（ミダゾラム）またはプロポフォール®（プロポフォール）＋エスラックス®（ロクロニウム臭化物）で行っている．本症はダウン症候群に合併することが多く，ダウン症候群は巨舌を伴うため，マスク換気が困難な場合がある．よって，経口エアウェイを必ず手元に用意して麻酔導入を行っている．酸素投与は肺血流を増加させ，病態を増悪させるため，基本的に麻酔導入時に酸素投与は行っていない（表1）．当然，換気にもたつくと急速にパルスオキシメータの値（SpO₂）が低下するが，換気すれば必ず回復するので，酸素の投与は SpO₂ が80％以下になったときのみ30～40％で行い，上気道の確保と確実な換気に意識を集中する．PaCO₂ の低下は肺血流を増加させるため，終末呼気二酸化炭素分圧（P$_{ET}$CO₂）モニタの波形と数値を確認しながら，PEEP をかけてゆっくりと換気する．気管挿管後の麻酔維持は空気＋セボフレン®（セボフルラン．通常は2％で固定）＋アルチバ®（レミフェンタニル塩酸塩）持続投与で行っており，亜酸化窒素（笑気）は使用していない．

人工呼吸器の換気モードは pressure control または pressure relief を選択し，F$_I$O₂ 0.21，PEEP 5～8 cmH₂O，吸気時間0.8～1.2秒に設定している．最大吸気圧は15～20 cmH₂O，換気回数は12～18回/min で P$_{ET}$CO₂ を参考に調節した後に動脈血ガスデータを確認し，さらに調整を行っている．

気管挿管後は橈骨動脈に動脈ラインを確保し，右内頸静脈から「ペディアサット・オキシ

表1 肺血管抵抗に影響する因子

因子	血管抵抗増加	肺血管抵抗減少
F_IO_2	低下	上昇
動脈血 O_2 分圧（PaO_2）	低下	上昇
動脈血 CO_2 分圧（$PaCO_2$）	上昇	低下
pH	低下（アシドーシス）	上昇（アルカローシス）
平均気道内圧	上昇	低下
PEEP	上昇	−
ヘマトクリット（Hct）	上昇	低下
交感神経	刺激	抑制
その他	無気肺	血管拡張薬（NTG, PDE Ⅲ inhibitor, hANP），NO 吸入

F_IO_2：吸入酸素濃度，PEEP：呼気終末陽圧，NTG：ニトログリセリン，PDE Ⅲ inhibitor：ホスホジエステラーゼⅢ阻害薬，hANP：ヒトナトリウム利尿ペプチド，NO：一酸化窒素.

メトリーカテーテル」（エドワーズライフサイエンス（株））を挿入している．「ペディアサット・オキシメトリーカテーテル」は上大静脈血酸素飽和度を連続的に評価可能であり，非常に有用である．ただし，深く挿入してカテーテルの先端が右房まで到達すると，左右短絡血流を拾ってしまい，酸素需給バランスを過大評価してしまうので注意が必要である．TEE は短絡血流の評価，心内修復後の房室弁逆流の評価に有用なので，禁忌がない限り全例で使用する．

ほとんどすべての患者が利尿薬の投与を受けているため，麻酔導入・維持によって血圧が下がることが多い．輸液負荷は必要だが，晶質液による過剰輸液は心不全を増悪させる．術前から心不全が強く，麻酔導入から1時間後の尿量が少ない症例（1 mL/kg 以下）では，中心静脈圧（CVP）をみながらアルブミンを中心とした volume resuscitation を行っている．volume resuscitation への反応が鈍い場合はラシックス®（フロセミド）1 mg/kg の一回投与を行い，PH 症例では hANP であるハンプ®（カルペリチド）の投与（0.05 µg/kg/min より）を開始している．

これら一連の処置とそれに対する患者の反応は，必ず体外循環導入前に臨床工学技士に伝えている．それによって体外循環導入時の脱血の具合や循環動態をある程度予測することができる．安定した状態で体外循環に移行するためには，チームのコミュニケーションが重要である．

❸ 体外循環中

体外循環開始直後からミオコール®（ニトログリセリン）3 µg/kg/min，ミルリーラ®（ミルリノン）0.5 µg/kg/min の投与を開始している．これらの薬剤は肺血管抵抗・末梢血管抵抗を下げるため，PH crisis に有効である．体外循環中の鎮静はドルミカム®とプレセデックス®（デクスメデトミジン塩酸塩）の持続投与で行っている．大動脈遮断解除後は房室ブロックなどの伝導異常をチェックし，必要であればペーシングを行う．体外循環離脱前からドブトレックス®（ドブタミン塩酸塩）の投与（3〜5 µg/kg/min）を開始し，TEE で心内気泡の有無，残存短絡血流の有無，房室弁の逆流がないかをチェックする．PH 症例では体外循環離脱前に術野から肺動脈カテーテルを挿入し，肺動脈圧をチェックする．

人工呼吸を再開する前に気管吸引を行い，分泌物の除去をするが，愛護的な吸引を心がけ，recruitment maneuver で無気肺を改善する．体外循環離脱時の人工呼吸器設定は F_IO_2 1.0，$P_{ET}CO_2$ を目安にしながら $PaCO_2$ が 30〜35

mmHgになるように調節し，アシドーシスの補整など，肺動脈圧低下に努める．

4 体外循環離脱後

体外循環離脱後は収縮期圧50 mmHg以上，CVP 15 mmHg以下であれば，MUFに移行している．多くの症例ではMUFによってCVPは低下し，体血圧は上昇する．MUFの間に再度TEEで評価を行う．中心静脈血酸素飽和度（ScvO$_2$）の低下と肺動脈圧の上昇はPH crisisを示唆するので，変化に注意する．胸骨閉鎖後にフェンタニル®（フェンタニルクエン酸塩）50〜100 μg/kgとドルミカム®の追加投与を行い，深麻酔状態でICUへ搬送する．術後もミオコール®，ミルリーラ®，ハンプ®，ドブトレックス®は継続し，PH crisis予防に努める．

外科医　麻酔科医　**臨床工学技士**

心内膜床欠損症手術における体外循環

1 標準的小児体外循環システム

1-1 体外循環システム構成

人工心肺装置は「SⅢ（インファントモデル）」（ポンプコンソール3基ベース．ソーリン・グループ（株））にて小児〜成人・脳分離体外循環まで対応可能なシステムを構成している．ローラポンプは3基すべて分離型ダブルヘッドポンプ（直径85 mm）を使用している．送血ポンプは症例によりポンプヘッド部のチューブ径を1/4インチ（流量≦1.5 L/min）と5/16インチ（流量≦2.0 L/min）を選択することで対応し，流量＞2.0 L/minの症例より遠心ポンプを使用する．また，このほかにV-V MUF用に「JMSマルチフローポンプMF-01」（（株）ジェイ・エム・エス）を2基搭載する（図5）．

1-2 小児体外循環システムの特徴

新生児・乳幼児では，成人に比べ毛細血管の透過性が高く，体外循環において水分・血漿成分が間質へ漏出しやすい状況にある．体外循環中あるいは体外循環後の浮腫を軽減するためには，①希釈率を低くすること，②凝固線溶系，補体系，キニン・カリクレイン系，血小板，白血球，サイトカインなどの活性化あるいは亢進を抑えるため，異物接触面積を少なくすること（体外循環回路の小型化），③充填血液や体外循環中・直後の血中よりサイトカインなどの有害物質を除去することが必要である[3]．当院では，分離型ポンプの使用や陰圧吸引補助脱血（VAVD）を用い回路を短縮することで体外循環回路を小型化し，充填血液の限外濾過洗浄やCUF，DUF，MUFを行うことで血液を濃縮して希釈を抑え，体外循環による有害物質の除去を行っている．

1）VAVD

当院では1996年より成人体外循環にVAVDを導入し[4]，1999年以降，小児を含むすべての体外循環でVAVDを行っている．体外循環開始時の陰圧を−40 mmHgとし，脱血量に合わせて適宜増減させる．最大陰圧を−80 mmHgとしているが，ほとんどの症例では−40〜−50 mmHgの陰圧で必要脱血量を得ることができる．脱血回路への気泡の混入とコラップス*1に留意する．また，血液にかかる陰圧を正確に測定するために，脱血回路において陰圧の測定を行っている．

2）speed-controlled V-V MUF

心房中隔欠損症を除く体重15 kg未満の体外循環症例にV-V MUFを施行している．MUFの血液ポンプのほか，濾過にもローラポンプを使用しているため，濾液のspeed-controlが容

＊1　コラップスとは，過陰圧などにより脱血カニューレが血管壁に吸い付いてしまう現象．

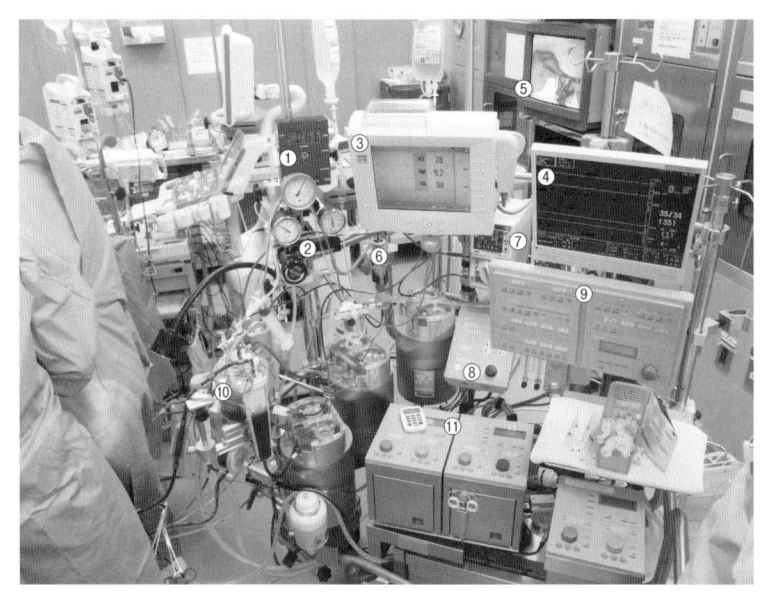

図5 当院の体外循環システム
①陽圧アラーム付き陰圧モニタ「dlp® Pressure display-60000」(日本メドトロニック(株)),
②VAVD専用陰圧コントローラ, ③静脈血酸素飽和度モニタ, ④患者モニタ, ⑤術野モニタ,
⑥MUFフィルタ, ⑦MUF血液ポンプ, ⑧遠心ポンプ操作部, ⑨圧モニタ・温度表示ほか,
⑩陽圧防止弁付き静脈リザーバ, ⑪ローラポンプ操作部.

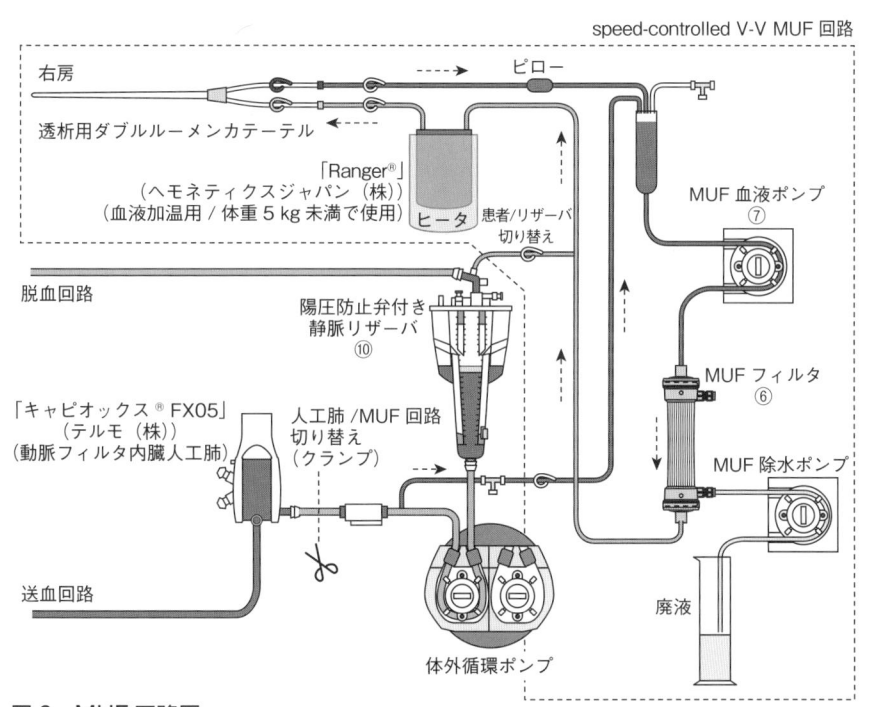

図6 MUF回路図
図中の数字は図4の番号と対応している.

易[5]である(図6). V-V MUF用のカテーテルは透析用ダブルルーメンカテーテル(12 Fr)を右房より挿入し, 体重に関係なく, 血流量120 mL/min, 濾過流量40 mL/minとし, 15分間行う. 体外循環離脱と同時にMUFを開始し, 置換液は体外循環回路内残血を使用し, 必要に

表2 当院の体外循環回路構成

患者区分（体重）	≦ 10 kg	≦ 15 kg	≦ 20 kg	≦ 30 kg	≦ 40 kg	> 40 kg
回路区分	SSS	SS		S	M	L
回路コーティング	「χ coating®」（テルモ（株））					
人工肺	「キャピオックス® FX05」（テルモ（株））		「キャピオックス® FX15」（テルモ（株））			「キャピオックス® FX25」（テルモ（株））
ポンプ種類	ローラポンプ			遠心ポンプ		
ポンプチューブ［インチ］	1/4	5/16				
送血回路［mm］	4.5	6	6	6	8	10
脱血回路［mm］	6	6	6	8	10	10
充填量［mL］	180	245	375	450	650	850
充填薬剤組成	血液充填（体重 < 7 kg）[†1] 　赤血球濃厚液-LR「日赤」®　140 mL 　　（RCC-LR） 　新鮮凍結血漿-LR「日赤」®　120 mL 　　（FFP-LR） 　20％アルブミン溶液　25 mL 　20％マンニトール®　4 mL/kg 　ヘパリンナトリウム®　2 mL（2000単位） 　ビカーボン®　500 mL アルブミン充填（7 kg < 体重 < 10 kg）[†2] 　5％アルブミン溶液　150 mL 　ビカーボン®　500 mL 　20％マンニトール®　4 mL/kg 　ヘパリンナトリウム®　2 mL（2000単位）			無輸血・無血液製剤充填（10 kg < 体重） 　ビカーボン®　適量 　サリンヘス®（ヒドロキシエチルデンプン 70000） 　　　　5～10 mL/kg 　　　　（最大 500 mL） 　20％マンニトール®　4 mL/kg 　　　　（最大 300 mL）		

†1：600 mL + α の限外濾過洗浄を行う．†2：500 mL + α の限外濾過洗浄を行う．

応じてビカーボン®（重炭酸リンゲル液）を追加する．

❷ 心内膜床欠損症における体外循環

2-1 充填組成・充填血洗浄

　血液充填は Steven らの報告[6]を基に限外濾過洗浄を加えた方法で行う．体外循環回路をビカーボン® 500 mL で充填した後，赤血球濃厚液-LR「日赤」®（RCC-LR）1単位（140 mL），新鮮凍結血漿-LR「日赤」®（FFP-LR）1単位（120 mL），20％アルブミン溶液 25 mL，20％マンニトール®（D-マンニトール）4 mL/kg，ヘパリンナトリウム®（ヘパリンナトリウム）2 mL を加え，充填液が十分に撹拌されたことを確認した後，Hct値 25～30％になるように 600 mL + α の限外濾過を行い，カリウム，クエン酸をはじめとする電解質の補正および有害物質の除去を行う．メ

イロン®（炭酸水素ナトリウム／アルカリ化剤）の添加や，限外濾過洗浄にサブラッド®BSG（濾過型人工腎臓用補液）を使用した場合，アルカローシスになるので行わない（表2）．

2-2 体外循環開始前

①充填血液の洗浄限外濾過処理の確認（Hct値，カリウム，pH など）．

②ヘパリンナトリウム®を 300 単位/kg 投与する．2分後，活性化凝固時間（ACT）の測定を行う．

③ACT が 200 秒を超えたらサクションポンプを回し始め，送血のカニュレーションを開始する．体外循環中は ACT 480 秒以上を維持する．

④送血回路接続後，拍動チェック，送りテストを行う．以降，血圧に留意しながら，脱血管のカニュレーション中の出血時など，必要に

表3 体外循環血流量

患者体重 [kg]	血流量 [mL/kg/min]
< 5	200 以上
5～8	180
8～10	160
10～12	150
12～15	130
15～20	120
20～30	100
30～40	80～100
40～50	70～90
50 <	60～80

応じ適宜送血を行う．

2-3 体外循環開始
①急激かつ異常な送血圧の上昇に注意しながら体外循環を開始する．
②陰圧を－40 mmHg から適宜増加させ，脱血を確保しながら，予定流量まで血流量を上げていく（表3）．予定流量が得られなければ術者に報告し，脱血管の位置を調整する．必要に応じ，TEE で位置の確認を行う．
③呼吸（換気）を停止する．

2-4 完全体外循環
①上大静脈をスネアし，脱血量に変化がないか確認する．脱血量が減少するようであれば脱血管の位置を調整する．
②下大静脈でも同様のテストを行う．問題なければ完全体外循環に移行する．

2-5 大動脈遮断
①大動脈遮断時の送血圧の上昇に注意する．
②心筋保護液を注入（10 mL/kg）し，心停止を得る．体重 20 kg 未満の症例では術野にてシリンジで注入する．同時に局所心冷却を施行し，以降 10 分ごとに局所心冷却を行う．

2-6 心停止中～大動脈遮断解除
①必要な薬液の投与，輸液，輸血などを行う．
②大動脈遮断解除直前に，心筋浮腫軽減目的で 20％マンニットール® 2 mL/kg を投与する．
③体外循環離脱時，直腸温で 35.5℃ 以上となるように，ゆっくりと復温・保温を開始する．
④大動脈遮断解除時，キシロカイン®（リドカイン塩酸塩）4 mg/kg を投与する．
⑤拍動の再開の確認・観察し，必要であれば除細動を行う．
⑥徐脈であればペーシング，あるいはプロタノール®（イソプレナリン塩酸塩）0.01 mg を投与し心拍数を観察する．
⑦カテコラミン・血管拡張薬などを開始する．

2-7 部分体外循環～体外循環離脱
①スネアを解除し，呼吸（換気）を再開する．
②TEE ガイド下でルートおよびベントよりエア抜きを行う．
③体血管側に容量負荷を行う．必要であれば塩化カルシウムを投与する．
④TEE でエアがないことをもう一度確認し，壁運動，房室弁の評価を行う．
⑤問題がなければ，血圧，CVP を観察しながら徐々に血流量を下げていく．血流量が半分になったら下大静脈の脱血管を抜去する．
⑥MUF の準備をする．さらに血流量を下げ体外循環から離脱する．

2-8 体外循環離脱後
①上大静脈の脱血管を抜去し，そこから MUF 用のダブルルーメンカテーテルを挿入し，速やかに MUF を開始する．
②MUF の効果を観察しながら徐々に CVP を下げていく．MUF 施行中，体温の低下に注意する．循環動態が安定していれば送血管を抜去する．
③MUF 終了後，ダブルルーメンカテーテルを抜去し，ノボ・硫酸プロタミン®（プロタミン硫酸塩）を投与する．

❸ 心内膜床欠損症手術における体外循環のポイント
①心内膜床欠損症は完全型，部分型に大別されるが，その中間型や移行型も存在し，心内膜床欠損のタイプ・症状により，手術時期・患者の体重に幅がある．
②心内膜床欠損症の手術では，完全型，部分型にかかわらず，僧帽弁の逆流テストを行うことが多い[7]．逆流テストの水分により体外循環中の血液の希釈が進むため，患者の体重に

よっては積極的に除水を行う必要がある．特に4kg未満の低体重症例ではHct値30％以上を維持する[8]．また7kg以上の症例でもHct値20％以下にはしない．通常，25％以上で管理する．

③心内膜床欠損症の体外循環は，中等度低体温～常温で行う．体外循環中の灌流圧は30～40mmHgとし，高灌流量を維持する．灌流圧が高い場合はミオコール®やコントミン®（クロルプロマジン塩酸塩）を1～2mgずつ適宜投与する．30mmHgを下回る場合は灌流量を上げて対処し，昇圧薬は使用しない．これは尿量の確保においても重要である．

④血液ガスデータのほか，乳酸（Lac）値にも留意し，Lac値が上昇傾向にある場合は灌流量を上げる．Hct値が低値であれば輸血を行うなどの対処を行い，嫌気性代謝が亢進しないような体外循環を行う．高灌流量でLac値を低値に保つことによって，体外循環中の代謝性アシドーシスを防ぐ．

⑤小児開心術においては腎臓の未熟性ゆえに術後腎不全の危険性が高い．術後腎不全の予防や術後の浮腫の予防のため，尿量の確保は重要である．体外循環開始時，ラシックス®5～10mgを投与し，10～15分後，尿量が10mL/kg/hrを下回るようであれば追加投与を行う．

■文献
1) Becker AE, Anderson RH: Atrioventricular septal defects: What's in a name?, J Thorac Cardiovasc Surg 83(3): 461-469, 1982
2) Jonas RA, Mora B: Individualized Approach to Repair of Complete Atrioventricular Canal: Selective Use of the Traditional Single-Patch Technique Versus the Australian Technique, World J Pediatr Congenital Heart Surg 1(1): 78-86, 2010
3) 角　秀秋：新生児，乳児体外循環，体外循環と補助循環，四津良平（編），p79-88，日本人工臓器学会，2003
4) 森田雅教，四津良平，又吉　徹ほか：陰圧吸引補助脱血に適した体外循環回路の作成と臨床使用経験，人工臓器 29: 356-359, 2000
5) Aeba R, Matayoshi T, Katogi T, et al: Speed-controlled venovenous modified ultrafiltration for pediatric open heart operations, Ann Thorac Surg 66(5): 1835-1836, 1998
6) Steven SM, Brett PG, Erica A, et al: Fresh whole blood versus reconstituted blood for pump priming in heart surgery in infants, N Engl J Med 351: 1635-1644, 2004
7) 小柳　仁，黒澤博身（編）：心臓血管外科手術のための解剖学，メジカルビュー社，1998
8) Jonas RA, Wypij D, Roth SJ, et al: The influence of hemodilution on outcome after hypothermic cardiopulmonary bypass: results of a randomized trial in infants, J Thorac Cadiovasc Surg 126(6): 1765-1774, 2003

■外科医
慶應義塾大学外科（心臓血管外科）
饗庭　了 AEBA, Ryo

■麻酔科医
慶應義塾大学医学部麻酔学教室
香取信之 KATORI, Nobuyuki

■臨床工学技士
慶應義塾大学病院医用工学センター
森田雅教 MORITA, Masanori

本テーマの「術式」「麻酔法」「体外循環法」は，月刊誌『Clinical Engineering』での連載当時（2010年12月号）の方法である．

[第Ⅲ章 小児の症例]

Ⅲ-5

ファロー四徴症に対する手術と体外循環法
－国立循環器病研究センター－

> ファロー四徴症はチアノーゼ性心疾患では最も頻度が高く，また心内修復術が可能であるが，ここでは，手術中の体外循環を管理をするうえで知らなければならない基本的な病態，解剖学的特徴，根治術の方法，評価の方法などについて解説する．

外科医 麻酔科医 臨床工学技士

ファロー四徴症に対する手術

1 ファロー四徴症概要

　ファロー四徴症（TF，もしくはTOF）とはチアノーゼ性心疾患の中で最も高い頻度を占めるもので，全出生の0.05％といわれる．一般的には，①心室中隔欠損（VSD），②肺動脈狭窄（PS），③大動脈騎乗，④右心室肥大とされているが，病気の本態は大動脈と肺動脈の間の漏斗部中隔が前方に偏移（大動脈騎乗とほぼ同義語）することによりVSDができ，それに伴って右心室の流出路が狭窄し，その結果として生じる右室肥大であり，4つの独立した事象が同時に起こることによる疾患ではない．

2 症状

　低酸素発作（anoxic spell）はTFに代表的な症状である．肺血流対体血流比（Qp/Qs）は体血管抵抗（SVR）の変化，肺血管抵抗の変化，右室流出路の狭窄程度の変化により起こり，患者の状態により変動する．具体的には，心室からの血流出口は並列回路であるからSVRが低下する状況（運動，入浴，呼吸性アシドーシスなど）では体血流が増加し，狭窄のある右室流出路の抵抗が変わらなければ肺血流量が低下しチアノーゼが増強する．また，患児が痛みや恐怖で頻脈になったり脱水などで右室収縮末期容積が小さくなることにより，流出路狭窄が増強，あるいはいきんで肺血管抵抗が高くなったりすると肺血流が低下してanoxic spellを起こす．ひどい場合には，痙攣（けいれん）を起こしたりそのまま死亡することもある．発作時には酸素投与も有効ではあるが，鎮静（頻脈を抑える），腹部圧迫（SVRを増強させる）なども効果がある．古典的にいわれている蹲踞（そんきょ）（squatting）はSVRを上昇させ静脈還流を増加させる姿勢であり，患者が自然に身に付けるものであるといわれているが，近年は根治術を早期に行うのでみられることは少ない．根治術前に低酸素発作を予防するために頻脈を抑え，右室の収縮力を抑えるためにβ遮断薬（プロプラノロール塩酸塩，メトプロロール酒石酸塩，カルテオロール塩酸塩）の投与が行われる．

3 治療

　一般的には生後3～12カ月での根治術が推奨されており，早期の根治術によりチアノーゼの期間を短くすることで脳神経系の発達，左心機能の温存が，早期に右室の圧負荷をとることで将来，良好な右室のコンプライアンスなどが得られると考えられている．

しかしながら，一様にTFといっても実際にはさまざまなバリエーションがあり，それは大動脈騎乗の程度，肺動脈弁の大きさ，肺動脈分枝の太さ，異常側副血行路の有無などにより治療指針は異なる．

3-1 根治術前に意識しておくべきデータ
1) 年齢
根治年齢が早いほどチアノーゼの期間が短くなるので，術後の心筋機能が良好であるといわれている．年齢が高くなればなるほど心筋のダメージが強く，また高齢に至った症例ではほぼ全例で側副血行路が発達しており，注意を要する．

2) 左室容量
肺血流が低下しているTFでは左房に還流する血流量が少なく，すなわち左室容積は正常より小さいのが普通である．これが十分でない場合，根治術後には肺血流量は正常に，つまりQp/Qsは1になるので，左室が前負荷に耐えられずに拡張末期圧が上昇，すなわち左房圧(LAP)が上昇しすぎてしまうことが懸念される．術前の左室容積について知ることで，根治術後に体外循環から離脱する際のLAPをある程度推測することができるので，術前データを読む際にはこのことに特に気を付ける必要がある．

3) 肺動脈径
左右肺動脈の径があまりにも小さければ根治の前にブラロック・トーシッヒシャント(BTシャント)[1]を行うことで肺動脈の発育を促すことができる．肺動脈径が小さいが術前の酸素飽和度があまり悪くない症例がある．特に年長児で多いが，こういった症例では側副血行路が発達していることが多く，体外循環中の管理に特に注意を要する．規定量の送血流量では十分な灌流ができず，血圧が維持できないこともある．あらかじめこういった条件を頭に入れておくことが重要である．

4) MAPCA
肺動脈弁が極端に小さい症例，あるいは肺動脈閉鎖＋VSD(TFの極型とも呼ばれている)

では，前述の側副血行路が巨大化している疾患群がある．根治術を行うにはunifocalization(肺動脈統合術)が必要であるが，これを体外循環下に行う際にはPDAが開いているのと同じであるので，麻酔科側では呼吸を止めず，体外循環は自己心の駆出を保ちながらの部分体外循環でスタートし，完全にこれらの側副血行路がコントロールできれば完全体外循環に移行するというプロトコールを，あらかじめ術者と打ち合わせておかねばならない．

3-2 定型的根治術
1) 経右房経肺動脈アプローチ(図1a，図1b)
肺動脈弁輪が体表面積当たり十分な弁輪径(75〜80％以上．施設や術者，そのほかの患者の条件によって基準は微妙に異なる)があれば，弁輪に切開を入れずに経右心房−三尖弁からと経肺動脈的に右室流出路の異常心筋を切除し，流出路を広げてからVSDを閉鎖する．弁輪径が十分にある症例ではこの術式が標準的である．この方法は遠隔期の肺動脈弁閉鎖不全の発生が少ないと考えられており，将来，右心不全，不整脈，再手術を予防するのに有利であると考えられている[2]．

2) TAP法(図1c，図1d)
前述の方法が適応できない肺動脈弁輪の小さい症例，あるいは弁輪径が十分にあっても弁下の狭窄部分が長くて解除できない場合に用いられる．肺動脈弁輪を縦に切開してパッチで広げる．場合によってはその部分よりVSDを閉鎖することも可能である．急性期の肺動脈閉鎖不全を防ぐために一弁付きのパッチが用いられることが多いが，将来的には肺動脈閉鎖不全の発生頻度が高いと考えられる．メリットは，良い視野で右室流出路の異常筋束の切除が可能である点である．右室心筋を切開するため右室機能が低下するなどのデメリットも大きいので，できるだけ小さな右室切開が望ましい．

3) 心外導管を用いた根治術(Rastelli手術，Rev手術など)
肺動脈閉鎖により肺動脈の本幹がまったく存在しないもの，あるいは本幹が存在しても

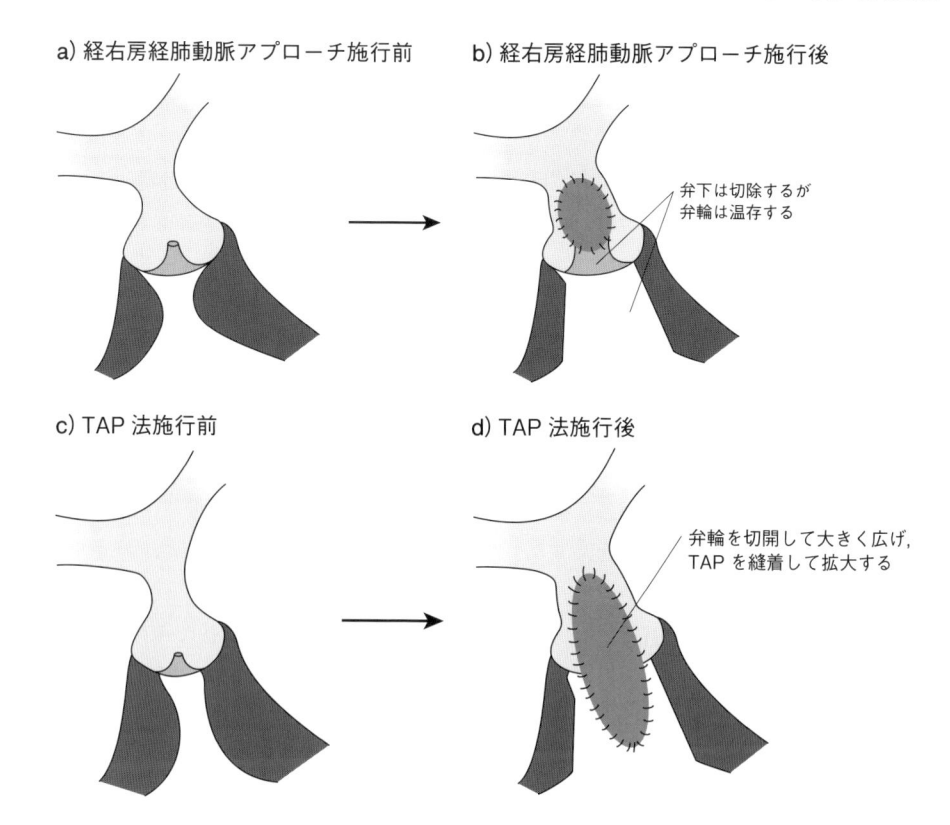

a) 経右房経肺動脈アプローチ施行前
b) 経右房経肺動脈アプローチ施行後
弁下は切除するが弁輪は温存する

c) TAP 法施行前
d) TAP 法施行後
弁輪を切開して大きく広げ，TAP を縫着して拡大する

図 1 経右房経肺動脈アプローチと TAP 法
肺動脈弁輪が十分ある場合 (a) は，弁輪を温存して弁下の異常筋肉の切除を行う (b)．弁輪が小さい場合や弁下の狭窄部の程度が強く長い場合 (c) は，弁輪を切開して右室から肺動脈にわたるパッチ (TAP) を用いて再建する (d)．

single coronary が右室流出路の前面を横切っていて弁輪部の縦切開が不可能である症例では，右室切開から，通常は弁付き導管で肺動脈への流出路を作製する[3]．このメリットは，解剖学的複雑さに関係ない経路が作製できることであるが，心外導管となるので，過大なサイズのものは胸腔内に収まらず，胸骨閉鎖に際して圧迫される可能性や，成長することはないのでほぼ必ず再手術が必要となる点などデメリットもある．

❹ 根治術の流れ

TF の根治術において体外循環操作をするために最も重要なのは，その流れを把握することであり，以下にまとめた．
①体外循環開始直前まではカニュレーションの用意．BT シャントがなされている症例であればBT シャントを剥離
②体外循環開始，シャントがあればすぐに結紮，あるいはクランプして切離
③右上肺静脈よりベントカニューレ挿入
④大動脈遮断，心筋保護液注入，心停止
⑤右房切開，右室流出路の異常心筋切開・切除
⑥ VSD 閉鎖
⑦大動脈遮断解除
⑧右室流出路再建（TAP 法，心外導管など）
⑨右房閉鎖
⑩体外循環離脱

❺ 術中の評価方法

5-1 圧測定法
1）右室／左室収縮期圧比（RV/LV 比）
　RV/LV 比が TF の治療がうまくいっているかどうかの大きな目安となる[4]．弁輪を切開し

ない経右房経肺動脈アプローチの場合，TAP法と比較して術直後の右心室の圧が下がりにくい傾向があるものの，数週間から場合によっては数カ月の経過で右室圧が下がることがあるので，体外循環終了直後にRV/LV比が0.7以下であればそのまま手術を終了する場合が多い．逆に，0.8以上であれば再び体外循環を開始して右室流出路の再建をやり直す必要がある．この際，狭窄の原因が弁下の漏斗部の狭窄である場合，体外循環側からできることはCVPを下げすぎないように右室の容積を保って離脱直後hypovolemiaを防ぐこと（もちろんLAPを上げすぎないように），また頻脈だと余計に漏斗部の狭窄が強くなるので，復温の温度にも注意を要する．ただし，右室流出路の圧較差が軽度でも右室圧が高い状態，つまり体外循環離脱後に肺高血圧を示していることもあり，MUFを行うことで肺血管抵抗が下がり改善することもある．

2）LAP・CVP

LAPの高値は前述の理由により術前チアノーゼの強い症例ではボリュームの入れすぎで容易に起こり，左室のコンプライアンスが反映される．高すぎるLAPは肺うっ血を招き，もともと大きくない左室の拡張を招く．しかしLAPが高くなるということは右室がしっかりと拍出しているという意味でもあり，修復後，右室圧が高いときにLAPが低ければ右室からの拍出量の絶対値が少ないということであるので，いわゆる体外循環の「再回し」になる可能性を考えて準備しなければならない．

5-2 経食道心エコー（TEE）

1）左室機能

左室機能，EF，僧帽弁機能などについて常に関心をもち，状況を判断する．術前チアノーゼの強い症例は前述のように左室の小さい症例であるので，LAPを上げすぎるとある時点から僧帽弁の逆流を生じることもある．

2）VSD

VSDに有意な遺残短絡のある場合はもとより，小さい左室に容量負荷がかかり過ぎ，かつ右室にも容量負荷がかかるため，体外循環離脱後の血行動態が不安定になる．

3）右室流出路

前述の圧測定と同じように重要であり，もし有意な圧較差が右室流出路にありそうであれば再回しになるので，注目すべきである．近似式（ベルヌーイの式）では，右室流出路の流速の2乗×4 mmHgの圧較差となるが，術中は直接圧を測定できるので，残存狭窄の原因を特定するために行う．

6 まとめ

TF根治術の結果を左右するのはお互いに関係し合うさまざまな要因であり，総合的にこの疾患と手術を理解しなければならない．外科手術のできばえだけでなく，麻酔管理，術前術後の管理および看護，患者背景などの情報を収集して正しく分析することがスムーズな治療につながる．

外科医　麻酔科医　臨床工学技士

TFにおける麻酔法の実際

❶ 術前評価ではBTシャントの既往，anoxic spellを確認

術前の既往歴として，左室容量負荷を期待したBTシャント施行の有無で管理方針が異なる．BTシャントがある場合は原則的にanoxic spellの危険性は少なく，手術年齢が1歳以上である症例がほとんどである．BTシャントがない場合はanoxic spellの危険性があり，手術年齢が小さいことが多い．あるいは右室流出路の狭窄が軽度の，いわゆるピンクファローと予想できる．

TFでは一般的にQ_p/Q_sは1以下であるが，

右室流出路の狭窄の程度により肺血流量はさまざまである．BTシャント施行後やMAPCAがある場合には，逆に肺血流が増加してQp/Qsが1以上になる場合もある．日常の動脈血酸素飽和度（SaO_2）だけでなく，カテーテル検査でのQp/Qsを確認しておく．

手術適応として，肺血流が少ない症例では左室拡張末期容積が小さいことが多く，左心不全を起こしやすいといわれているので，正常の70％以上の症例を基準としている．肺動脈が低形成を示すものは術後，右心不全に陥りやすいので，PA index（肺動脈インデックス）200 mm^2/m^2以上を基準としている．

術式はVSDの閉鎖，右室流出路狭窄解除術もしくは右室流出路再建術を行う．弁輪温存できるかできないかにより術式が異なるので，確認しておく．

なお，一時的心内修復術（肺動脈弁温存）の麻酔管理の例を図2に示す．

2 術中管理

2-1 術前の十分な鎮静から安定した麻酔導入

anoxic spell予防のためにβ遮断薬が投与されている症例では，手術当日朝まで服用させる．十分な鎮静を得るためセルシン®シロップ（ジアゼパム，0.7 mg/kg）などを投与して，十分な鎮静を得る．

通常の麻酔は吸入麻酔薬であるセボフレン®（セボフルラン）による緩徐導入で行う．この導入方法の場合，TF症例では肺血流が少ないため，一般小児症例よりも導入が遅くなる．高濃度吸入麻酔薬で導入する場合はSVRが低下しやすいため，慎重な呼吸管理とともに手際良い静脈路の確保が必要となる．Qp/Qsが1以下の症例は同じ体格の小児と比べて循環血液量は少なめである．

anoxic spellを頻回に起こしている症例では，高度徐脈を引き起こす可能性があるため，静脈ラインを確保して硫酸アトロピン®（アトロピン硫酸塩水和物）を投与する方法がとられる．静脈ラインが確保されたら，ドルミカム®（ミダゾラム），フェンタニル®（フェンタニルクエン酸塩），マスキュレート®（ベクロニウム臭化物）を静脈投与する．挿管した後に人工呼吸を開始する．吸入酸素濃度（F_IO_2）は一般的に0.5程度を維持するが，術前のQp/Qs値により調整する．肺血流が少ない場合は動脈血二酸化炭素分圧（$PaCO_2$）と終末呼気二酸化炭素分圧（$P_{ET}CO_2$）との間に解離があるので，適宜血液ガスを測定して調整しておく．麻酔維持はドルミカム®，マスキュレート®，フェンタニル®に少量のセボフレン®吸入を併用する．最近は小児でもプロポフォール®（プロポフォール）持続静注が使用されることもある．

術中は観血的動脈圧（ABP），CVP，経皮的動脈血酸素飽和度（SpO_2），心電図，体温をモニタする．CVPは術後の右心機能を評価するうえで重要である．ABPラインはBTシャント対側の上肢に確保することが望ましい．TEEは術前術後評価のうえで重要であるが，気道内圧の上昇や出血に注意する．

2-2 術中管理（体外循環開始まで）は深麻酔と容量負荷

相対的肺血流を減らさないことと，anoxic spellの予防と治療を熟知しておくことが重要である．右左短絡を増やすものとして，SVRの低下，漏斗部筋性狭窄の増大の2つがあげられる[5]．SVRは循環血漿量不足や血管拡張薬投与により低下する．漏斗部狭窄は交感神経作動薬による収縮性亢進や頻拍，浅麻酔などの要因で大きく変動する動的狭窄である．術中は麻薬系鎮痛薬を多く投与して麻酔深度を深く維持する．低酸素血症や低換気による高二酸化炭素血症，アシドーシスも交感神経系亢進から漏斗部筋性狭窄を悪化させるため，避けなければならない．

anoxic spell時は肺血流減少から$P_{ET}CO_2$低下が最初にみられる．次にSpO_2値の低下，ABPの低下が認められる．anoxic spell時の対応として，F_IO_2を上げて末梢血管抵抗を上昇させるネオシネジン®（フェニレフリン塩酸塩）静脈投与やオノアクト®（ランジオロール塩

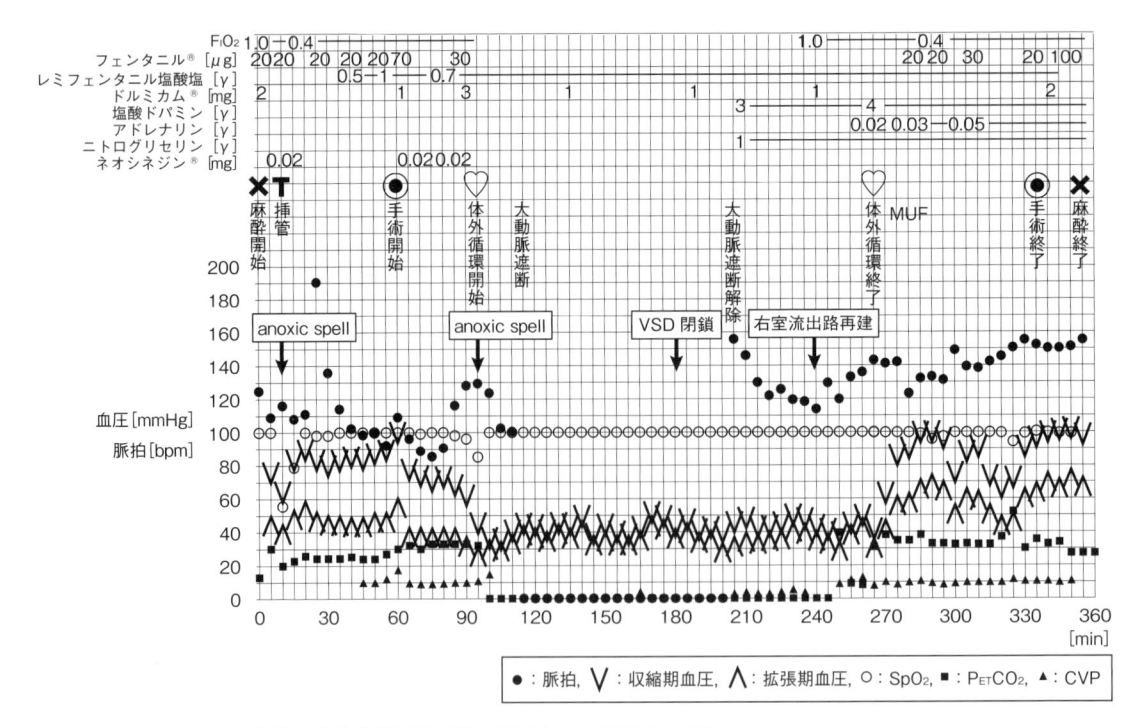

図2 TFに対する一時的心内修復術（肺動脈弁温存）の麻酔管理の例
1歳0カ月，身長70cm，体重7.9kg，PSの患児．一時的手術のため，体外循環確立前に数度のanoxic spellをきたした症例．

酸塩），インデラル®（プロプラノロール塩酸塩）などのβ遮断薬静脈投与による収縮力抑制を試みる．術者による腹部大動脈部や上行大動脈の圧迫など，用手的末梢血管抵抗の上昇も有効となる．塩化カルシウムやメイロン®（炭酸水素ナトリウム）の投与も有効となる症例もあるので適宜投与を試みる[6],[7]．

いずれにしても，anoxic spellからのチアノーゼ発作を予防するためには，鎮痛薬を多く使用した深麻酔とアルブミンや輸血も考慮した容量負荷が重要である．TEEで観察しながら，騎乗した大動脈に向かって右室から流れる血流が少なくなるように管理する．

2-3 体外循環開始後も側副血行路に注意

TFのようにチアノーゼ性心疾患では側副血行路が発達しているため，体外循環が開始されても肺血流が多く残存している．また，BTシャントがある症例では，心室内拡張を防ぐため，BTシャントを結紮するまで灌流量を8割程度に保つ必要がある．BTシャントを結紮した後，目標灌流量を確保でき，結紮が完全に行われたことが確認された時点で呼吸停止する．

前述したように循環血液量は少なめの症例が多い．輸血は早めに行う．

2-4 大動脈遮断解除は十分な復温を

心内修復が完了した後，大動脈遮断を解除して心拍動下に右室流出路形成を行う．この頃より塩酸ドパミン（注キット）（ドパミン塩酸塩）3～5μg/kg/min投与を開始する．体外循環とともに「ベアハガー®」（日本光電工業（株））などで加温して十分に末梢循環を良くする管理を心がける．

2-5 体外循環離脱時にTEEで残存圧較差を評価診断

TEEでの心内修復の評価が重要となる．右室流出路の評価として，狭窄部位末梢側の肺動脈血流速度で判断する．三尖弁逆流速度の計測も有用となる．PSはある程度残ることが許容されるが，体血圧の0.6以下ぐらいが望ましい．重度の肺動脈弁逆流（PR）は術後右室容量負荷

から右室拡大となり，遠隔期に右室肥大，右心不全や心室性不整脈を引き起こす．VSD遺残の有無や左心内の空気遺残の有無もTEEで確認しておく．

肺動脈流出路狭窄が残存する症例では，多量のカテコラミン持続投与は圧較差を悪化させることになる．右室への切り込みが大きく，右心不全が予想される症例では，アドレナリン持続静注（0.05〜0.1 μg/kg/min）を追加する．いずれにしても，過剰な容量負荷を避けた慎重な体外循環離脱が必要である．離脱後，心電図でのST変化やSpO$_2$の低下がみられなければ，術者が右室圧，肺動脈圧の圧測定を施行することになる．右室圧が左室圧の0.75以下ならば持続MUFへと移行する．

左室流入血流量は増加することになるため，心拍数が少ないときには心房ペーシングを行う．心内操作や右室切開により刺激伝導路損傷から右脚ブロックや房室ブロックを起こす可能性がある．必要に応じて心室ペーシングや心房心室同期ペーシングを行う．

止血機能は大きく低下しているため，FFPや赤血球製剤を十分投与する．必要ならば血小板製剤も追加する．尿量が維持できるように，ラシックス®（フロセミド）やマンニトール®（D-マンニトール）を適宜投与する．

2-6　手術終了から術後管理は安定した鎮静を

手術終了頃にはRV/LV比も0.6以下となっている．術後は左房左室への前負荷が増加するため，LAPモニタが必要となる症例も多い[8]．PSが残る場合や右心不全症例では，CVPが上昇した右心不全に注意する．カテコラミン持続投与の調節も重要であるが，容量管理が予後を左右する．心不全症例ではコアテック®（オルプリノン塩酸塩水和物）持続投与が著効することもある．

ICUへの搬送時には十分な麻酔深度を維持する必要がある．プレセデックス®（デクスメデトミジン塩酸塩）持続投与も有用となる．ICUでもしばらくは持続鎮静・鎮痛が必要である．

③ TFの手術における麻酔に関する知識

TFでは体重の割に循環血液量が少ない症例が多い．また，ヘモグロビン（Hb）値は高くても小球性や酸素運搬能の悪い赤血球であることが多いため，早めの輸血開始が要求される．

体外循環開始前の手術操作で肺動脈流出路や肺動脈が圧迫されてanoxic spellが誘発されることも多くみられる．操作によるチアノーゼ発作では回復が悪いことも多い．緊急的に体外循環開始が必要となることもあるので，その準備と心構えをお願いしたい．また，体外循環が開始されても，側副血行路による静脈還流が多くみられる．十分な流量と脈圧をある程度維持した管理が必要となる．

体外循環離脱時には体血圧よりも容量管理が重要となる．CVPを維持して緩徐な離脱を試みる．末梢血管は十分に拡張した状態で離脱するほうがその後の管理は容易となる．MUFによる濾過は循環管理に有用となる．適切な容量負荷を行いながら，しっかりと時間をかけてMUFを施行してほしい．特に離脱時Hb値（12 g/dL前後）を適正に維持することや，SVRを下げた状態で管理することは，麻酔科医にとってその後の管理が容易となる．FFP投与で希釈すること，昇圧薬で末梢血管抵抗を上げることはいつでもできる．いずれにしても臨床工学技士と麻酔科医が常にコミュニケーションをとり，連携を図っておくことが重要であることはいうまでもない．

外科医　麻酔科医　**臨床工学技士**

TFに対する手術における体外循環法

1 当院における標準的体外循環法（新生児・乳幼児）

1-1 基本的装置構成（図3～図5，表1）

当センターでは，2例並列の新生児手術に対応できるように，同一レイアウトの人工心肺装置「メラ人工心肺装置HASⅡ」（泉工医科工業（株））を2台使用している．送血ポンプとして遠隔操作可能なマスト型シングルポンプ1基

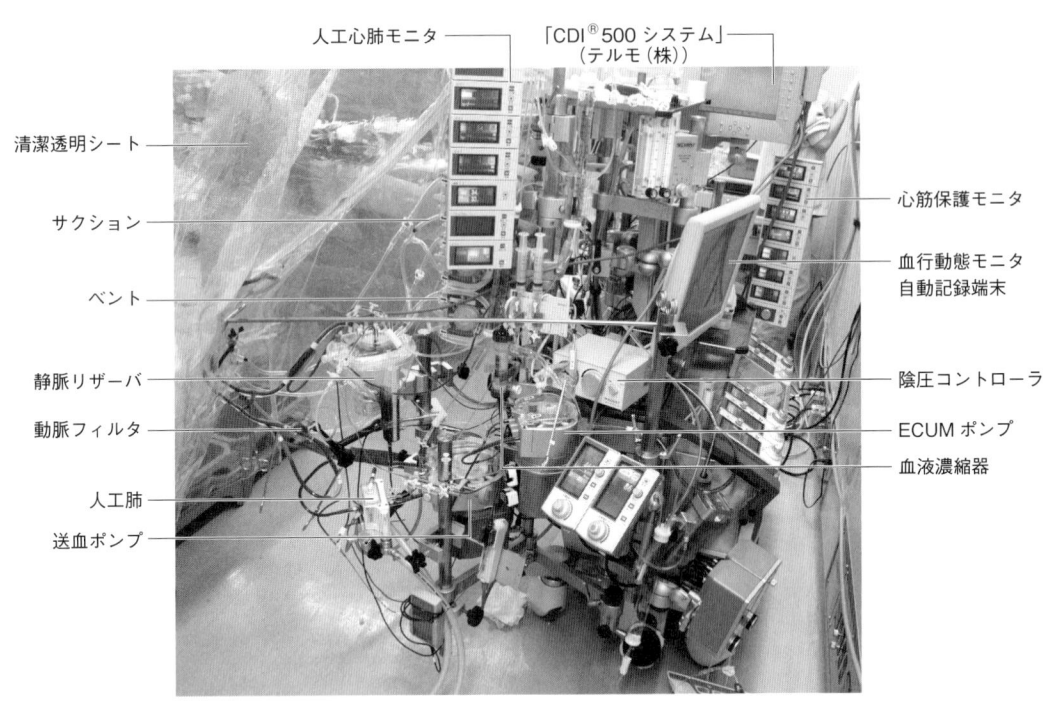

図3　人工心肺装置レイアウト

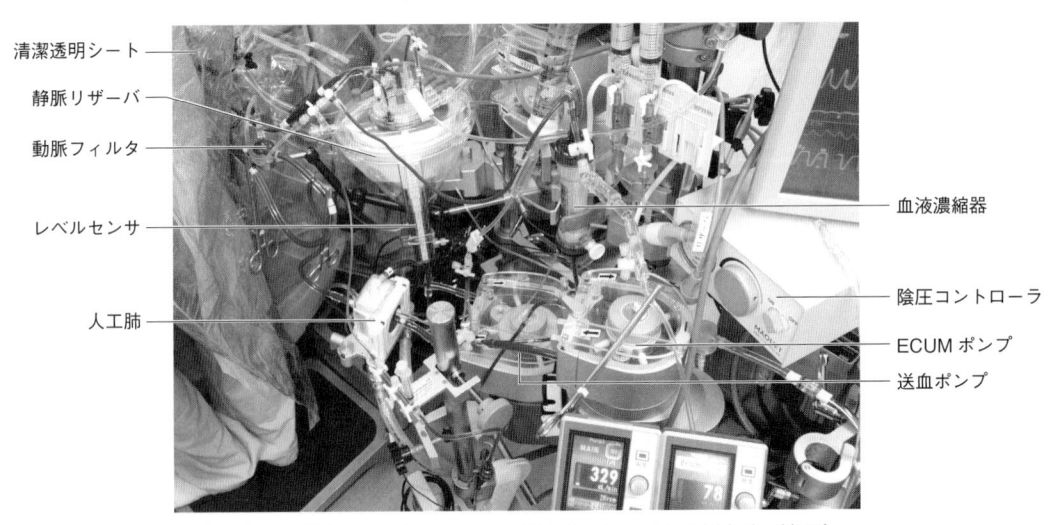

（ラベル：人工心肺モニタ，「CDI®500システム」（テルモ（株）），清潔透明シート，サクション，ベント，静脈リザーバ，動脈フィルタ，人工肺，送血ポンプ，心筋保護モニタ，血行動態モニタ自動記録端末，陰圧コントローラ，ECUMポンプ，血液濃縮器）

図4　人工心肺装置レイアウト（静脈リザーバ，人工肺付近の接写）

（ラベル：清潔透明シート，静脈リザーバ，動脈フィルタ，レベルセンサ，人工肺，血液濃縮器，陰圧コントローラ，ECUMポンプ，送血ポンプ）

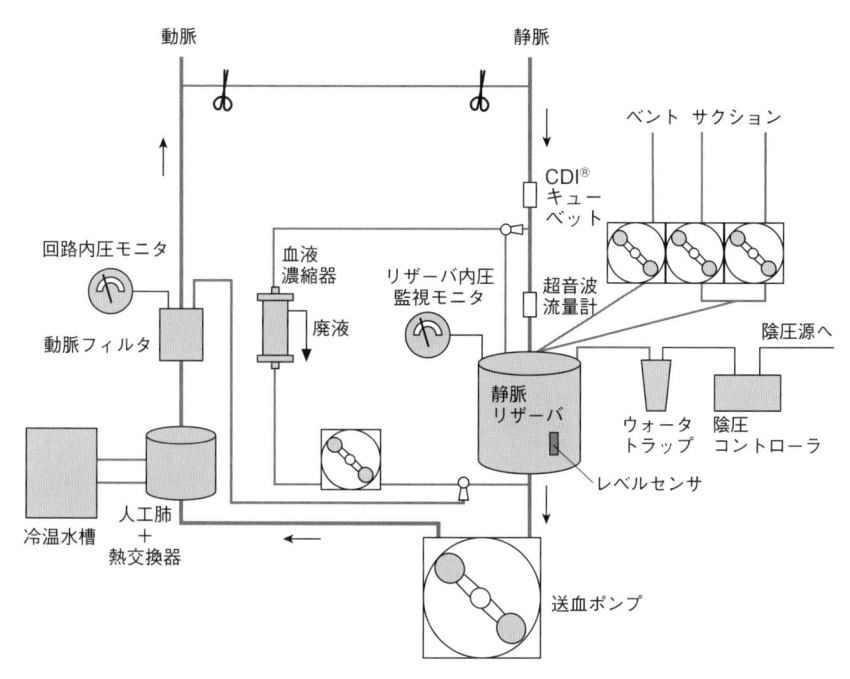

図5 新生児・乳幼児体外循環における標準的回路構成

(直径 150 mm),サクション・ベント・ECUM ポンプとして同様に遠隔操作可能なマスト型シングルポンプ4基(直径 100 mm),血液心筋保護液注入ポンプとしてマスタースレーブが可能なマスト型シングルポンプ2基(直径 100 mm)の計7基仕様となっている.基本的な装置構成のコンセプトは以下の通りである.

①操作者の視認性と操作性を損なわない範囲において,体外循環システムをできるだけ術野に近付けること
②小児症例(体重≦30 kg)の異なる回路サイズにおいて,装置レイアウトを変えることなく使用が可能なこと(緊急症例に対する対応として重要と考えている)
③不測の事態に対して,構成要素の交換が簡便に行える装置レイアウトであること

1-2 脱血方法

新生児・乳幼児体外循環における脱血方法は,落差＋陰圧吸引補助脱血を採用している.陰圧吸引補助脱血の使用に際しては,陰圧コントローラの調整やリザーバ内圧監視が必須となり,操作法の熟知と,利便性に隠れた危険性を十分に認識する必要がある.

1-3 適正灌流量

新生児・乳児の適正灌流量に対しては,各施設によりさまざまな基準が設定されているが,一般的に体温の低下とともに酸素消費量は減少し,それに応じて灌流量を減少することは可能である.しかし我々は基本的に高灌流量(160〜200 mL/min/kg)を維持するように努めている.高灌流量を維持するための工夫として以下の項目があげられる.

1) 十分な脱血量の確保と最小静脈圧の維持

解剖学的な異常が存在する場合を除いて,通常は上下大静脈(SVC,IVC)への2本脱血カニュレーションを基本としている.体外循環は SVC の1本脱血で開始し,目標流量の半量が確保されること,さらに CVP が0以下になることを確認する.SVC スネアによる脱血量と CVP の変化には細心の注意が必要である.

2) 血管拡張薬の使用

血流不足部位での代謝性アシドーシスの予防を目的に高灌流体外循環を実施しており,積極的に血管拡張薬を使用している.体重7 kg 以下の患児に対しては,体外循環開始後,血圧が

表1 当院におけるカニューレサイズのプロトコル

体表面積 [m²]	体重 [kg]	回路サイズ	リザーバ	人工肺	トータルフロー [mL/min/kg]	送血管 [Fr]	脱血管曲 SVC [Fr]	脱血管曲 IVC [Fr]
	< 2.5	SSS (ジェイ・エム・エス(株))	「D-100KIDS」(ソーリン・グループ(株))	「D-100KIDS」(ソーリン・グループ(株))	200	8	12	12
	2.5〜3.5						12	
	3.5〜4.0				200〜180	10	12	14
	4.0〜6.0	SS (ジェイ・エム・エス(株))	「メラHPエクセランKIDS」(泉工医科工業(株))	「オキシア-IC」(ジェイ・エム・エス(株))	180〜160	10	14	
	6.0〜9.0				160	12	14	16
	9〜14				160〜140		16	18
	14〜17	S (ジェイ・エム・エス(株))	「キャピオックス®RR30」(テルモ(株))	「Lilliput D-902」(ソーリン・グループ(株))	140〜100	14	18	20
	17〜25						20	24
	25〜30			「キャピオックス®RX15RW」(テルモ(株))	100	16	24	
≧ 1.4	30〜45	M (テルモ(株))	「キャピオックス®RR30」(テルモ(株))	「キャピオックスFX15RW」(テルモ(株))	2.4 L/min/m²	21	24	28

体表面積 [m²]	体重 [kg]	脱血管直 SVC [Fr]	脱血管直 IVC [Fr]	送血回路径 [mm]	脱血回路径 [mm]	ポンプヘッドチューブ径 [mm]	プライミングボリューム (リザーバレベル) [mL]
	< 2.5	12		4.2	6.4 × 6.4 × 4.8	6.0	170 (50)
	2.5〜3.5	12	14				
	3.5〜4.0	14					
	4.0〜6.0	14	16	4.8	6.4 × 6.4 × 6.4	6.0	220 (70)
	6.0〜9.0	16					
	9〜14	18					
	14〜17	18	20	6.4	8.0 × 8.0 × 9.5	9.5	500 (70)
	17〜25	20	24				
	25〜30	24					
≧ 1.4	30〜45	24	28	8.0	9.5 × 9.5 × 9.5	遠心ポンプ	650 (100)

送血管は，日本メドトロニック(株)のワンピースのサイズを記載した．脱血管曲は，同社「DLP Right Angle Metal Tip」のサイズを記載した．脱血管直は，東洋紡績(株)「フレックスメイト」のサイズを記載した．

安定した時点でレギチーン®(フェントラミンメシル酸塩)0.1 mg/kgを投与する．目標とする灌流量は体重により決定しているが，尿量が維持されている状況において血圧を30〜50 mmHgに調節するように，コントミン®(クロルプロマジン塩酸塩)，ペルジピン®(ニカルジピン塩酸塩)を投与する．

3) 膠質浸透圧の維持

体外循環中の「動脈圧−静脈圧」が低く維持される低体重児の体外循環において，膠質浸透圧の維持は体外循環中の水分バランスを保つうえで重要であると考えている．血清アルブミンの目標値は3.0 g/dL以上とし，必要に応じて補正する．投与されたアルブミンは40％が血管内に保持され，血清アルブミン値上昇分となることを考慮して，必要量を投与する[9), 10)]．

1-4 充填血洗浄，CUF，DUF，MUF

1) 充填血洗浄，CUF

新生児体外循環において血液充填は必須となる．当院では，1994年より前田らの報告[11)]に準じて，血液充填時には充填血洗浄を行っている．乳酸リンゲル液と加熱アルブミン製剤にて回路を充填した後，濃厚赤血球を投与し回路内循環させる．最終的にHb値8〜10 g/dLと

[第Ⅲ章　小児の症例]

Ⅲ-6

肺動脈閉鎖兼心室中隔欠損を伴うファロー四徴症に対するunifocalizationと体外循環法－岩手医科大学附属病院循環器医療センター－

> ファロー四徴症にMAPCAと言われる側副血管を合併する場合があり，MAPCAを中心肺動脈に統合するunifocalizationが初回手術として行われる．ここでは，MAPCAの解剖学的特徴から術式，麻酔法，体外循環法について述べる．

外科医　麻酔科医　臨床工学技士

肺動脈閉鎖兼心室中隔欠損，MAPCAの解剖と病態生理，およびunifocalizationの術式

❶ 肺動脈閉鎖兼心室中隔欠損を伴うファロー四徴症の解剖，病態生理

1-1　解剖

　ファロー四徴症は，肺動脈狭窄，大動脈騎乗，心室中隔欠損，右室肥大によって定義付けられる．特に流出路中隔の前方偏位が極端に起こった場合は，右室流出路，肺動脈弁が存在せず，右室から肺動脈への血流路が形成されない．この状態を肺動脈閉鎖兼心室中隔欠損と呼び，ときに極型ファロー四徴症とも呼ぶ．この場合，右室から主肺動脈を介して心嚢内の左右肺動脈（この部分を中心肺動脈と呼ぶ）を経て肺門部から肺へ流れる血流が得られない．

　肺動脈閉鎖の際の中心肺動脈への血流路としてよく知られているのは動脈管であり，胎児期から出生後を通して，唯一の肺血流路となる．肺動脈閉鎖で，動脈管が接合する中心肺動脈が発生していればよいが，さらに発生異常をきたし，心嚢内の中心肺動脈が低形成で，動脈管も存在しない場合がある．このような場合でも，肺実質内の肺内肺動脈は発生しており，この血管への血流路が確保されていなければならない．胎生期の肺への血流を確保するために，動脈管と別に，後の下行大動脈となる背側大動脈から分岐する気管支動脈とほぼ同じ走行をした血管があり，肺動脈閉鎖で動脈管がない場合，この血管が出生後も肺血流路として残存し，これを主要体肺動脈側副血行路（MAPCA）と呼ぶ．

　MAPCAは動脈管と違い，生後もプロスタグランジン製剤を使用することなく開存する．このMAPCAの本数，走行は一定しておらず，下行大動脈ないしは腕頭動脈から，気管，気管支，食道の前後を走行し，最終的には肺門部に到達し，肺内肺動脈と接合する．血管性状としては動脈であるが，いまだこの異常血管が正常に成長する組織であるかどうかの結論はなく，下行大動脈から分岐後，まったく狭窄なく肺門部に到達する血管もあれば，その途中で狭窄をきたす血管もある．生後の血流状態によっては，その狭窄度合いが増強するものもある．また走行が気管支動脈ときわめて近似しており，気管支に対する栄養血管の役割も担っている．

1-2　病態生理

　肺動脈閉鎖兼心室中隔欠損，MAPCAを伴うファロー四徴症の症状は，右室から心室中隔欠損を介した大動脈への右左短絡により，チアノーゼを生じる．肺血流はMAPCAを介して得られるが，通常，1症例で数本のMAPCAが存在するために，MAPCAの性状により狭

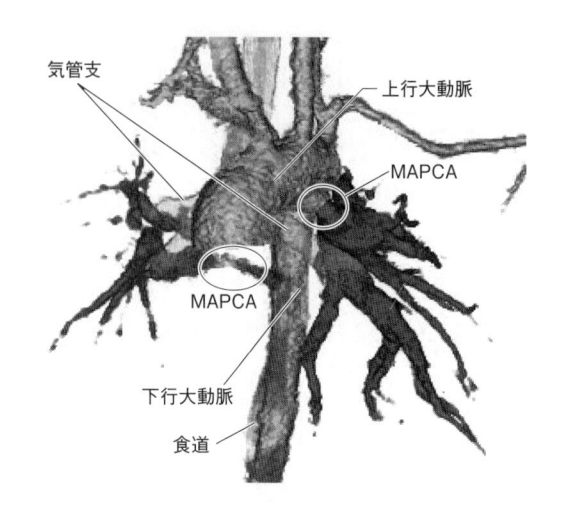

図1 unifocalizaiton 前の MD-CT
下行大動脈と上行大動脈より MAPCA がそれぞれ1本ずつ起始しており，下行大動脈から起始した MAPCA は食道と気管支の背側を走行し，肺門部に到達している．

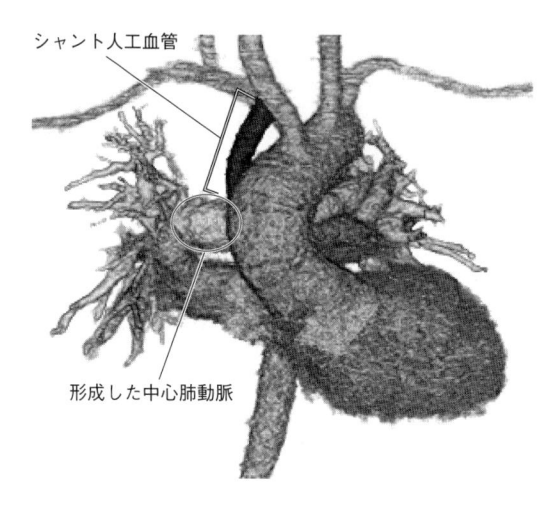

図2 unifocalization 後の MD-CT
unifocalization 後に中心肺動脈を自己心膜にて形成し，腕頭動脈より中心肺動脈にブラロックシャント人工血管を置いている．

窄がまったくなく高肺血流を生み出す部位と，狭窄が強く十分な肺血流が得られない部位が混在する症例がほとんどである．狭窄病変が少ない場合，生後生理的肺高血圧の時期を過ぎると高肺血流となって心不全を生じ，放置すると狭窄のない MAPCA が還流した部位のみ肺高血圧を呈する．また狭窄病変が強く，生後狭窄が増強するとますます肺血流が減少してチアノーゼが増強し，肺内肺動脈の低成長をきたす．

また中心肺動脈は，十分な太さの場合，低形成の場合，まったく存在しない場合のいずれもがある．

❷ unifocalization の術式

2-1 基本方針

unifocalizaiton は，低形成ないし心嚢内に存在しない中心肺動脈を形成し，すべての MAPCA を中心肺動脈に統合して，再建した右室流出路ないしブラロック短絡術による人工血管（シャント人工血管）の 1 カ所から肺血流を確保する手術である（図1, 図2）．

術前の肺高血圧や MAPCA 吻合部の狭窄などにより，unifocalization 後，必ずしも右室が低圧になるとは限らず，右室流出路再建の際に肺動脈弁が重要となる．欧米では小さなホモグラフトや弁付き導管を用い，乳児期に unifocalization と心室中隔欠損の閉鎖，右室流出路再建を一期的に行う方法がとられる．わが国では乳児期の患児に対する適当なサイズの弁付き導管の入手が困難であるため,当院では,正中切開での unifocalization とブラロック短絡術による肺血流の確保を初回手術として行い，患児の体の成長を待って，右室流出路再建と心内修復術を行う方針としている．

2-2 手術術式

unifocalization を良好な視野で行うために，正中切開は通常よりやや長めにし，十分に左右の視野を確保する．心膜は，直径 10 mm の中心肺動脈を形成することを目標とし，また肺門部から肺門部までの中心肺動脈のパッチ形成を想定し，大きく採取する．

上行大動脈の背側での手術操作がほとんどになるため，心膜の翻転部を剥離し，さらに大動脈の左右に 5-0 ポリプロピレンによる吊り上げ糸を 2 本左右別々にかけて，これにより視野展開を行う．MAPCA はほぼすべて後縦隔に

存在するため，左房の天井に付着した心膜を左房ごと吊り上げ，尾側に展開することにより気管分岐部と左房の頭側の間から後縦隔に到達し，正中切開で肺門部から下行大動脈の分岐部に至るまでMAPCAの全容を心臓の後面で露出するような手術となる．

MAPCAの剥離に際しては，気管，気管支，神経，食道そして下行大動脈がおもな縦隔組織となる．MAPCAの剥離は可能な限り狭窄病変のない肺内肺動脈に至る遠位部まで十分に進めておくことが重要であり，特にMAPCAは太くても途中で屈曲していることがあり，その部位は大概内膜が粗な組織となっており，後に狭窄病変となるため拡大する必要がある．重要なのはこれらの剥離を体外循環開始前に行うことである．一度へパリン®（ヘパリンナトリウム）を投与してしまうと微量出血も含めてコントロールが困難になって，無血視野を得ることができなくなり，本来の剥離面の同定が困難となるため，剥離が難しくなる．MAPCAは気管，気管支周囲を走行しており，ときに気管支動脈とまったく同じ走行をとる．この場合は丁寧にMAPCAを気管，気管支から剥離する必要があり，また食道周囲も鈍的に剥離しておく．

剥離が終了すると，上行大動脈送血，右房脱血で体外循環を開始する．この際，1本脱血でフルフローを得られたほうがよいので，太めの脱血管を選択する．体外循環開始後，MAPCAから肺への血流により体外循環が確立できなくなることを避けるために，可能な限り速やかにMAPCAの起始部をヘモクリップにて閉鎖し，血流コントロールを行う．それぞれのMAPCAは，脳神経外科手術用の血管クリップにて1本ずつ吻合部予定より遠位で遮断を行う．中心肺動脈の肺側は血管鉗子でしっかり遮断し，前方に引き出す．細かな血管吻合となるため，吻合血管の遠位部を遮断し，無血視野を得ることが肝要である．MAPCAが非常に細い場合は，狭窄部位の確認のため冠動脈プローブを挿入して狭窄部位の確認を行い，その遠位部まで切開し拡大する．またこの操作にてMAPCA自身が捻れていないことを確認する．

吻合箇所は捻れがないように，また自然な走行になる位置を同定し，可能な限り長い吻合口を確保するように切開し，吻合する．血管同士の吻合は8-0ポリプロピレン連続縫合で行う．中心肺動脈は気管支の前面に位置するため，基本的にはすべてのMAPCAを下行大動脈から切離し，中心肺動脈に吻合するために，気管支の前面に移動させる．また中心肺動脈が太い場合は，MAPCAを中心肺動脈へ吻合するだけでよいが，中心肺動脈が低形成ないし存在しない場合は，自己心膜にて中心肺動脈の拡大，もしくは形成を行う．最後に患児の体重によるが，5 kgを超える体重であれば，5 mm「ゴアテックス®ストレッチグラフト」（ジャパンゴアテックス（株））を用いて腕頭動脈ないし鎖骨下動脈から形成した中心肺動脈へブラロック短絡術を行う．

体外循環離脱に際しては，ブラロック短絡術の人工血管をクリップにて遮断しておき，体外循環の血流を半分まで減らし，自己圧が十分に得られることを確認した後，人工血管のクリップを外す．その後，血圧が十分に低下し，人工血管の血流が得られたことを確認する．

すべての手技を心拍動下に行うため，この手術で心臓の収縮力が低下することはまれであり，体外循環からの離脱は比較的容易である．

ファロー四徴症に対する unifocalization における麻酔法

❶ unifocalization における麻酔法の実際

　当院では，安定した全身状態の維持および迅速な麻酔導入に向けて，手術前日に小児科医に末梢血管を確保してもらい，手術当日朝より補液を開始している．ファロー四徴症のようなチアノーゼ性心疾患では，脱水による循環血液量の低下は酸素化不良や循環変動の誘因となるため，十分な補液が必要となる．血管確保が完了していれば，静脈麻酔薬による迅速な麻酔導入が可能となる．母親に抱かれた患児に鎮静薬であるドルミカム®（ミダゾラム）0.1～0.3 mg/kg を静注し，入眠後に母親から離して手術室に搬入する．

　麻酔は麻薬であるフェンタニル®（フェンタニルクエン酸塩）で鎮痛を図り，揮発性ガス麻酔薬であるフォーレン®（イソフルラン）低濃度吸入（0.3～1％）およびドルミカム®追加で入眠を継続し，非脱分極性筋弛緩薬であるミオブロック®（パンクロニウム臭化物）0.1～0.3 mg/kg，マスキュラックス®（ベクロニウム臭化物）0.1～0.3 mg/kg で体動や呼吸を停止させる．フェンタニル®は最大の疼痛を起こす胸骨切開までに 30 μg/kg 投与し，血中濃度が低下しないように，人工心肺回路に 100 μg 充填する．長時間体外循環を行う症例，酸素飽和度や循環が安定しない症例では，体外循環離脱後も 2～4 μg/kg/hr の持続注入を行って疼痛ストレスを防止する．

　手術中は，上下肢に経皮的動脈血酸素飽和度（SpO_2）モニタおよび観血的動脈圧モニタを，局所組織酸素飽和度（rSO_2）モニタを頭部と大腿の 2 カ所に装着する．

❷ unifocalization における麻酔中の循環呼吸管理の実際

　unifocalization を予定する患者は，いわゆる極型ファロー四徴症で，肺動脈からの順行性血流が少なく，体血管からの複数の側副血行路（MAPCA）が発達した患者である．体外循環開始までは肺体血流バランスを崩さない管理が要求される．このバランスをとるうえでは，十分な麻酔で痛みやストレスによる血圧変化を予防し，呼吸管理による肺血管抵抗だけの変化を利用する．すなわち，麻酔は一定に保ち，吸入酸素濃度の調整により SpO_2 を 80％前後に維持する．血圧低下は低酸素につながるため，輸血，アルブミン製剤により容量負荷を維持し，必要があれば強心薬を併用する．普通のファロー四徴症と異なり無酸素発作は起こさないが，代わりに気管周囲の剥離に伴い，気管攣縮による喘息症状を起こすことがあるので注意が必要である．

　体外循環中は，開始時と終了時にドルミカム®を追加し覚醒を防止する．灌流圧上昇時はミリスロール®（ニトログリセリン）とコントミン®（クロルプロマジン塩酸塩）持続注入にて対処し，30～40 mmHg 前後に調節する．

　体外循環離脱時は十分に肺を加圧して無気肺を改善させた後，100％酸素投与，過換気で呼吸を再開する．ミリスロール® 5γ，ミルリーラ®（ミルリノン）0.5γ，イノバン®（ドパミン塩酸塩）5γ 持続投与にて，血圧を出した状態からブラロックシャント人工血管を開通させ，拡張期圧の変化をみる．拡張期圧が大きく下がった場合はシャントが流れたことを意味する．もし拡張期圧の変化が少ない場合はシャントが流れていないので，シャントに関係した血管の狭窄を検索する必要がある．反対に SpO_2 が 90％以上で低血圧傾向の場合は，外科的にブラロックシャント人工血管のサイズを調整し，肺体血流バランスを調整する．当院では血圧 80/40 mmHg，ヘマトクリット（Hct）値 45％，SpO_2 80％，rSO_2 60％を離脱時の目標としている．

　ファロー四徴症に対する unifocalization の

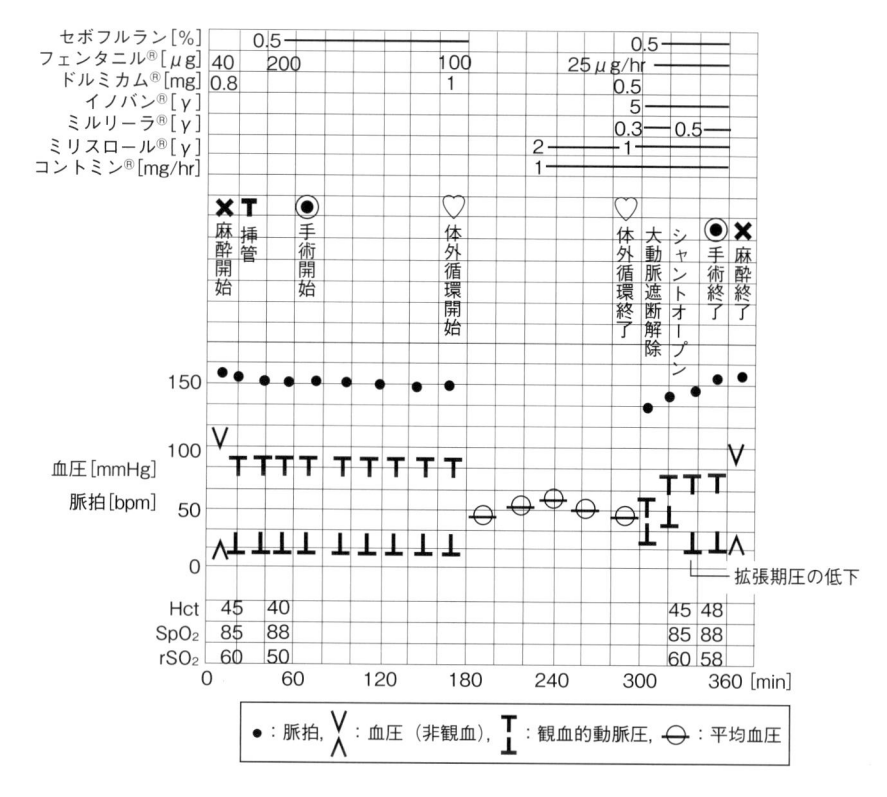

図3 ファロー四徴症に対するunifocalizationの麻酔管理の例
月齢10カ月，体重8kgの患児．

麻酔管理の例を図3に示す．

3 unifocalizationにおける麻酔に関する知識

手術麻酔で使用する薬剤は入眠薬，鎮痛薬，筋弛緩薬の3つに分類される．体外循環中の麻酔で注意することは，まず回路装着により薬剤の血中濃度が低下することである．このため血中薬剤濃度が作用維持に重要な麻薬や筋弛緩薬は，回路充填により血中濃度の低下を防止する必要がある．次に，入眠薬は低体温時は原則不要となる点である．すなわち体温が34℃以下では脳活動が低下するため，自然入眠に至るからである．復温時は覚醒するため，復温開始時には入眠薬を追加する必要がある．灌流圧調整に用いるコントミン®はαブロッカーとしての血管拡張作用により灌流圧を低下させると同時に，トランキライザーとして鎮静効果があり入眠を助ける．筋弛緩薬は目にみえないレベルでの筋肉による熱生産を防止し，体温調整を容易にする．体外循環中あるいは終了時に限外濾過を行う場合は，麻酔薬の血中濃度が低下する可能性があり，入眠薬，鎮痛薬，筋弛緩薬のそれぞれに追加の必要性を考慮する必要がある．

4 揮発性吸入麻酔薬

揮発性吸入麻酔薬には入眠作用と血管拡張作用があり，体外循環中の灌流圧の調整にも以前は好んで使用されていた．最近の研究では，揮発性吸入麻酔薬は麻酔作用とは別に，心筋細胞においてK-ATP（ATP感受性カリウム）チャンネルを開口させ虚血耐性を獲得させる作用が低濃度吸入で起こることが明らかとなり，近年，成人の虚血性心疾患の麻酔で再び多く使用されるようになった．このことから，小児においても，低濃度揮発性吸入麻酔薬の吸入は心筋保護の点で推奨される可能性がある．ただし，体外循環中の投与の是非については明らかにされていないため，今後の検討が必要とされる．

❺ チアノーゼ性心疾患における輸血の考え方

ファロー四徴症のようなチアノーゼ性心疾患の患児の貧血の概念は正常人と大きく異なる．1気圧環境下では酸素は液体にほとんど溶存できないことから，全身への酸素供給はヘモグロビン（Hb）に依存する．チアノーゼ状態ではHbの酸素飽和度が低く，Hb 1個当たりの酸素含有量は少ないため，目的の酸素供給を行うためにはHb自体を多く必要とする．このためSpO_2が70%前後の強いチアノーゼではHbは18 g/dL以上必要であり，SpO_2が85%前後の弱いチアノーゼでも15 g/dL以上必要とする．unifocalizationは姑息手術であり，術後もチアノーゼが持続する．このため体外循環離脱時以降は45%以上のHctを維持することが肝要である．

❻ 並列循環におけるrSO₂とSpO₂モニタの意義

SpO_2は肺血流に呼応し，rSO_2は体血流に呼応して増減する．すなわち，肺血流が増えればSpO_2が増加し，体血流が増えればrSO_2が増加する．肺の血流ばかりが多く，体の血流が少ない場合，SpO_2は高く，rSO_2は低くなる．複雑心奇形でSpO_2とrSO_2のバランスが維持されていることは肺体血流比が適切（1：1）であることを意味し，一般にはSpO_2が75～85%，rSO_2＞50%が目安となる．

外科医　麻酔科医　**臨床工学技士**

標準的新生児・小児体外循環システムとファロー四徴症に対するunifocalizationにおける体外循環法

❶ 当院における体外循環システム構成（図4）

当院の標準的新生児・小児体外循環法は常温体外循環を基本とし，一部症例において低体温循環停止を併用している．また，前例において陰圧吸引補助脱血法（VAVD）を導入している．

① 人工心肺装置は「スタッカート人工心肺装置S5」（ソーリン・グループ（株））を使用し，ローラポンプはポンプ径150 mm 3基（うち1基はマストポンプ）と85 mmダブルポンプ2基（うち1基はマストポンプ）の構成となっている．送血ポンプは目標流量によりポンプ径85 mmと150 mmのマストポンプを使い分けている．また，心筋保護液はポンプ径85 mmのダブルポンプにて注入している．

② 吸引コントローラは「VAVD CONTROLLER」（MAQUET GmbH）を使用している．

③ 人工肺は「キャピオックス®FX05」（テルモ（株）），「BIOCUBE 2000」（ニプロ（株）），「キャピオックス®RX15」（テルモ（株）．現在「キャピオックス®FX15」へ切り替え中）を使用している．

④ 人工心肺回路はSSS回路（χ coating®，テルモ（株）），SS回路（COAFREE® II処理，（株）ジェイ・エム・エス），S回路「χ coating®」を使用している．また，当院の人工心肺回路構成で特徴的なのは，人工肺にバイパスライン（図5）があることである．これは以前に，体外循環中に人工肺の急激な圧力損失の増大が発生した経験があり，その対策用として設置している．

⑤ カニューレサイズは，メーカの流量表，目標流量，体重を考慮したカニューレサイズ表（表1）を作成し，使用している．送血管は「DLP小児用ワンピース動脈カニューレ」（日本メドトロニック（株））23 cm，1/4インチコネクタ付きフローガード付きの6～16 Fr，脱血管は「フレックスメイト®（小児用脱血カニューレ）」（東洋紡（株））の10～20 Frを使用している．

⑥ 安全装置は次のように設置しており，（一社）日本体外循環技術医学会の安全勧告[1]]をすべて満たしている．

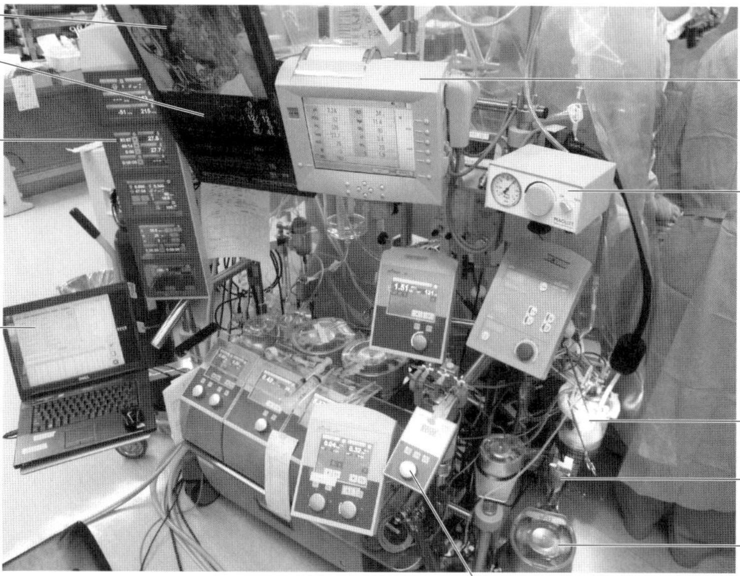

図4 当院の体外循環システム

術野映像
患者モニタ
システムパネル
自動記録装置
「CDI®500システム」（テルモ（株））
吸引コントローラ
静脈血貯血槽
人工肺
送血ポンプ
オクルーダコントロールユニット

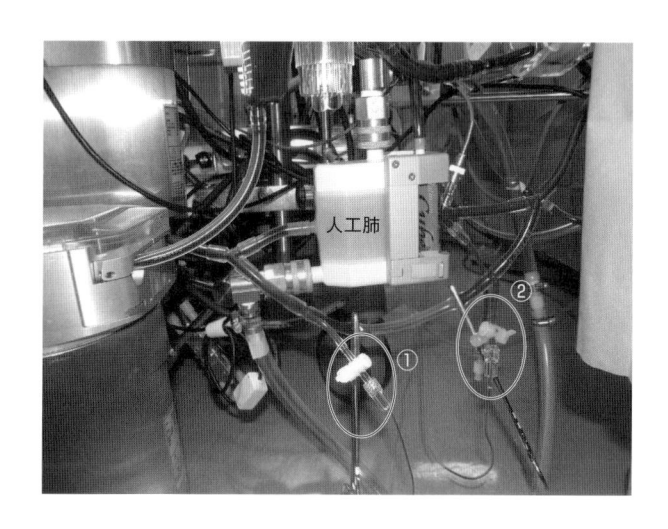

図5 人工肺バイパス回路
人工肺バイパス回路を利用して，①人工肺入口圧，②人工肺出口圧を測定している．

表1 送血・脱血カニューレサイズ表

目標流量 [L/min]	～0.5	0.5～0.8		0.8～1.5		1.5～2.5			2.5～3.2
体重 [kg]	～2.5	2.5～5		5～11		11～20			20～25
		2.5～3	3～5	5～8	8～11	11～14	14～17	17～20	
送血管 [Fr]	6	8		10		12			14
脱血管 (SVC) [Fr]	10	10	12	14	14	16	16	16	18
脱血管 (IVC) [Fr]	12	12	14	14	16	16	16	18	20
脱血管 (RA) [Fr]	12		14		16		18		20

a) レベルセンサ：メインポンプ，ヘモコンポンプに連動し，制御する．
b) バブルセンサ：メインポンプ，ヘモコンポンプに連動し，制御する．別センサを心筋保護液回路にも設置し制御する．
c) 圧力モニタ：人工肺入口・出口圧，心筋保護液回路において制御し，脱血圧においてはアラームのみである．

d) ガスモニタ：「CDI®500システム」（テルモ（株））にて静脈血酸素飽和度および動脈血連続ガスモニタを行っている．

e) その他：ポンプベントに一方向弁，静脈リザーバに陽圧防止弁を設置している．

2 充填液および組成

人工心肺充填液は体重別で設定している．体重8 kg未満は輸血＋アルブミン充填，8 kg以上12 kg未満はアルブミン充填，それ以上は完全無輸血充填としている．

輸血充填の場合，体外循環回路のエア抜きの簡略化および洗浄目的のため回路をサブパック®血液ろ過用補充液-Bi（濾過型人工腎臓用補液）800 mLにて充填する．その後，術前のHct値と人工心肺充填量による希釈後のHct値を算出し，4 kg未満の低体重症例では30％以下にならないように[2]，赤血球濃厚液-LR「日赤」（RCC-LR）を用いる．RCC-LRを120 mLまたは180 mL充填し，リザーバレベル60 mLまで限外濾過を行う．その後，20%アルブミン溶液30 mL，20%マンニットール®（D-マンニトール）4 mL/kg，ヘパリン®1 mL，塩化カリウム1.5 mEq，塩化カルシウム2 mLで電解質補正をする．

3 標準的体外循環法

3-1 体外循環開始前

ヘパリン®0.3 mL/kgを中心静脈より投与し，3分以上経過後ACTを測定する．ACTが480秒以上になったことを確認してから，吸引ポンプを回す．ACTが480秒以下の場合，コントロールACT値とヘパリン®投与後のACTおよび投与ヘパリン®量より追加量を算出し投与する．3分以上経過後，ACTを再測定する．ACTが480秒以上になったことが確認できたら，送血管を挿入する．送血管と送血ラインを接続してエア抜きを確認した後，送血ラインに拍動があることを確認し，送血テストを行う．

3-2 体外循環開始

心拍動下体外循環のため心房にカニュレーションし，体外循環の開始となる．開始時は落差脱血にて脱血流量を確認（目標流量の30%以上を目安）後，VAVD開始とする．VAVDの吸引圧は－40～－70 mmHgで適宜増減させ，目標流量まで送血量を上げていく．

3-3 体外循環中

目標流量は灌流指数（PI）3.0 L/min/m²を用いている．体外循環中の灌流圧は30～50 mmHgとし，灌流圧が高い場合はミオコール®やコントミン®を適宜投与する．これは末梢循環を良くすることにより嫌気性代謝を抑制し，乳酸値を低値に保つためである．灌流圧が低い場合や乳酸値が上昇してくるようであれば流量を増やしたり，必要に応じて輸血も考慮する．

3-4 体外循環離脱

十分に呼吸が再開したのを確認した後，心臓に少しずつボリュームを戻し自己圧を出す．問題がなければ，体外循環流量が1/2まで下がったところで人工血管の遮断を解除する．血圧の低下を確認することで，人工血管への血流が確保されたことがわかる．

3-5 体外循環離脱後

MUFは置換液としてサブパック®血液ろ過用補充液-Biを使用し15分行う．A-V MUFのため開始時は血圧の変動に気を付ける．循環動態を観察しながら徐々にCVPを下げていく．同時に体温低下にも注意をする．体重が5 kg以下の症例の場合，加温回路を使用している．MUF終了後，脱血管を抜去し，ノボ・硫酸プロタミン®（プロタミン硫酸塩）を投与する．

4 ファロー四徴症に対するunifocalizationに対応した体外循環のポイント

ファロー四徴症に対するunifocalizationにおける体外循環法は特別な方法ではなく，前述の標準的システムおよび方法で行っている．ただし，次の点に注意する．

①心拍動下体外循環中は尿量が十分確保される場合が多く，電解質の補正に気を配る．

②常温体外循環のため高灌流量にて管理することで，体外循環中の代謝性アシドーシスを防ぐ．

③側副血行路からの血液の戻りが多く術野の視野が悪い場合，体温を 30℃まで冷却し，混合静脈血酸素飽和度が 70％を割らない程度まで体外循環の流量を減らす．

■文献 1）（一社）日本体外循環技術医学会教育委員会, 安全対策委員会：人工心肺における安全装置設置基準勧告, 体外循環技術 34(2): 82, 2007
2) Jonas RA, Wypij D, Roth SJ, et al: The influence of hemodilution on outcome after hypothermic cardiopulmonary bypass: results of a randomized trial in infants, J Thorac Cadiovasc Surg 126(6): 1765-1774, 2003

■外科医
岩手医科大学附属病院循環器医療センター
心臓血管外科
猪飼秋夫 IKAI, Akio

■麻酔科医
自治医科大学とちぎ子ども医療センター
小児手術・集中治療部
（元・岩手医科大学附属病院
循環器医療センター麻酔科）
門崎　衛 KADOSAKI, Mamoru

■臨床工学技士
岩手医科大学附属病院臨床工学部
久保田好光 KUBOTA, Yoshimitsu

本テーマの「体外循環法」は，月刊誌『Clinical Engineering』での連載当時（2011 年 4 月号）の方法である．

[第Ⅲ章 小児の症例]

Ⅲ-7 左心低形成症候群に対する Norwood 手術と体外循環法
－福岡市立こども病院・感染症センター－

左心低形成症候群に対する Norwood 手術はさまざまな改良が行われ，成績の向上が図られている．当院では，腕頭動脈送血と下行大動脈送血を併用した循環停止不要の体外循環下に行っている．ここでは，左心低形成症候群の病態と，当院で近年行っている Norwood 手術について述べる．

外科医 　麻酔科医　　臨床工学技士

左心低形成症候群に対する Norwood 手術

1 左心低形成症候群の解剖学，病態生理

　左心低形成症候群は，左心房，僧帽弁から始まり，左心室，大動脈弁，上行大動脈，大動脈弓，胸部下行大動脈に至る左心系の低形成を特徴とした疾患群である．大動脈弁と僧帽弁の形態により以下の4つに分類されるのが一般的である．すなわち，①大動脈弁閉鎖＋僧帽弁閉鎖，②大動脈弁閉鎖＋僧帽弁狭窄，③大動脈弁狭窄＋僧帽弁狭窄，④大動脈弁狭窄＋僧帽弁閉鎖，である．

　通常，体循環への血液の流れとしては，肺から肺静脈→左心房→心房中隔欠損孔→右心房→右心室→主肺動脈→動脈管→下行大動脈，また，逆行性に大動脈弓→上行大動脈→冠動脈の順に流れる．肺循環へは右心室→主肺動脈→左右肺動脈と流れる．生存するためには心房中隔欠損孔と動脈管開存(PDA)は必須である．心房間交通が非常に少ないか閉塞していると，肺静脈閉鎖症と同様な病態となり，重篤な低酸素血症を招く．動脈管閉鎖は体循環の流出路閉塞と同義であり，循環ショックをきたし死亡する．右心室は唯一の心室として体循環と肺循環の両者を担うこととなる．そのため，たとえば急激な肺血管抵抗の低下が起こると，右心室から左右肺動脈を通過し流れる肺循環血流量は増加し，右心室から肺動脈経由で動脈管を通過し流れる体循環血液量は減少する．この病態では肺うっ血による呼吸不全を発症し，かつ，全身臓器の循環不全による血圧低下や代謝性アシドーシスを招く[1]．

　次にそれぞれの部位での解剖学的特徴[2]を述べる．

1) 肺静脈

　肺静脈の狭窄，閉塞はおもに心房間交通が十分でないために起こることが多い．まれに総肺静脈還流異常による肺静脈閉塞を合併することもある．

2) 左心房

　左心房は小さく，心房中隔は肥厚していることが多い．大きな二次孔欠損タイプの心房中隔欠損は少なく，卵円孔開存のみであることも多い．

3) 右心房

　右心房は拡大している．

4) 三尖弁

　弁尖の形態異常は少ないが，弁輪を含めて三尖弁は正常より大きい．弁輪拡大による閉鎖不

全を伴うこともある．

5）右心室

　右心室は拡大し，壁は肥厚している．心臓の心尖部は右心室となる．

6）肺動脈弁

　正常より大きい．通常は三尖であり，肺動脈閉鎖不全はまれである．

7）肺動脈

　主肺動脈は太く，短いことが多い．左右肺動脈は主肺動脈背面より分岐するが，右肺動脈がより中枢側で分岐する．

8）動脈管

　大動脈との接合部では動脈管組織が大動脈内腔を占め，大動脈縮窄症（CoA）を呈していることが多い．

9）上行大動脈，冠動脈

　冠動脈血の供給路として機能するが，大動脈弁閉鎖を伴う症例では径が 1～3 mm と細いことが多く，非常に細い場合には十分な冠動脈血流が得られない可能性もある．なお，冠動脈の分岐は正常であることが多い．大動脈弁狭窄を伴う症例では，径は最大で 5～6 mm のこともある．

10）大動脈弓

　低形成でかつ末梢側に CoA を形成することもある．

11）僧帽弁

　僧帽弁は閉鎖，あるいは狭窄している．狭窄している弁は弁輪，弁尖，弁下組織すべてにおいて異常であることが多い．

12）左心室

　左心室は低形成で内腔はスリット状で小さく，壁は肥厚し，endocardial fibroelastosis を伴うこともまれではない．心室中隔欠損は大部分の症例で伴わない．

13）大動脈弁

　大動脈弁は閉鎖，あるいは極度に狭窄している．

❷ Norwood 手術の実際

　Norwood 手術は，①右室から大動脈までの狭窄のない流出路の作製，良好な冠動脈還流が得られる新大動脈の再建と，②適切にコントロールされた肺血流路の作製を基本とする．術式にはさまざまなバリエーションがあり，病態に応じた術式を選択することが重要である．ここでは，当院で現在基本としている術式について述べる．

　胸骨正中切開後，上行大動脈，大動脈弓，弓部分枝，肺動脈，動脈管，胸部下行大動脈の剥離を行う．この際，左右肺動脈にテーピングを行い，テンションをかけることにより肺血流を調整し，体循環血流量を増加させておくと血圧が安定する．また，剥離中には細い上行大動脈を通って供給されている冠動脈還流が障害されないよう注意する．腕頭動脈に「杉田チタンクリップ鉗子」（瑞穂医科工業（株））をかけ，伸縮性ポリテトラフルオロエチレン（expanded polytetrafluoroethylene）グラフト（体重 3.5 kg 以下の症例では直径 3.0 mm）を吻合する．下行大動脈送血用[3]に横隔膜上で下行大動脈を剥離し，タバコ縫合を置く．続けて下大静脈（IVC）にもタバコ縫合を置く．先に吻合したグラフト吻合部の止血を確認後，ノボ・ヘパリン®（ヘパリンナトリウム）を投与し，グラフトと送血用チューブを接続する．続いて下行大動脈の送血管を挿入する．最後に IVC に脱血管を挿入し，体外循環を開始する．なお，脱血が十分でなく心臓の虚脱が不十分な場合には，右心房に 8 Fr ベント用チューブを追加する．

　左右肺動脈のテーピングを外し，動脈管を結紮する．胸部下行大動脈の剥離を本格的に行い，十分な受動範囲が得られた後，下行大動脈に鉗子をかけ，続いて腕頭動脈と左総頸動脈の間，左鎖骨下動脈，左総頸動脈に「杉田チタンクリップ鉗子」をかける．動脈管を結紮部末梢で離断し，動脈管組織を可及的に切除する．大動脈弓小彎側に縦切開を加え，大動脈弓末梢と下行大動脈を 7-0「PDS®」（ジョンソン・エンド・ジョンソン（株））で約半周ほど吻合する（図1a）．次に肺動脈分岐部直下で主肺動脈を切断する．

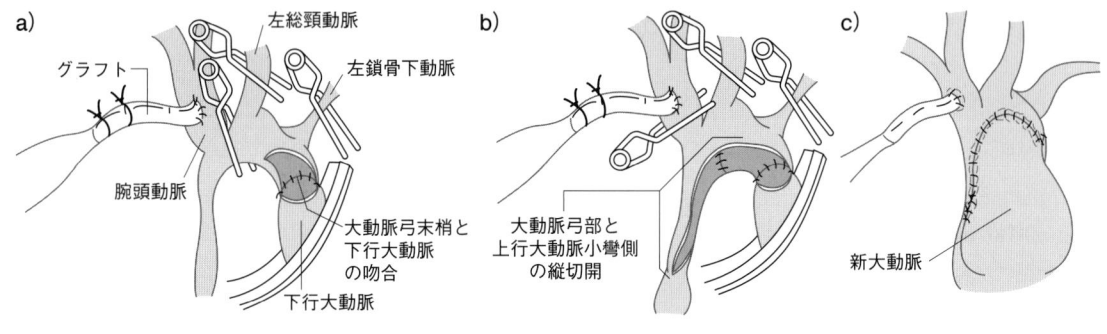

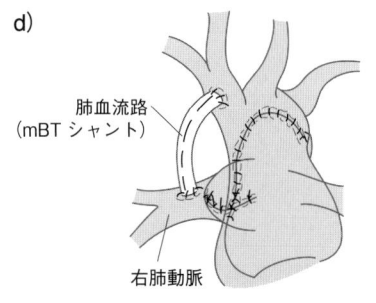

図1 Norwood 手術
a) 動脈管組織を可及的に切除後，大動脈弓末梢と下行大動脈を約半周吻合する．
b) 心停止後，大動脈弓部と上行大動脈小彎側を縦切開する．
c) 主肺動脈断端部と吻合し，新大動脈を再建する．
d) 腕頭動脈と右肺動脈間にmBTによる肺血流路（mBTシャント）を作製する．

腕頭動脈と左総頸動脈の間の「杉田チタンクリップ鉗子」を外して腕頭動脈へかけ，速やかに大動脈弓部切開部から心筋保護液を注入して心停止を得る．大動脈弓小彎側の切開を上行大動脈からST junction直前まで延長する（図1b）．この切開部と主肺動脈断端を7-0「PDS®」で吻合し，新大動脈再建を完成させる．

IVCのターニケットを締め，右心房を切開し，心房中隔欠損を作製する．この際，上大静脈（SVC）血はサクション脱血とする．心房切開部を閉鎖し，IVCのターニケットを外す．新大動脈および心腔内の脱気を行った後，腕頭動脈の「杉田チタンクリップ鉗子」を外す．ほかの大動脈分枝の「杉田チタンクリップ鉗子」と下行大動脈の鉗子も外す（図1c）．腕頭動脈からの送血を中止し，送血は下行大動脈の1本のみとする．末梢側の肺動脈断端を閉鎖する．腕頭動脈に吻合したグラフトの反対側断端を右肺動脈に吻合し，ブラロック・タウシグ（BT）変法（mBT）を完成させ，肺血流路（mBTシャント）を確保する（図1d）．なお，体外循環離脱中にはmBTシャントに「杉田チタンクリップ鉗子」を部分的にかけ，肺血流を調整し心機能の回復を待つようにしている．

当然ながら個々の症例で術後状態は異なるが，当院では基本として，ボスミン®（アドレナリン）$0.02 \sim 0.1\ \mu g/kg/min$，イノバン®（ドパミン塩酸塩）$5\ \mu g/kg/min$，体外循環中のコントミン®（クロルプロマジン塩酸塩）投与，一酸化窒素（NO）吸入 $10 \sim 20$ ppm，100％酸素投与と過換気の状態で体外循環から離脱していく．SpO_2 75％前後，収縮期血圧50 mmHg以上，心房圧10 mmHg未満で体外循環離脱可能である．体血管抵抗と肺血管抵抗を可能な限り低下させ，そのうえでそれに合わせた血流調整を行うことを基本としている（low resistance strategy）[4]．肺血流過多であればグラフトにヘモクリップを斜めにかけて血流を加減したり，グラフト中枢側吻合部の外膜を縫縮したりして肺血流減少を図る．肺血流不足であれば追加シャント（数日から1週間後にクリップし閉鎖することが多い）を要する場合もある．また，腹膜透析用チューブを挿入する．最近では術後心機能の良好な症例では一期的に胸骨閉鎖を行っている．

❸ Norwood 手術に関する知識

術中（特に体外循環離脱時），術後を含めて循環を安定させるためには，刻々と変化する中で適切な体肺血流のバランスを保つことが重要

である．このバランスを保つ方法として当院では low resistance strategy を実践している．すなわち，術中からできるだけ体，肺血管抵抗を下げ，それに合わせた血流調整を行う．術後も継続し，急激な体，肺血管抵抗の上昇を防止する．通常は徐々に肺血管抵抗が低下してくるので，それに合わせて F_IO_2 や吸入 NO 濃度を下げていくという一方向の管理を基本としてい る．

体外循環離脱後においても，肺血流不足による追加シャントや，新大動脈再建部での狭窄解除のため再度体外循環を開始しなければならないこともある．速やかに開始しなければ生命にかかわる病態であることも念頭に置いておく必要がある．

外科医 / 麻酔科医 / 臨床工学技士

Norwood 手術の麻酔法

1 当院で行っている麻酔法の実際

ここでは当院で行っている麻酔法について述べる．また，図 2 に麻酔管理の例を示す．

1-1 経口摂取・麻酔前投薬
①母乳を与えるのは手術室入室 3 時間前まで，ミルクは 4 時間前までとする[5]．
② Norwood 手術は新生児期に行われるので，基本的に前投薬は不要だが，心不全治療として術前に鎮静薬が投与されている場合は継続する．

1-2 術中管理
1）モニタリング
①麻酔導入前に装着する非侵襲的モニタ
  ・パルスオキシメータ
  ・胸壁聴診器
  ・カプノグラフ
  ・心電図
  ・自動血圧計
  ・脳内局所酸素飽和度モニタ（rSO$_2$）
②麻酔導入後に行うモニタ
  ・直接動脈圧：Norwood 手術では大動脈弓形成を行うため，左浅側頭動脈を第一選択とする
  ・中心静脈圧（CVP）：エコーガイド下に内頸静脈（もしくは左鎖骨下静脈，大腿静脈）穿刺を行う
  ・体温測定：食道温，直腸温，皮膚温

2）麻酔の導入と維持
Norwood 手術では心筋抑制作用が少ない麻薬主体の全身麻酔とする．フェンタニル®（フェンタニルクエン酸塩）1 ～ 2 μg/kg とマスキュレート®（ベクロニウム臭化物）0.1 ～ 0.2 mg/kg 静注で全身麻酔を導入する．術中に投与するフェンタニル® 総投与量は 30 ～ 40 μg/kg 程度である．吸気酸素濃度は通常 21% とするが，肺血流増多に伴う心不全の治療として窒素（N$_2$）吸入による低酸素療法が行われている場合は，術前の吸気酸素濃度を継続し，17 ～ 19% 程度で維持することが多い．心不全増悪を避けるため過換気とならないよう注意する．

3）体外循環中
フェンタニル® とマスキュレート® は，必要に応じて人工心肺回路内に追加投与する．体血管抵抗を低く保つためにコントミン® 1 ～ 3 mg/kg を投与する．コアテック®（オルプリノン塩酸塩水和物）を使用する場合もある（0.3 μg/kg/min 程度）．

4）体外循環離脱から手術終了まで
① mBT シャントあるいは右室肺動脈導管のクランプ解除によって肺血流が再開したら，100% 酸素，NO 10 ～ 20 ppm で換気を再開し，肺を十分に拡張させる．PaO$_2$ および PaCO$_2$ は，いずれも 35 ～ 45 mmHg を目標とする．
②強心薬としてイノバン® 5 ～ 10 μg/kg/min，

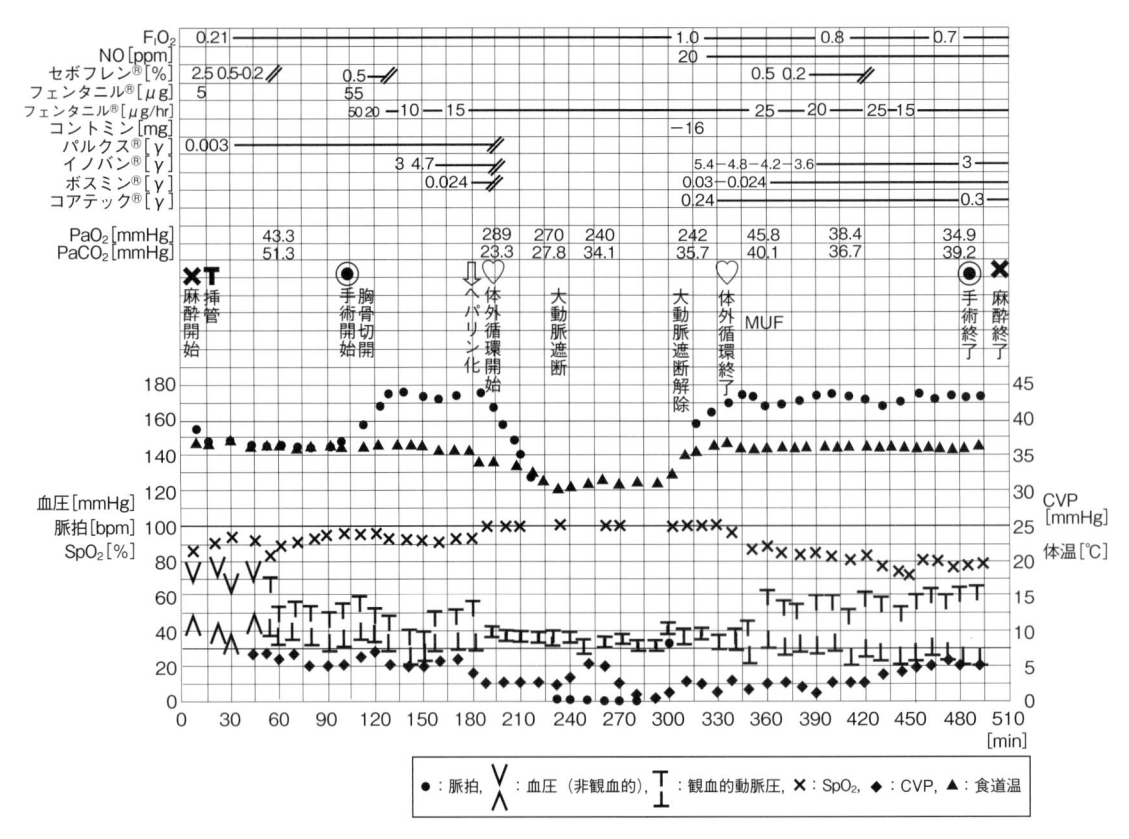

図2 左心低形成症候群症例に対する Norwood 手術・腹膜透析チューブ挿入の麻酔管理の例

日齢4，体重2776g，女児．パルクス®（アルプロスタジル）投与中．日齢1より肺血流増多による心不全のため利尿薬の投与が開始された．一期的に胸骨を閉鎖し，ICU に帰室．術後1日目に NO 投与中止，2日目に腹膜透析中止，3日目にフェンタニル®，マスキュレート®投与中止，6日目に抜管した．

ボスミン®0.02〜0.1 μg/kg/min を投与し，体血管拡張薬としてコアテック®0.1〜0.3 μg/kg/min を用いる．収縮期血圧は50〜60 mmHg を維持する．

③新鮮凍結血漿，濃厚血小板，濃厚赤血球（人工心肺回路から回収した洗浄赤血球）を，シリンジポンプを用いて容量負荷が過剰にならないように注意しながら輸血する．ヘマトクリット (Hct) 値45〜50％を目標とする．

④胸骨は閉鎖せず，ドレナージ用カニューレを短く切って作製したステントで胸骨にブリッジをかけて皮膚を閉鎖する．また，腹膜透析用チューブを挿入することが多い．手術終了後，胸腹部 X 線撮影を行い，異常がないことを確認した後，ICU へ搬送する．

5）二期的胸骨閉鎖まで

①ICU ではフェンタニル®2〜4 μg/kg/hr，マスキュレート®0.04〜0.08 mg/kg/hr，コントミン®2〜3 μg/kg/min の持続静注によって鎮静・不動化を図る．原則として手術当日は気管吸引は行わない．NO 吸入を継続して，PaO_2，$PaCO_2$ のいずれも35〜45 mmHg を目標に吸気酸素濃度と換気量を調節する．腹膜透析により，積極的に水分バランスがマイナスとなるように管理する[6]．

②胸骨開放症例では，Norwood 手術の3〜5日後に二期的胸骨閉鎖を行う．ICU で投与されているフェンタニル®およびマスキュレート®の持続静注を継続し，適宜増減する．胸骨閉鎖前後の循環動態の変化に注意する．一時的にカテコラミン（イノバン®，ボスミン®）の増量を要することが多い．

③二期的胸骨閉鎖術後は，翌日以降に心機能と循環動態を注意深く観察しながらフェンタニ

表1 肺血管抵抗のコントロール

肺血管抵抗上昇	肺血管抵抗減少
・低酸素（N_2吸入） ・低換気（高二酸化炭素血症） ・アシドーシス ・肺の過膨張，無気肺 ・交感神経刺激（疼痛，精神的興奮） ・高 Hct ・外科的肺動脈絞扼	・高濃度酸素吸入 ・低二酸化炭素血症 ・アルカローシス ・正常機能的残気量（FRC） ・交感神経刺激遮断（鎮痛，鎮静） ・低 Hct ・修正限外濾過（MUF） ・NO 吸入
・カテコラミン 　（イノバン®，ボスミン®）	・PDE Ⅲ阻害薬（コアテック®） ・ミリスロール®（ニトログリセリン），プロスタンディン®（アルプロスタジルアルファデクス）

ル®とマスキュレート®の投与を中止し，2〜3日かけて人工呼吸器から離脱を図る．

2 麻酔管理上必要な知識

左心低形成症候群では，僧帽弁閉鎖（または重度狭窄），大動脈弁閉鎖（または重度狭窄），痕跡的左室，上行大動脈の高度低形成がみられ，多くの場合は大動脈縮窄も合併する右室型単心室である．将来的に Fontan 手術を最終手術とする段階的治療が必要である．第一期手術である Norwood 手術時の問題点としては，以下の項目があげられる[7]．

① 体循環および冠動脈は PDA に依存し，肺動脈から動脈管を介して逆行性に灌流するため，血流が不安定である．
② 出生後の生理的変化である肺血管抵抗の低下に伴って肺体血流比が上昇し（肺血流増加，体血流量減少，体血圧低下），右心室に過剰な容量負荷がかかり，うっ血性心不全を呈する．
③ 右左短絡によりチアノーゼを呈する．

以上より，麻酔管理においては以下が重要となる．

1）体外循環開始までの管理のポイント
① PGE1 製剤を投与して PDA を維持する．
② 肺血管抵抗を高く維持する[8), 9)]（表1）．
③ 体血管抵抗を低く保つ．

2）体外循環離脱後の管理のポイント

肺血流が増加すれば循環不全を生じ，肺血流が低下すれば低酸素血症による心収縮力低下が生じるので，肺体循環のバランスを保つことが重要である．そのために，肺血管抵抗と体血管抵抗を可能な限り低下させた状態で手術を終了する（表1）．
① 酸素と NO 吸入
② 血管拡張薬投与（コアテック®，ミリスロール®，コントミン®）
③ フェンタニル®とマスキュレート®を用いた深鎮静

外科医　麻酔科医　**臨床工学技士**

Norwood 手術における体外循環法

1 人工心肺システムの基本構成

当院における人工心肺システムの基本構成を以下にまとめた．

① 人工心肺装置：「スタッカート人工心肺装置 SⅢ」「スタッカート人工心肺装置 S5」（ソーリン・グループ（株））を使用．
ローラポンプ7基使用．

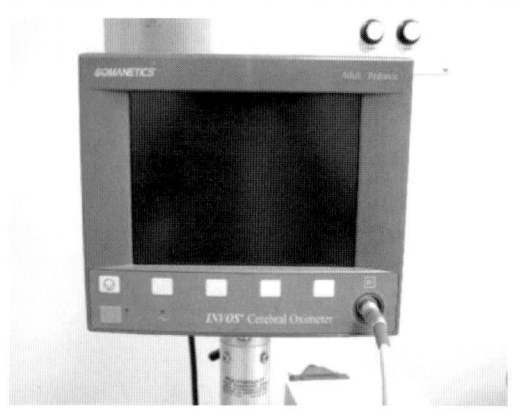

a)「INVOS™ 5100」（エドワーズライフサイエンス（株））　　b)「HD-800」（（株）Hadeco）

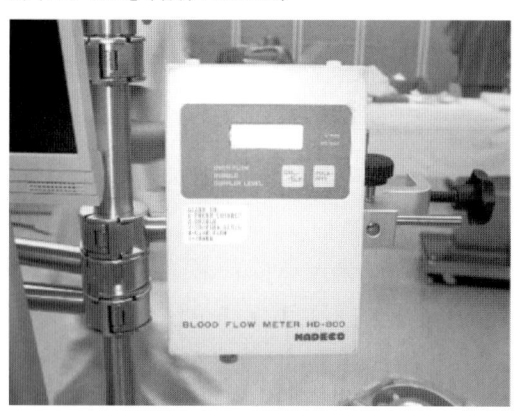

図3　無侵襲混合血酸素飽和度監視装置（a）と超音波流量計（b）

②血液ポンプ：ローラポンプ7基使用．
送血ポンプ径は85 mm（体重15 kgまで），150 mm（体重15 kg以上）の2種類から選択．
③人工肺：ハードシェル静脈リザーバ付き膜型人工肺を使用．
動脈フィルタ内蔵型ハードシェル静脈リザーバ付き膜型人工肺も併用．
④回路：SS，S，M，Lの4種類のサイズがある．患者体重，目標灌流量により選択．
⑤動脈フィルタ：37 μm，40 μmスクリーンフィルタを使用．
⑥限外濾過：膜面積 0.4 m²，1.0 m²の2種類の血液濃縮器を使用．
⑦体外循環用血液学的パラメータモニタ：「CDI®500システム」（テルモ（株））
⑧無侵襲混合血酸素飽和度監視装置：「INVOS™ 5100」（エドワーズライフサイエンス（株））（図3a）

2 標準的体外循環法

当院における標準的体外循環法をまとめた．
①定常流体外循環．
②α-statで管理．
③送血：上行大動脈送血．
④脱血：落差式脱血．落差は一定で，脱血ラインに装着したオクルーダで脱血量を調整する．
⑤灌流指数：体重4.0 kg未満では2.7〜3.0 L/min/m²，体重4.0〜15 kgでは2.7 L/min/m²，体重15 kg以上では2.5 L/min/m²を目標とする．側副血行路の発達した症例ではこの限りではなく，各パラメータを確認し，灌流量の増加を行う．
⑥灌流圧：新生児30〜40 mmHg，乳幼児40〜50 mmHg，学童＜60 mmHg．
⑦ガス・電解質：PaO_2 200〜250 mmHg，$PaCO_2$ 40〜45 mmHg，BE±2.0，K^+ 3.5〜4.0 mmol/L，Na^+ 135〜140 mmol/L，Ca^{2+} 1.2〜1.3 mmol/L．
⑧体温：直腸温をおもな指標とする．ほかに食道温，末梢（足背）温を測定する．目標は直腸温30.0〜34.0℃で管理する．ASD，VSD症例では直腸温34.0〜35.0℃としている．体外循環離脱時は直腸温36.0℃，末梢（足背）温33.0〜34.0℃以上を離脱の基準としている．直腸温は反応が遅れるため，復温時はこのことを考慮して温度設定に注意する．
⑨DUF・MUF：サブラッド®BS（濾過型人工腎臓用補液）を使用して，全症例に行っている．DUFは大動脈遮断解除後，partial perfusion（部分体外循環）となった時点より重点的に施行する．MUFはA-Vで体外循環離脱後，約10分間行う．DUF・MUFの施行量と時間は，症例の重症度，体外循環時間により増減する．

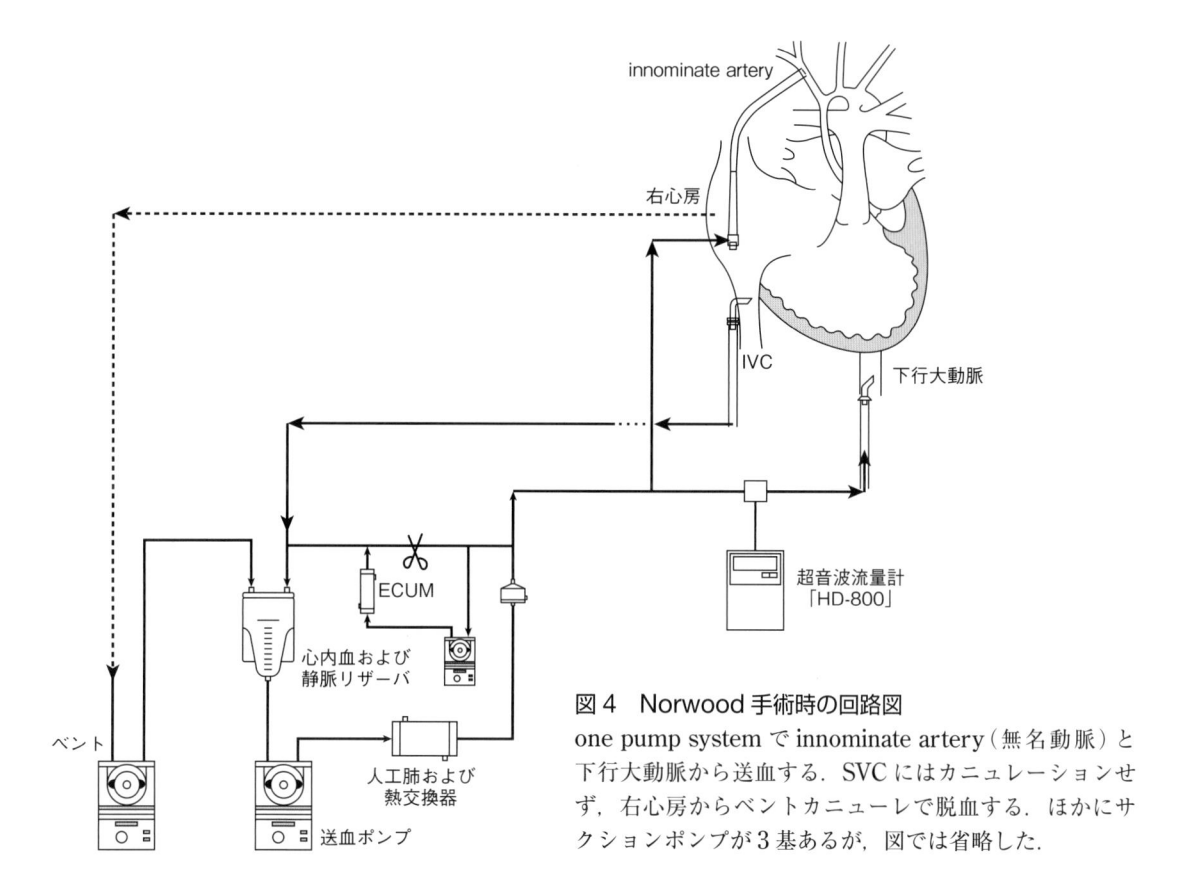

図4　Norwood 手術時の回路図
one pump system で innominate artery（無名動脈）と下行大動脈から送血する．SVC にはカニュレーションせず，右心房からベントカニューレで脱血する．ほかにサクションポンプが 3 基あるが，図では省略した．

⑩充填血洗浄：輸血充填時は X 線照射赤血球濃厚液-LR（RCC-LR）による高カリウムなどの電解質補正，血管作動性物質などの希釈，除去を目的にサブラッド®BS にて洗浄を行う．

③ Norwood 手術に対応した体外循環の方法と手順（図 4）

3-1　人工心肺システム

現在，当院で Norwood 手術および一期的姑息手術において PAB 術を施行後で Norwood ＋ BDG 手術を行う患児では，手術期の体重により福岡市立こども病院式 SS 回路（体重＜10 kg）を使用する．人工心肺システムは基本構成に準拠するが，当院では 1998 年より本症例のような大動脈弓部再建を必要とする場合（そのほか，IAA，CoA complex など）は，送血ラインを先端で Y 字状に分岐させ，1 台の送血ポンプで上肢・下肢の灌流を行う one pump system とする分離送血体外循環を導入した[3), 10), 11)]．

この方法により，大動脈弓再建時に DHCA を回避することにより，各重要臓器，神経系の保護，凝固系への影響を軽減させることが可能である[12), 13)]．各送血部位は，上半身は innominate artery（無名動脈）に縫着した 3.0 もしくは 3.5 mm のグラフトを介して，下半身は横隔膜直上の下行大動脈に直接カニュレーションを行い送血する．

しかし，患児が低体重で下行大動脈径が細く，カニュレーションが不可能な場合は，高度低体温下での下半身循環停止を行う場合もある．

また，脱血管については，当院では将来の BDG 手術を考慮し，最近では SVC にはカニュレーションしないことが多く，右心房にベントカニューレを挿入して，SVC 還流血と心内血の脱血を行う場合が多い．

3-2　体外循環法

1）体外循環システム準備

回路組み立て後，献血アルブミン 25％静注，サブラッド®BS，ノボ・ヘパリン® で回路を充

填する．晶質液充填後にRCC-LRを補充しつつ，pH，電解質の補正および血管作動性物質の除去などを目的として，ECUM回路を使用して血液洗浄を行う．血液洗浄終了後，マンニゲン®注20％（D-マンニトール），抗生物質を添加する．充填が終了した時点でHct，電解質などの確認を行う．

2) 体外循環開始前

胸骨正中切開後，大動脈，大動脈弓部3分枝，肺動脈などの剥離後，innominate arteryに3.0もしくは3.5 mmのグラフトが縫着される．次に横隔膜直上の胸膜を切開して胸部下行大動脈を露出させる．下行大動脈とIVCにタバコ縫合が行われると同時に，麻酔科医が末梢静脈ラインよりノボ・ヘパリン®を投与する．ノボ・ヘパリン®投与後，ACTが200秒以上となっていることを確認し，サクションポンプを作動させる．体外循環中のACTは400秒以上で管理する．

カニュレーションはinnominate artryより行う．このとき，確実な送血カニュレーションがなされたことを確認するため，回路内圧を確認して患者動脈圧と同値もしくは近似値を示していることを確認する．次に下行大動脈へのカニュレーションとなるが，出血による低血圧に注意し，血圧低下時は適宜送血を行う．

その後，IVCに脱血管を挿入するが，このときも出血に注意し，低血圧時には送血を行う．

3) 体外循環開始

術者からの指示により，体外循環が開始となり，酸素の初期設定は$\dot{V}_A/\dot{Q} = 0.5 \sim 0.6$，$F_IO_2 = 0.5$とする．急激な血行動態の変化をきたさないように，脱血優位な状態として体外循環を開始し，回路内圧，CVPを確認しながら（脱血優位を保ちながら）送血量を増加させていく．同時に，上・下肢の流量比率の確認を行う．上・下肢の流量比率に異常がある場合は直ちに術者に報告し，異常が是正されるまでは送血量を増加させない．術者によりカニューレの位置（向き・角度など）の変更が行われるため，流量比の確認を行い，そのつど報告する．流量比が是正されたら，目標灌流量とし，術者に灌流量，回路内圧を報告する[14]．

患児の状態により，SCPとIVC脱血で体外循環を開始し，心臓を虚脱させてから下行大動脈にカニュレーションを行う場合もある．この場合，灌流量を50 mL/min/kg前後にとどめておき，上・下肢送血となった時点で目標灌流量とする．流量比率の調整などは前述した通りである．

4) 体外循環開始時のポイント

小児，特に新生児は送脱血量の平衡性が重要であり，脱血不良となると心筋の過伸展，腹部臓器のうっ血などが危惧される．このような状態が生じた場合は，速やかに術者に報告し是正する．また，Norwood手術時に限ったことではないが，脱血優位とした体外循環を心がける．

PDAなどのA-V短絡の存在は術前に必ず把握する必要がある．PDA（A-V短絡など）結紮時には圧力負荷を軽減させるため，灌流量を50 mL/min/kg以下まで低下させる．結紮後，上・下肢流量比率，回路内圧，灌流圧などに異常がないことを確認しつつ，徐々に目標灌流量に復帰させる．

5) 部分体外循環～完全体外循環

目標灌流量となった時点で緩徐に冷却を始め，直腸温33.0℃前後を目標とする．大動脈弁閉鎖の場合は，心拍動を維持した状態で右心房を切開し，心房中隔欠損孔の拡大を行う．大動脈弁狭窄で左心室から上行大動脈への交通がある場合は，この操作は心停止下に行われる．心房中隔欠損孔拡大後，右心房を縫合し，そこにベントカニューレを挿入し，このベントカニューレにてSVCの還流血をポンプ脱血する．このときCVPに注意し，過度にサクションしないように注意する．

次に，腕頭動脈と左総頸動脈との分岐部，左総頸動脈と左鎖骨下動脈，下行大動脈を遮断し，分離送血体外循環となる．動脈管を切断，主肺動脈を左右肺動脈分岐部手前にて切断する．この時点で完全体外循環となる．左右肺動脈分岐部の主肺動脈切断端を形成する．この時まで

心拍動を維持した状態で行うが，心停止に向け直腸温を31.0℃前後を目標に緩徐に冷却する．

6) 大動脈遮断

術者の合図にて灌流量を50 mL/min/kgまで低下させる．腕頭動脈と左総頸動脈の分岐部の遮断をいったん解除し，腕頭動脈を遮断する．大動脈弓部切開部より，当院式ルートカテーテルを挿入し，心筋保護液を注入して心停止とする．心停止中は直腸温31℃前後を維持し，灌流量も新生児期に行われるほかの先天性心疾患手術と同様にハイフローを維持している．これは，分離送血体外循環によりDHCAが回避できたことによるものである．心筋保護液を原則として20分ごとに注入する．心筋保護液はcrystalloid cardioplegiaで，注入量は初回15 mL/kg，2回目以降は10 mL/kgを投与する．

7) 体外循環維持

灌流圧の上昇に対しては，血管拡張薬（コントミン®もしくはミリスロール®）を投与して管理する．コントミン®は末梢循環の維持，改善にも有効とされている．上・下肢の温度較差，晶質浸透圧，膠質浸透圧の管理に注意する．Norwood手術に限ったことではないが，膠質浸透圧の管理は，新生児期の手術時や肺の状態が体外循環からの離脱，周術期管理に影響を及ぼすような症例では特に注意する必要がある．

8) 大動脈遮断解除

大動脈，大動脈弓再建後に大動脈遮断解除となる．新大動脈・心腔内のエア除去後，遮断解除となり，冠動脈灌流が再開となる．

遮断解除となる場合は，吻合部に対しての急激な圧力負荷を避けるため，灌流量を50 mL/min/kg以下まで低下させる．遮断解除後はゆっくりと灌流量を増加させる．特に冠動脈への血流再開はre-perfusion injury防止のため，1分程度の時間をかけつつ灌流量を増加させ，Ca^{2+}の補正も大動脈遮断解除後，5分経過後より2分程度の時間をかけてカルチコール®（グルコン酸カルシウム水和物）を投与する．

復温時の灌流温も，大動脈再建の進行状況を把握し，緩徐に上昇させつつ全身の温度較差が少ないように行う．

9) 体外循環離脱

大動脈遮断解除後，心拍動が再開して，心拍数・調律に異常がなく，吻合部の止血が確認できれば，innominate arteryからの送血を停止（術野で遮断）し，下行大動脈からの1本送血となる．innominate arteryに縫着したグラフトから送血管を抜去し，そのグラフトを肺動脈に吻合し，mBTシャントとする．

この間に，体外循環離脱のため以下の条件を整える．

① Hct：45％以上
② 体温：直腸温36.0℃，末梢温34.0℃以上
③ 電解質：K^+ 3.5～4.0 mmol/L，Na^+ 135～140 mmol/L，Ca^{2+} 1.2～1.3 mmol/L，BE ± 2.0

mBTシャント吻合中はnon-working beating heartで補助する．吻合後，術者の合図で徐々に心臓に容量負荷を行い，動脈圧，CVP，SpO_2を確認しながら自己心拍出量を増加させる．この時点でpartial perfusionとなるが，肺血管抵抗軽減のためのNOの吸入開始の確認を麻酔科医に行う．また，Norwood手術後も肺・体循環は並列循環であるため，過剰な容量負荷は絶対に避けなければならない．

次に，体外循環灌流量を減少させ，自己心肺による循環・呼吸の比率を増加させるが，術者によりmBTシャント流量の調整が行われるため，体外循環の酸素流量，F_IO_2の条件設定を低下させ，患児（患者）自身の心肺機能による状態を反映させることも重要である．

灌流量を30 mL/min/kgまで減少させ，動脈圧，CVP，SpO_2，温度を確認し，血行動態が安定状態であれば，体外循環から離脱となる．

4 Norwood手術に対応した体外循環管理のポイント[3), 10), 11), 14)]

前述したone pump systemのため上・下半身の灌流分布の把握が重要である．測定方法として当院では，術野にて下半身送血側に超音波流量計（図3b）を設置して流量を常時測定（Lf）し，Y字分岐前の流量（Tf）との差を上半身の

流量 (Uf) として，上下流量比が 1 : 1 となるように調整する (Tf = Uf + Lf, Uf : Lf = 1 : 1)．また，上記と同時に各送血圧も確認する．

血行動態は体循環と肺循環が並列となっているため，肺体血流比が重要となる．そのため体外循環管理は，過剰な容量負荷は絶対に避け，末梢循環を良好な状態に保ち（体血管抵抗の軽減），肺保護のため，膠質浸透圧の維持，DUF によるサイトカインの除去を施行する．また，酸素運搬能を向上させるため，Hct 45 ～ 50% で体外循環から離脱する．

■文献
1) 原田順和：左心低形成症候群，臨床発達心臓病学 改訂第 3 版，高尾篤良，門間和夫，中澤　誠ほか（編），p482-489, 中外医学社, 2001
2) Freedom RM, Mawson JB, Yoo S, et al: Aortic atresia and variants, Congenital heart disease, p735-742, Futura publishing company, 1997
3) Imoto Y, Kado H, Shiokawa Y, et al: Norwood procedure without circulatory arrest, Ann Thorac Surg 68(2): 559-561, 1999
4) Nakano T, Kado H, Shiokawa Y, et al: The low resistance strategy for perioperative management of the Norwood procedure, Ann Thorac Surg 77(3): 908-912, 2004
5) 自見宣郎：術前準備，評価のポイント，よくわかるこどもの麻酔，福岡市立こども病院・感染症センター（編），p44-53, 永井書店, 2005
6) 水野圭一郎：心臓外科の麻酔，よくわかるこどもの麻酔，福岡市立こども病院・感染症センター（編），p89-107, 永井書店, 2005
7) 中野俊秀，角　秀秋：HLHS の治療戦略，Circulation Up-to-Date 3(1): 83-87, 2008
8) 新見能成（監訳）：先天性心疾患患者の麻酔管理，心臓手術の麻酔，p407-473, メディカル・サイエンス・インターナショナル，2004, ［原著］Hensley Jr. FA, Martin DE, Gravlee GP, et al: A Practical Approach to Cardiac Anesthesia, 3rd Edition, Lippincott Williams & Wilkins, 2002
9) Holzman RS, Mancuso TJ, Polaner DM: The cardiovascular system, Practical Approach to Pediatric Anesthesia, p306-374, Lippincott Williams & Wilkins, 2008
10) 井本　浩，角　秀秋，安井久喬ほか：胸骨正中切開より横隔膜直上にて下行大動脈送血を行った大動脈弓離断症一期的根治術の 1 例，胸部外科 52(5): 372-374, 1999
11) 井本　浩，角　秀秋，塩川祐一ほか：大動脈縮窄・離断複合に対する無名動脈および下行大動脈送血による一期的根治術，日小児循環器会誌 16(2): 142-147, 2000
12) Baumgartner WA, Silverberg GD, Ream AK, et al: Reappraisal of cardiopulmonary bypass with deep hypothermia and circulatory arrest for complex neurosurgical operations, Surgery 94(2): 242-249, 1983
13) Valeri CR, Feingold H, Cassidy G, et al: Hypothermia-induced reversible platelet dysfunction, Ann Surg 205(2): 175-181, 1987
14) 吉川貴則：左心低形成症候群に対する分離送血体外循環，体外循環技術 33(4): 470-473, 2006

■外科医
九州厚生年金病院心臓血管外科
（元・福岡市立こども病院・感染症センター心臓血管外科）
小田晋一郎 ODA, Shinichiro

■麻酔科医
福岡市立こども病院・感染症センター
麻酔科
住吉理絵子 SUMIYOSHI, Rieko

■臨床工学技士
福岡市立こども病院・感染症センター
臨床工学部
吉川貴則 YOSHIKAWA, Takanori

本テーマの「術式」「麻酔法」「体外循環法」は，月刊誌『Clinical Engineering』での連載当時（2011 年 10 月号）の方法である．

[第Ⅲ章 小児の症例]

Ⅲ-8 単心室治療におけるFontan手術（TCPC）と体外循環法
－地方独立行政法人静岡県立病院機構 静岡県立こども病院－

> 単心室治療とは，肺へ血流を送る心室を確保できない病態に対する総合的治療体系であるが，心室によるポンプ機能に依存せずに体静脈圧だけでスムーズに受け入れられる肺循環路の作製・維持のためには，初回姑息術時からの継続的な配慮が必要になる．

外科医 | 麻酔科医 | 臨床工学技士

単心室治療におけるFontan手術（TCPC）の術式

❶ 対象となる疾患の解剖・病態生理

単心室治療とは，全身へ血流を送る体心室とは別に，肺へ血流を送る心室を確保できない病態に対する治療体系である．選択される肺血流路は病態によって異なるが，大きな概念としては，

① 初回姑息術（心室－肺動脈導管を含む体肺動脈短絡術や肺動脈絞扼術）：肺血流源は人工血管や主肺動脈で，心室容量負荷とチアノーゼが存在する

② 両方向性Glenn手術：肺血流源は中心肺動脈に吻合された上大静脈（SVC）で，容量負荷が改善され，チアノーゼが残る

を経て，最終的に，

③ Fontan手術（完全右心バイパス，TCPC）：さらに中心肺動脈に人工血管で下大静脈（IVC）血が追加され，チアノーゼも改善する

を目指す．

対象となる疾患の例として，
① 左心低形成症候群およびその類縁疾患
② 解剖学的単心室
③ 機能的単心室：三尖弁閉鎖症，左右心室が不均衡な房室中隔欠損症，遠位部心室中隔欠損を伴う（心内修復の困難な）両大血管右室起始症，多発性筋性部心室中隔欠損症，エブスタイン奇形や純型肺動脈閉鎖などの右室・三尖弁異形成，心房内臓錯位（無脾症や多脾症），房室交叉

などがあげられる．

いずれにしても，心室によるポンプ機能に依存しない肺血流を，体静脈圧だけでスムーズに受け入れられる肺循環路（肺動脈・肺毛細血管症・肺静脈）の作製・維持が必要になる．その構成要素としては，
① 狭窄のない中心肺動脈
② 体静脈－心房間短絡の抑制
③ 低い肺血管抵抗と体肺動脈側副血管の抑制
④ 末梢肺動脈を損傷しない十分な肺区域の維持
⑤ 障害のない肺静脈還流
⑥ 良好な房室弁・心室機能による低い心房圧
などがあげられる．

❷ 当院での術式

こうした良好な条件を達成するためには，初回姑息術からの継続的な配慮が必要になる．各治療段階における術式の概要を，当院独自の工夫を中心にあげる．

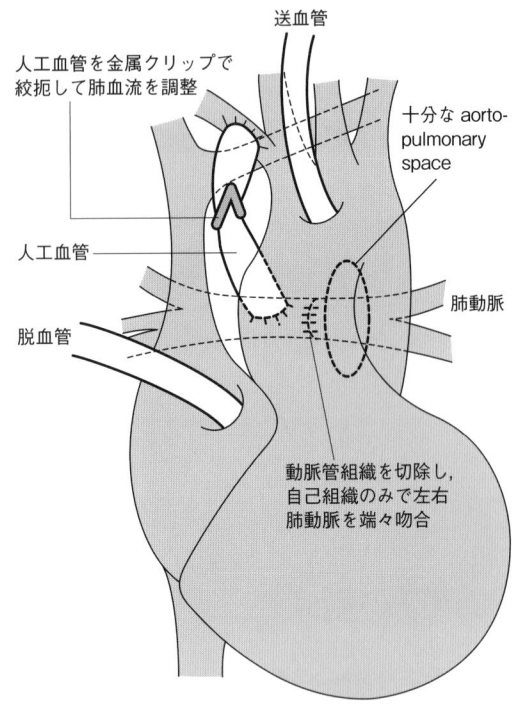

図1 初回姑息術（体肺動脈短絡術）

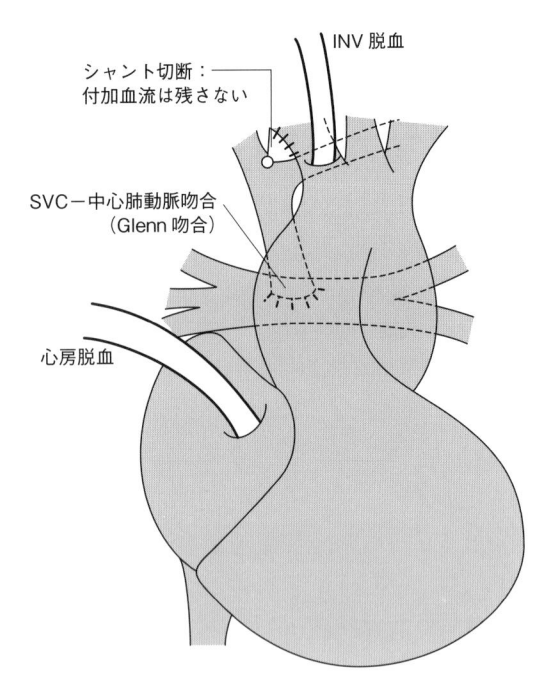

図2 Glenn手術

2-1 初回姑息術（体肺動脈短絡術症例を中心に）（図1）

胸骨正中切開，心房脱血・上行大動脈送血による体外循環・心拍動下に，動脈管組織を完全に切除したうえで，補填物を用いずに，自己組織のみによる左右肺動脈端々吻合を行い，狭窄のない中心肺動脈を作製する[1]．患者の体重・疾患に応じたサイズの人工血管を選択して，鎖骨下動脈（疾患によって異なる）から中心肺動脈へのシャントを作製する（central strategy）．末梢肺動脈（おもに左右上葉枝）の損傷による肺区域の喪失を避けるため，側方開胸によるシャントは行わない．過大な容量負荷によるその後の房室弁機能・心室機能低下を回避するため，人工血管径を金属クリップによる絞扼で調節し，その後，患者の成長による相対的な肺血流の低下に合わせてバルーン・カテーテルなどで再調節する（過大でない適正かつ調節可能な肺血流：pulmonary blood flow adjustment）．

そのほかの要点として，必要時には大きな大動脈弓の作製を心がける．なお，Norwood手術を含む上行大動脈・大動脈弓作製や，ダムス・ケイ・スタンセル（DKS）手術を行う場合は，その後の肺動脈の成長を阻害せず，かつ，Glenn吻合やTCPC吻合を妨げない大きな空間（aorto-pulmonary space）を作製する．太い動脈管は可及的に切除する．

2-2 Glenn手術（肺動脈絞扼術症例も含めて）（図2）

SVC・IVCの圧モニタリング下に，再開胸．SVCおよび心房脱血・上行大動脈送血による体外循環・心拍動下に，SVC－中心肺動脈吻合（Glenn吻合）を行う．SVC狭窄を生じないように，積極的に無名静脈（INV）脱血を選択する．Glenn吻合部は，必要ならePTFEパッチで拡大し，後のTCPC吻合に備える．前述のように，心室容量負荷軽減と円滑な中心肺動脈作製のため，原則として人工血管・主肺動脈は結紮・離断し，付加的肺血流は残さない．例外として，たとえば両側SVC例で両側Glenn吻合の間に中心肺動脈の左右非連続を生じる懸念がある場合などには，開存維持のために付加血流を利用する場合もある．

この間，最終Fontan手術までに，必要に応

じて，
① 房室弁形成：低い心房圧の維持
② 体肺動脈側副血管の処理：意図的に抑制された肺血流により生じた側副血管に対して，カテーテルによるコイル塞栓や，外科的結紮（鎖骨下動脈クリーニング：鎖骨下切開により，鎖骨下・腋窩動脈領域の側副血管の結紮処理）を行う

などの介入を積極的に追加する．

さらに，やむを得ず一側肺に肺高血圧を生じてしまった場合には（肺動脈狭窄による順行性血流の低下に伴う側副血管の増生など），中心肺動脈内にePTFEパッチで隔壁を作製，対側（健側）肺にはGlenn血流のみを誘導し，患側の逆方向生血流から保護する（IPAS）．患側には体肺動脈短絡術を施し，順行性血流を引き続き促す効果も期待する．

2-3　Fontan手術（図3）

再開胸，SVCおよびIVC脱血による体外循環・心拍動下に，IVCを心房から離断，心房断端は閉鎖，IVCにePTFE人工血管を吻合し，中心肺動脈に吻合する．原則として，心外導管を使用する．導管が上行する際に，同側の肺静脈に干渉して肺静脈狭窄を生じないように，Glenn吻合部の広い空間にやや腹側から合流するような通路を作製する．例外として，SVCとIVCと心尖がすべて同側に位置する場合には，心房内導管を選択する．

❸ 術式に関する知識

3-1　初回姑息術

新生児開心姑息術後は，高度の心機能低下に加えて，肺血管抵抗の変化による容量負荷の変動から，容易に急性循環不全をきたす．容量負荷が不十分であると，肺循環に血液が奪われて体循環は虚脱してしまうが，容量負荷が過大でも心室は代償不全をきたしてしまう．容量負荷，

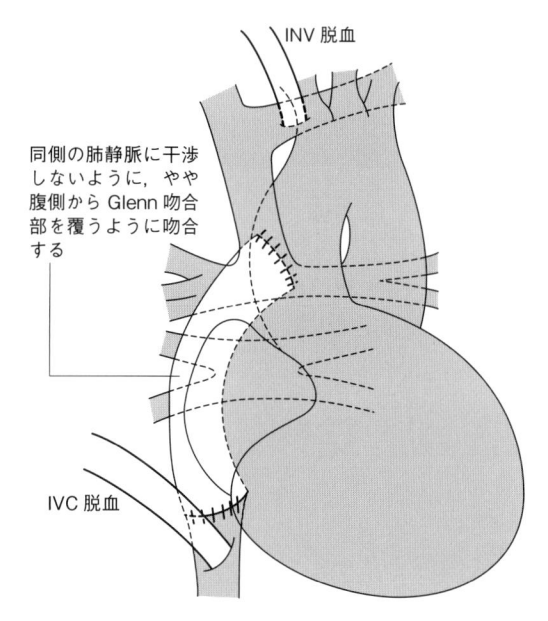

図3　Fontan手術（心外導管）

強心効果と，低い後負荷のバランスが肝要である．酸素運搬能や肺血管抵抗を考慮し，体外循環離脱時のヘマトクリット（Hct）値の目標は40％以上とする．浮腫を含めた心室拡張能低下への対応と同時に，迅速な補助循環導入を考慮して二期的閉胸を選択する症例もある．

3-2　Glenn手術

肺血管抵抗にかかわらずIVC血は心室に流入するため，比較的安全域は広い．心室機能を反映する心房圧は5 mmHg前後（左室型単心室では低く，右室型では高くなる傾向はあるが，常ではない），肺血管抵抗を反映するSVC圧は10〜15 mmHg程度が指標となる．

3-3　Fontan手術

心室の前負荷は肺血管抵抗の影響を非常に強く受ける．中心静脈圧10〜15 mmHg程度を指標とする十分な容量負荷と，適切な呼吸管理による低い肺血管抵抗の維持を要する．容量負荷を維持するため，安易な血管拡張は行わない．

外科医 | 麻酔科医 | 臨床工学技士

単心室治療 – Fontan 手術（TCPC）– における麻酔

１ はじめに

Fontan 手術の麻酔管理においては，換気条件や麻酔薬が肺血管抵抗へ及ぼす影響を理解し，適正な肺循環を維持することが重要となる．また，臨床工学技士との連携として，体外循環離脱時の末梢血管抵抗と循環血液量は，特にその後の麻酔管理に影響を及ぼす．

２ 麻酔法の実際

ここでは，当院の Fontan 手術における麻酔法について述べる．また麻酔管理の例を図4に示す．

2-1 前投薬と麻酔導入

当院における本手術の対象年齢は1歳前後から2歳が過半数であり，術前鎮静は積極的に行っている．前投薬にはドルミカム®（ミダゾラム）0.5～0.7 mg/kg（最大10 mg）の注腸投与を用いる．多くの場合，静脈ラインの確保なしで手術室入室となり，吸入麻酔薬（セボフレン®（セボフルラン））による通常の緩徐導入を行うことができる．入眠後，静脈ラインが確保された時点でフェンタニル®（フェンタニルクエン酸塩）と筋弛緩薬マスキュラックス®（ベクロニ

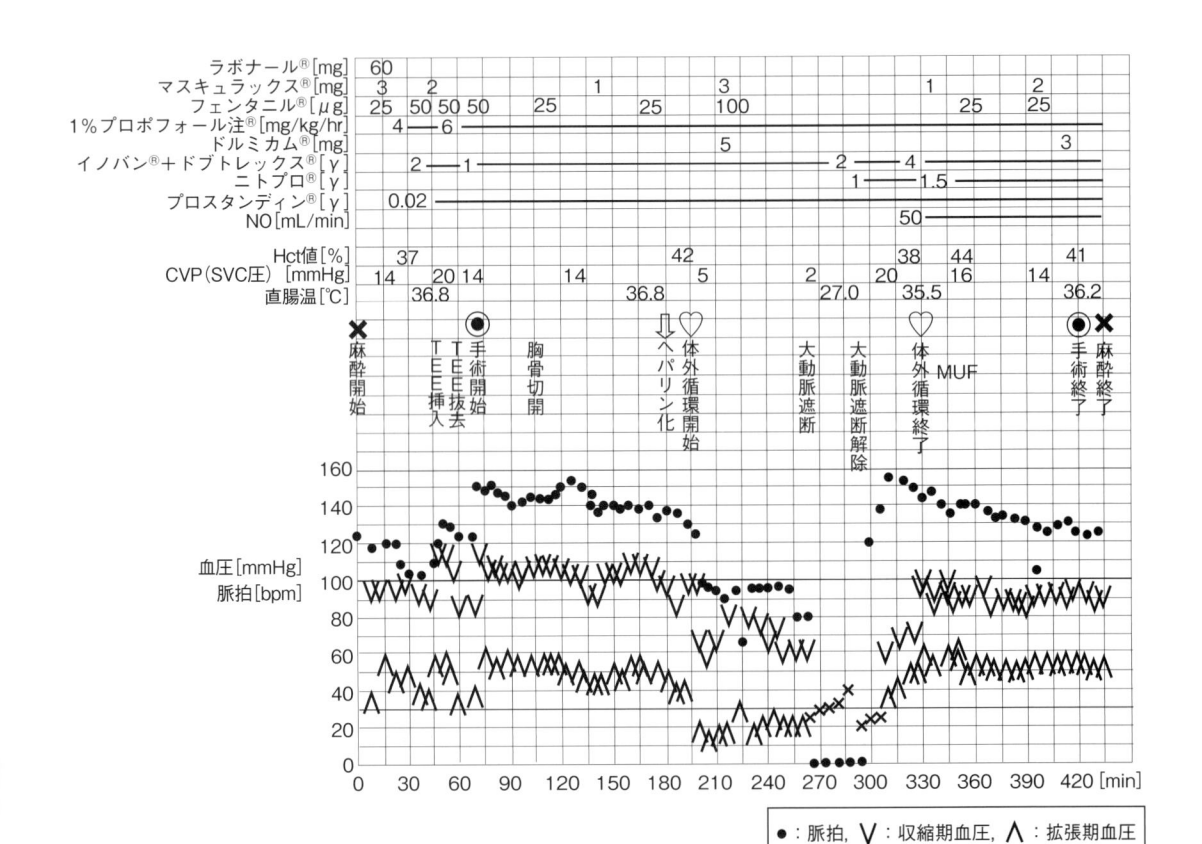

図4 Fontan 手術の麻酔管理の例（心停止あり）
3歳，体重12.1 kg，男児，無脾症候群，肺動脈閉鎖症の患児．日齢3日に初回姑息術，日齢5にGlenn 手術施行．軽度の肺静脈狭窄があり，経食道心エコー（TEE）挿入により中心静脈圧（CVP）上昇したため，評価後，速やかに抜去した．

ウム臭化物）を投与する．息こらえや喉頭痙攣といった麻酔導入時の気道有害イベントは，低酸素血症を容易に増悪させるため注意する．術前に静脈ラインの確保があれば，ラボナール®（チオペンタールナトリウム）または1％プロポフォール®注（プロポフォール），フェンタニル®，マスキュラックス®による急速導入を行う．

チアノーゼ心疾患に伴う多血に加え，利尿薬の常用や術前の絶飲食により手術室入室時には脱水傾向にあるため，麻酔導入時の血圧低下に対してはボーラス投与による輸液負荷が有効である（導入前にアルブミン製剤20 mLを投与しておくのもよい）．輸液はリンゲル液を20 mL/kg/hrから開始している．気管挿管は，固定性や経食道心エコー操作を考慮し，経鼻挿管を原則としている．

2-2 ラインとモニタ

末梢静脈ラインは計3本を確保し，それぞれ①輸液と麻酔薬，②輸血，③血管拡張薬ニトプロ®（ニトロプルシドナトリウム水和物）の投与に用いている．中心静脈カテーテルはたいていの場合，右内頸静脈に留置する．17 G×8 cmダブルルーメン「SMACプラス®」（現・日本コヴィディエン（株），日本シャーウッド（株））を採用しており，循環作動薬ルートとSVC圧モニタリングに使用する．Glenn吻合に配慮したガイドワイヤ，ダイレータの操作が必要であり，カテーテルの深さは身長の7％を目安に決めている．両側SVC症例では，反対側の外頸静脈圧もモニタする場合がある．動脈ラインは橈骨動脈を第1選択とし，BTシャント術後症例ではシャントの対側あるいは下肢にとる．

経食道心エコーは，術中の心機能評価はもとより，Fontan手術に直接関係する房室弁逆流やconduit吻合部狭窄，流出路や肺静脈の狭窄の発見，評価に有用である．特に肺静脈狭窄合併症例などでは循環変動の原因となるため，挿入の際には気道内圧や中心静脈圧などの循環モニタの変化に注意を払う．また，手術操作の妨げになる場合には，前評価を行った後にプローブを引き抜いておく．当院では，麻酔導入後と体外循環離脱後に小児循環器科医による詳細な術中評価を行い，手術に役立てている．

2-3 麻酔維持

麻酔維持薬剤には，1％プロポフォール®注，フェンタニル®，マスキュラックス®を主体に，セボフレン®やドルミカム®を適宜使用している．術後早期の抜管を考慮し，フェンタニル®の総投与量は30 μg/kg程度にとどめ，体外循環離脱後の筋弛緩薬も最小限とする．ほかの標準的薬剤としては，イノバン®（ドパミン塩酸塩）・ドブトレックス®（ドブタミン塩酸塩）（1:1混合，2〜4γ），プロスタンディン®（アルプロスタジルアルファデクス）（0.02〜0.05γ）を使用している．開心術の既往により，手術開始から体外循環確立までに少なからず出血を伴うが，丁寧な剥離，止血操作により体外循環開始前に輸血を必要とすることはそれほど多くない．

2-4 体外循環離脱後

1）人工呼吸器管理

肺血管抵抗をできる限り低く保ち，十分な肺血流を維持する人工呼吸器管理が要求される．Fontan手術後の肺血流はSVC・IVCから肺動脈へという低圧系の受動的な流れとなるため，陽圧による人工呼吸は肺血流を制限する．人工呼吸器設定は，呼気時間を長めにとり（IE比1:2〜3），PEEPは4 cmH$_2$O以下，軽度過換気，純酸素で再開している．また，換気再開前には，丁寧な気管吸引と肺の加圧によるリクルートメントを必ず行う．このような無気肺を作らない気道のケアは，術中から術後管理まで非常に重要となる．薬剤を用いて肺血管抵抗を下げる必要がある場合には，一酸化窒素（NO）を術中より使用している．前述の理由からFontan循環にとっては自発呼吸のほうが有利なため，循環動態が不安定な症例を除き，術後は比較的早期に人工呼吸器からの離脱，抜管を目指す．

2）輸液・輸血管理

肺に血液を流すためには，肺血管抵抗に打ち勝つ中心静脈圧（CVP）が必要となる．体外循環離脱直後はCVP 13〜15 mmHg程度で循

環が成立する場合が多いが，当院ではより低圧での管理が可能な症例もあり，個々の術前状態と手術内容からおおよその見当を付けている．Fontan手術後には静脈圧の上昇に伴う全身の浮腫，胸水，腹水が生じるため，十分な容量負荷が必須となる．離脱後は血液製剤を中心とした容量負荷を行い，血管拡張薬（ニトプロ®）を使いながら，循環血液量と末梢血管抵抗とのバランスを図っていく．当院ではHct値は術前値も参考にしながら，40～45％にコントロールしている．

3）心拍数

Fontan循環では特に，頻拍や不整脈は心拍出量を減少させる．頻拍の原因となる高体温や不必要なカテコラミンの使用を避け，電解質にも注意を払う．洞調律が維持できない場合にはペースメーカを使用する．当院では無脾および多脾症候群症例も比較的多く，不整脈への注意が必要である．

③ 臨床工学技士との連携

循環血液量と末梢血管抵抗とのバランス管理の主導権は，体外循環中は臨床工学技士，離脱後は麻酔科医へと引き継がれる．心停止を要する場合と心拍動を維持する場合で体外循環中の体温管理は異なるうえ，各施設での復温に関するポリシーにも多少差があると思われるが，特にFontan手術後は十分な容量負荷が必要となるため，どの程度の末梢血管抵抗で体外循環から離脱するかは麻酔科医にとって重要である．前述の麻酔管理からもわかる通り，体外循環離脱前のHctや電解質の適切なコントロールもその後の管理の大きな助けとなる．

Fontan手術の適応拡大により，麻酔科医にはさまざまな治療背景をもつ症例の周術期管理が要求されるようになったが，段階的な治療計画に基づく術前管理，手術術式の改良や体外循環技術の進歩により，安定した術中麻酔管理ができる症例が多くなっている．

外科医　　麻酔科医　　**臨床工学技士**

単心室治療 − Fontan手術（TCPC）− における体外循環

① 当院における標準的体外循環法

1-1 体外循環システム構成（図5，表1）

体外循環システムは，基本的に体重に応じて送血ポンプのみを変更した1種類で行っている．人工心肺装置は，「スタッカート人工心肺装置S5」（ソーリン・グループ（株））3基ベースで，ポンプスペーサを使用し，ポンプヘッド位置を10 cm上げている．送血ポンプのみ分離ポンプを使用し，ダブルポンプ（直径85 mm）とシングルポンプ（直径150 mm）を体重別に変更している．左心ベント，大動脈ルートベントをダブルポンプでそれぞれ1基ずつ，サクションはシングルポンプ2基を使用している．また，血液濃縮器用ポンプは「JMSマルチフローポンプ MF-01」（（株）ジェイ・エム・エス），心筋保護液供給装置は「メラ心筋保護液供給システム HCP-5000」（泉工医科工業（株））を使用している．

1-2 充填液

体重4 kg以上の症例では無輸血充填で開始する．ビカーボン®（重炭酸リンゲル液）をベースに20％マンニットール®（D-マンニトール）2.5 mL/kg，ヘパリンナトリウム注N（ヘパリンナトリウム）1 mg/kg，25％アルブミンはSS，S回路では60 mL，M，L回路では110 mL，体重12 kg以上のASD，VSD症例ではアルブミンの代わりにサヴィオゾール®輸液（低分子デキストラン加乳酸リンゲル液）10 mL/kg，抗生物質で充填し，体重4 kg以下の症例では，RCC-LR血2単位を充填，サブラッド®BSG（濾過型人工腎臓用補液）2Lにて洗浄す

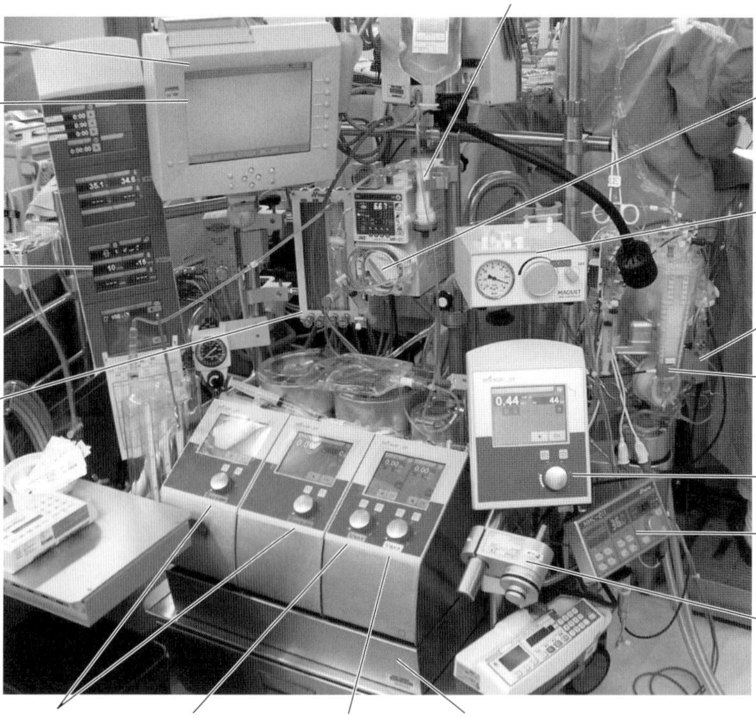

図5 体外循環システム

表1 体重別回路構成

体重 [kg]	～4	4～8	8～10	10～15	15～20	20～45	45～
回路	SS	S				M	L
コーティング	ヘパリンコーティング			ヘパリンコーティング		Xコーティング®	Xコーティング®
送脱血回路	3/16インチ，3/16インチ			1/4インチ，1/4インチ		8 mm，8 mm	10 mm，10 mm
人工肺	「キャピオックス®RX05RW」*1，「キャピオックス®FX05RW」*1			「オキシア IC06」*2，「メラ HPO 06 H-C」*3	「キャピオックス®RX15RW」*1，「キャピオックス®FX15RW」*1		「キャピオックス®RX25RW」*1
静脈リザーバ				「キャピオックス®RR10」*1			
動脈フィルタ	「フィルティア®FT-15」*2					「キャピオックス®AF125」*1	
血液濃縮器	「アクアストリーム®AS-04」*2					「アクアストリーム®AS-11」*2	
ポンプヘッド	ダブルヘッド			シングルヘッド			
ポンプヘッドチューブ	1/4インチ	1/4インチ，8 mm	8 mm	1/4インチ，8 mm	8 mm	8 mm，10 mm	10 mm，12 mm
充填量 [mL]	280（充填血洗浄）	230		250	450	700	1000

＊1：テルモ（株），＊2：（株）ジェイ・エム・エス，＊3：泉工医科工業（株）．

る．以前は血液充填を行う新生児などの低体重児では，緊急手術や，手術室入室後に急変することがあり，除水能力を重視した大きな膜面積の血液濃縮器を使用していたが，現在は異物との接触をなるべく抑え，除水能力にも優れている「アクアストリーム®AS-04」（(株)ジェイ・エム・エス）を使用している．

2 単心室治療時の体外循環法

2-1 体外循環開始前

① 充填液の血液ガスを測定し，異常がないか確認する．室温時は吹送ガスCO_2を3%にする．（PCO_2 30〜40 mmHg，PO_2 150〜200 mmHg程度になっているか確認）．

② ヘパリンナトリウム注N 3 mg/kgを中心静脈ラインから投与する．充填液温度を36℃前後まで加温し，吹送ガスCO_2を5%にする．

③ ヘパリンナトリウム注N投与後，ACTを測定し，200秒を超えたらサクションポンプを開始する．

④ 送血管が挿入され，回路と接続されたら，送血回路圧モニタに適切な動脈圧波形が現れるか確認する．

⑤ 術野にCO_2を1.0〜2.0 L/min流しておく．

⑥ 脱血管は心房1本脱血で開始することが多い．なお，心内修復がない両方向性Glenn手術時は視野に問題がないため，1本脱血で十分脱血できるサイズを挿入，心内修復を伴う両方向性Glenn手術や剥離が十分でないFontan手術時は，心房に通常サイズを挿入する（最終的にIVCに挿入し直す）．SVCが十分剥離されている場合，SVCやINVに直接挿入することもある（SVCの狭窄やGlenn吻合の容易さからINVに挿入されることが多い）．

2-2 体外循環開始

① 送脱血のバランスをとりながら，落差脱血で開始する．リザーバに徐々に陰圧をかけていき（陰圧吸引補助脱血），自己圧を徐々に小さくし，血圧，CVP，脳内酸素飽和度（rSO_2）を確認しながら脱血管のサイズを考慮し，PI 1.6 L/min/m²以上，送血量が確保できるか確認する（単心室の場合，心房脱血では酸素加された肺静脈血が脱血されるため，混合静脈血酸素飽和度（$S\bar{v}O_2$）は正確な値を示さないので参考にしない）．

② 体外循環開始後，血圧が高い場合は，コントミン®（クロルプロマジン塩酸塩）を1〜3 mgずつ投与する．血圧が低い場合は，自己圧を少し出したほうが血行動態は管理しやすい．チアノーゼ性心疾患で高Hctのため，無輸血充填で開始することがほとんどである．rSO_2の低下などがある場合は，$PaCO_2$が低いことがあり，$PaCO_2$ 40 mmHg程度を維持するように注意する．

③ 体外循環開始後5分で血液ガス，電解質，血算，ACTを測定する．冷却中のpH調節法は，α-stat法（常温37℃補正を行ったpHを中性に維持する方法）で管理している．rSO_2の変化で$PaCO_2$は35〜45 mmHg程度で管理している．

④ 体温は直腸温を指標とし，beatingで行う場合は30〜32℃，心停止を行う場合は25〜30℃を目標に冷却する（房室弁形成を行う場合，側副血行路が多く，形成に時間を要する場合は25℃まで下げ，送血量を下げる）．

⑤ INV（SVC）に脱血管を挿入する（両方向性Glenn手術の場合はINVに挿入することが多く，実際の血管の太さに脱血管のサイズダウンすることもある）．

⑥ 心内修復を伴う両方向性Glenn手術，Fontan手術では心房脱血を抜去し，IVCに入れ直す（SVC1本脱血になるため，送血量を減らし，心房脱血管抜去時に空気が入らないように心房圧を下げすぎないよう注意する）．

⑦ SVC，IVCをスネアするが，当院では，CVPを内頚静脈からSVCに留置することが多く，SVCは圧とボリューム，IVCはボリュームのみで脱血不良を判断する．通常の脱血管挿入方法では，IVCの脱血管は深いと肝静脈の脱血が不十分なことがあるが，現

在使用している「フレックスメイト®TWN-B」（東洋紡（株））では肝静脈流入部より中心側の非常に浅い位置まで脱血を引いてくるため，脱血不良になることは少ない．

2-3　大動脈遮断

①大動脈遮断時，送血量を下げ，血圧を30 mmHg以下にする．送血圧，心筋保護液回路圧の急激な上昇がないことを確認し，送血量を元の流量まで戻す．

②アルブミン添加GIK心筋保護液を注入する．心臓が瞬時に停止したか，回路圧が高くないか，心筋保護液貯血槽レベルが下がっているか，心房脱血の場合は心筋保護液の量がリザーバに返ってきているか，を確認する．追加は30～60分程度の間隔で，初回量の2/3量を同速度で注入する．追加注入時は，初回注入圧と大きく変化がないか確認する．

③送血量は，低体温を考慮し，血圧，SvO_2，rSO_2，尿量，BE，乳酸を確認しながら，適正な流量を維持する．過度な低流量はアシドーシスを助長し，尿量を低下させるが，過度な高流量も組織浮腫を助長させると考えており，生体での酸素消費に見合った適正な送血量でコントロールすることが重要と考える．

④心内修復を行う場合は側副血行路の量を確認し，手術進行に合わせて送血量を減量する．血圧が低下することが多いため，血管拡張薬はあまり積極的に使用していない．

⑤薬剤の投与はメイロン®（炭酸水素ナトリウム），塩化カリウムは適宜補正する．心停止中でも，急激な投与は血管の収縮または拡張を引き起こし，血圧が変化するため注意する．

⑥尿量は1 mL/kg/hr程度出ていれば，利尿剤は使用していない（チアノーゼ性心疾患患者では体外循環離脱後，自己圧が出てくると十分な尿量が確保されることが多い）．しかし，側副血行路が多く，サクションが多い場合はDUF排液の色を確認し，溶血しているようであればハプトグロビン®（人ハプトグロビン）の投与を行い，利尿剤投与も考慮する必要がある．

⑦遮断解除前に，心筋浮腫予防のため20%マンニットール2.5 mL/kgを投与する．

⑧遮断解除前，大動脈ルートベントを開始し，送血量を下げて血圧を30 mmHg以下にし，大動脈遮断を解除する．

2-4　大動脈遮断解除

①遮断解除後は，ゆっくり（1分程度）送血量を戻していく．

②復温過程では，組織での酸素消費量の増加，末梢血管の拡張が起こるため，血圧，SvO_2，rSO_2を確認し，送血量を増やす．

③Fontan手術で肺動脈－人工血管，IVC－人工血管を吻合するが，スネアしたまま吻合できれば問題ないが，吻合部と脱血管の位置でスネアを解除して行うことがあり，脱血が不十分だと無血視野が得られず，吻合しにくく，脱血しすぎると脱血内に空気を引き込み，送血で送る危険性があるので注意する．

④吻合が終了する前に復温を終了し，自己圧を出していく段階でカルシウムを補正する．1.5～2.0 mmol/L程度の少し高めに補正したほうが血行動態が安定しやすい．カリウムは不整脈予防に5 mmol/L前後の若干高めで，マグネシウムも3.0～4.0 mg/dL程度に補正している．

2-5　体外循環離脱

①体温は，直腸温33℃以上，食道温36℃前半，電解質補正終了，Hct値は30%以上で離脱を開始する．

②呼吸再開．

③陰圧吸引補助脱血の陰圧をゆっくり下げ，ボリュームを患者に戻し，自己圧を出す．送血量を下げていき，左心ベント抜去，SVC脱血管を抜去，最後に大動脈ルートベントを終了し，ベントカニューレを利用して上行大動脈圧を測定し，離脱する（末梢が締まっていて，末梢動脈圧と上行大動脈圧に差があることがあるため，上行大動脈圧をモニタする前に末梢動脈圧で高めに管理しないよう注意する）．

2-6 離脱後

① AV-MUF を行う．
② ノボ・硫酸プロタミン®（プロタミン硫酸塩）を 4 mg/kg 投与する．

③ 単心室治療時の体外循環のポイント

① 側副血行路が発達している症例では，送血を増加させることが多く，回路や送血管のサイズアップを考慮する必要がある．
② Fontan 手術（両方向性 Glenn 手術）と同時に心内操作（弁形成など）がある場合，側副血行路が発達していて無血視野が得られず難渋することがあり，送血量，体温などの変更も考慮し，術者との綿密な連携が重要である．
③ IVC－人工血管，肺動脈－人工血管，SVC－肺動脈吻合時，IVC，SVC をスネアせず，吻合することがある．持続的に空気を引き込むと，静脈リザーバからマイクロバブルとなって送られる可能性があることを十分に理解する必要がある．また，目視では空気混入が確認不可能なことが多く，脱血チューブを触り確認することは非常に重要である．
④ Fontan 手術は機能的根治手術になり，解剖学的根治手術とは異なり，Fontan 手術特有の血行動態（SVC 圧と心房圧は同じではないことを理解しておく．SVC 圧が高くても心房圧が低いと肺血管抵抗が高く，肺血管抵抗を下げる薬剤の投与や NO などを考慮し，心房圧も高い場合は強心剤の増量を考慮するなど）になるため，十分な理解が必要である．

■文献　1）坂本喜三郎，四津良平（監）：心臓血管外科テクニック IV，先天性心疾患編，メディカ出版，2009

■外科医
地方独立行政法人静岡県立病院機構
静岡県立こども病院心臓血管外科
村田眞哉 MURATA, Masaya

■麻酔科医
千葉大学医学部附属病院
麻酔・疼痛・緩和医療科
（元・地方独立行政法人静岡県立病院機構静岡県立こども病院麻酔科）
北村祐司 KITAMURA, Yuji

■臨床工学技士
地方独立行政法人静岡県立病院機構
静岡県立こども病院診療支援部臨床工学室
岩城秀平 IWAKI, Shuhei

[第Ⅲ章 小児の症例]

■ Ⅲ-9

Damus-Kaye-Stansel(DKS)手術と体外循環法
－埼玉医科大学国際医療センター－

> DKS手術とは，大動脈弁や弁下の高度狭窄を合併する疾患において，体循環流出路を2つの半月弁を用いて再建する術式である．主肺動脈を上行大動脈に端側吻合する方法や，上行大動脈と主肺動脈の中枢端を側々吻合した後，上行大動脈の遠位端を吻合する方法がある．大動脈弓の再建を同時に行う症例が多く，当院では低体温下に選択的脳灌流を用いて手術を行っている．

外科医 麻酔科医 臨床工学技士

Damus-Kaye-Stansel(DKS)手術の実際

1 疾患の解剖学，病態生理

　DKS手術は完全大血管転位症に対する手術方法として考案された手術法で，原法は主肺動脈を上行大動脈に端側吻合し，大動脈弁を閉鎖する方法であった．しかし，現在では体循環のための流出路を再建する方法として，その一部の手技がDKS吻合と称されて行われている．大動脈が右室より起始する単心室疾患やaortic arch obstructionを伴う二心室あるいは単心室疾患で，大動脈弁や弁下の高度狭窄を合併する症例において，体循環流出路を再建する必要のある疾患が対象となる．

　単心室疾患では，大血管の位置関係が大血管転位型で心室中隔欠損(VSD)を伴う三尖弁閉鎖症のⅡc型やDILVのように，左室から大動脈への血流が流出路中隔の偏位や心室間交通の狭小化により制限されやすい疾患が対象となる．二心室疾患では，高度の大動脈縮窄症や大動脈弓離断症で，流出路中隔の左方偏位による大動脈弁下狭窄や弁狭窄が高度な場合に対象となる．また，左心低形成症候群の類縁疾患，たとえば左心系が低形成な房室中隔欠損症や大動脈弁狭窄症などで動脈管の血流が右－左有意であり，二心室修復が困難で一心室修復に向かう場合にも適応となる．

　いずれも，大動脈弁あるいは弁下を通過できる血流量ではすべての体循環を維持できないと考えられる場合に，肺動脈弁を通過する血流路を加えることにより解決できると考えられる症例が適応となる．このような疾患群は肺血流量が多くなる場合がほとんどで，DKS吻合を行う手術の前に肺動脈絞扼術(PAB)を先行手術として行う場合がある．

2 当院での術式

　大動脈と肺動脈の2つの大血管を統合し，2つの半月弁経由で1つの体循環流出路を作製する場合に広義にDKS吻合と称している．標準的な手技は主肺動脈を左右分岐部直下で切断し，上行大動脈に端側吻合する方法である．単純に上行大動脈に縦切開を加える方法では，過緊張や屈曲，捻転により半月弁の変形を起こすこともあり，現在では上行大動脈壁をヨットの帆状に切開して吻合口を拡大し，主肺動脈がゆがまないように吻合を行う，あるいは補填物を

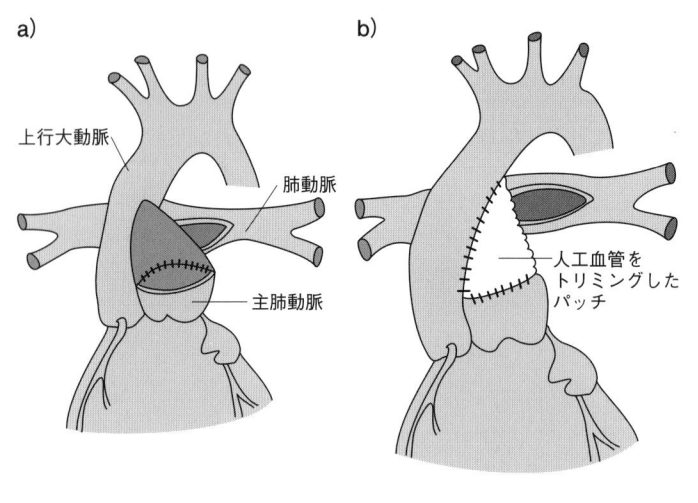

図1 上行大動脈壁をフラップとして用いたDKS吻合
a) 上行大動脈壁をヨットの帆状に切開してフラップを作製し，切断した主肺動脈の中枢端の約半周を吻合する．
b) 残りの部分の吻合は主肺動脈が長く残っていれば主肺動脈壁のみで閉じることが可能な場合もあるが，弁の変形を防ぐためには人工血管をトリミングしたパッチを用いたほうがよいと考えている．

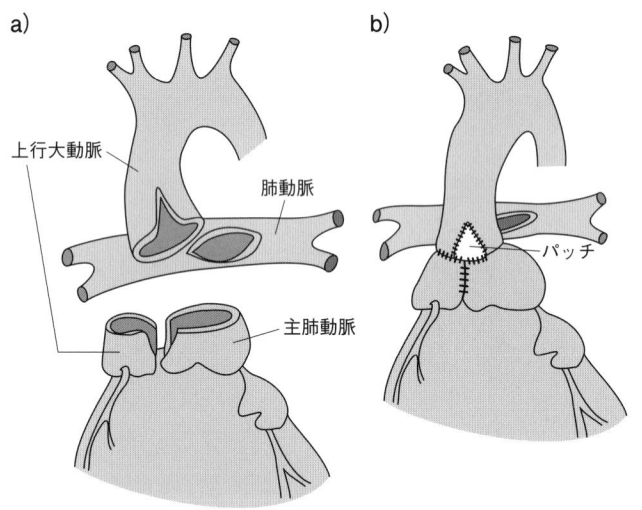

図2 double barrel法によるDKS吻合
a) 上行大動脈と主肺動脈を切断し，おのおのの中枢端を側々吻合するためのスリット状の切開を加える．上行大動脈の遠位端にもスリットを入れておく．
b) おのおのの中枢端を側々吻合した後，上行大動脈の遠位端をかぶせて端々吻合する．上行大動脈が細い症例が多いので，口径差が大きいときはパッチで補填する．

使用した端側吻合とする方法を採用している（図1）．また大血管の位置関係が大血管転位でみられるような前後の場合，切断した上行大動脈と主肺動脈の中枢端を側々吻合した後，上行大動脈を上からかぶせて端々吻合する double barrel法を行う（図2）．この手術が適応となる症例では上行大動脈が細い場合が多いので，パッチによる補填が必要となることが多い．

　一心室修復においてはDKS吻合が単独で行われることは少なく，体肺動脈シャント，RV-PAシャント，あるいはGlenn吻合が同時に行われることがほとんどである．Fontan手術時に行われることは少ないと思われる．二心室修復においてDKS吻合を行う場合は，VSDを経由して両大血管に左室の血液を流すように心室内にパッチを置き，右室流出路をRastelli手術やREV法のように人工血管やパッチを用いて再建する必要がある．aortic arch obstructionの修復を同時に行う場合は，縮窄部切除と端々吻合（end-to-end anastomosis），あるいは拡大大動脈弓吻合（extended end-to-end anastomosis）を併せて行う．上行大動脈が低形成の場合は，Norwoodタイプのパッチを用いた大動脈弓の修復や，切断した上行大動脈の遠位端を下行大動脈に端々吻合して作製した新しい大動脈弓にdouble barrelとなった中枢側を端側吻合する，いわゆるスイングバック法を選択することもある（図3）．

　体外循環は通常の方法で行うが，大動脈弓の再建を同時に行う場合は，低体温下に選択的脳

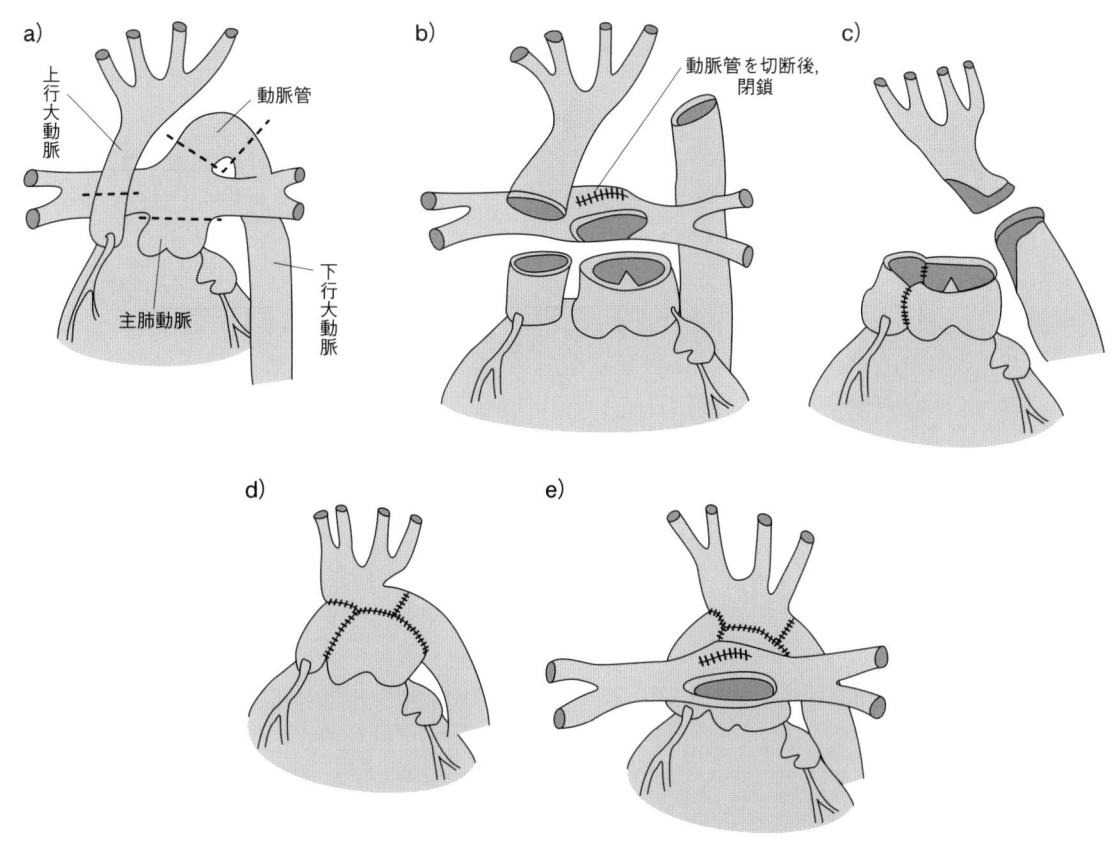

図3　スイングバック法を用いた大動脈弓離断に対する大動脈弓再建とDKS吻合
a) 上行大動脈と主肺動脈を破線部で切断する．
b) 動脈管を切断して肺動脈側断端は縫合閉鎖する．下行大動脈側の動脈管組織は切除する．
c) 上行大動脈の遠位端を後方に振り向けて下行大動脈と約半周端々吻合する．上行大動脈と主肺動脈の中枢端をdouble barrel法と同様に側々吻合する．
d) 上行大動脈と下行大動脈を吻合して作製した新しい大動脈弓部に，側々吻合して作製した新しい上行大動脈を端側吻合する．
e) 新大動脈は後方に移動するので，肺動脈の遠位側はLecompte法のように前方に移動し，RV-PAシャントを吻合することが多い．

灌流（RCP）を用いている．この場合は上行大動脈が細いことが多いので，腕頭動脈に人工血管を端側に吻合し，人工血管に送血管を挿入して送血している．冷却中は下半身への送血のために動脈管にもう1本送血管を挿入して送血する．

❸ 術式に関する知識

手術時期については適応疾患により異なるため多岐にわたる．大動脈弓再建を同時に行う場合は新生児期あるいは乳児期早期に手術が必要となる．体肺動脈シャントやRV-PAシャントを同時に行う場合も同様である．Glenn手術と同時に行うとすると生後4～8カ月となる．

細い上行大動脈を切断する場合は，追加する心筋保護液の注入法を工夫する必要がある．上行大動脈の径が5mm以下では選択的に各冠動脈口にプローブを挿入することは不可能であり，バルーン付きのカテーテルを用いて上行大動脈に注入する方法を用いている．

外科医 | **麻酔科医** | 臨床工学技士

Damus-Kaye-Stansel(DKS)手術の麻酔

❶ 術前評価

　DKS 手術では，一般的な術前評価に加えて，酸素飽和度（上肢および下肢），血圧（上肢および下肢），肺体血流比，腎不全徴候，アシドーシスの有無などに注意する．症候群が疑われる患児では，心臓以外の先天奇形も確認する．また，すでに何らかの手術を受けている場合には，その内容を理解しておく．

　図4に，当院でにおける麻酔管理の例を示す．

1-1　PAB を行っていない場合

　肺血流が過剰に増加し，心不全となっている．肺血流が増加する分，体循環への心拍出量は減少しており，低心拍出量による腎不全や，ときに壊死性腸炎（NEC）を発症することもある．

できる限り内科的に全身状態を安定させてから，手術室に入室する．

　過剰な肺血流を抑制するため，術前から筋弛緩薬を用いた呼吸管理が行われることがある．特に，窒素を用いた低酸素療法が行われている場合には，手術室への搬送時に状態が急変することがあるので，注意が必要である．

1-2　PAB をすでに行っている場合

　PAB（大動脈弓離断症や大動脈縮窄症を合併する場合の両側 PAB を含む）により，過剰な肺血流増加を外科的に制御されている場合には，全身状態は比較的安定している．念のため，PAB の締まり具合を小児心臓科医（小児循環器科医のこと）に確認しておく．

　患児が 5～6 カ月程度にまで成長している

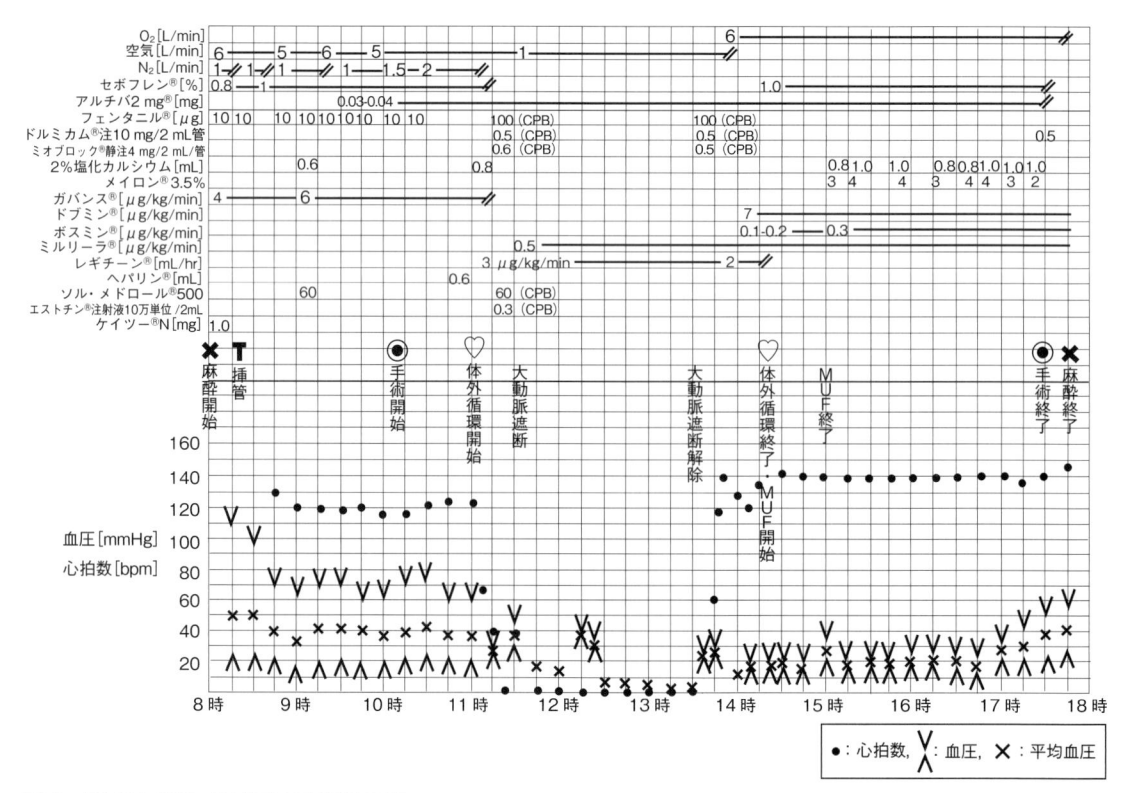

図4　DKS 手術における麻酔管理の例
日齢 24，女児，体重 2.37 kg，身長 47.5 cm．

場合には，術後の肺血流は両方向性Glenn手術でまかなう．肺血管抵抗，肺動脈圧，肺動脈発育度（PA index），末梢肺動脈狭窄の有無なども確認する．

2 術中管理

2-1 体外循環前

1) PABを行っていない場合

肺血流が過剰に増加し心不全を呈しているので，肺血流を増やさないように注意する．吸入酸素濃度（F_1O_2）は0.21，もしくは術前に窒素吸入療法を行っている場合には術前F_1O_2を参考にする．過換気は避ける．術前より投与されているガバンス®（ドパミン塩酸塩）などは体外循環直前まで継続する．

2) PABをすでに行っている場合

外科的に過剰な肺血流増加は制御されているので，SpO_2が75～85％になるようにF_1O_2を管理する．特に，麻酔導入時には適切に（過剰ではない）酸素投与し，不用意な低酸素症は避けるほうがよい．

いずれの場合にも，フェンタニル®（フェンタニルクエン酸塩）を中心に，低濃度セボフレン®（セボフルラン），アルチバ®（レミフェンタニル塩酸塩），筋弛緩薬で麻酔維持する．筋弛緩薬は，麻酔導入時には作用発現が早く，かつ，ブリディオン®（スガマデクスナトリウム）で拮抗し得るエスラックス®（ロクロニウム臭化物）を，麻酔維持にはミオブロック®（パンクロニウム臭化物）を用いていたが，ミオブロック®は販売中止となったので，現在はエスラックス®の持続静注にて維持している．

2-2 体外循環中

1) RCP

DKS手術では，RCP法を用いた体外循環管理を行うことがある．

腕頭動脈に人工血管を吻合し，そこへ送血管を挿入する．3分枝をスネアすることで術野を確保しつつ脳循環を保つことができ，超低体温循環停止（DHCA）を避けることができる．当院では直腸温を22℃，灌流量を40～50 mL/kg/minで管理している．

RCP中の脳循環のモニタリングとして，近赤外線酸素モニタ装置を用いた脳内局所酸素飽和度（rSO_2）測定は必須である．通常，左右の前額部にプローブを貼付するが，体循環の指標として側腹部にプローブを貼付することもある．rSO_2が，基準値（RCP前の値）に比べ10％以上の低下を認めた場合や，左前額部が右側に比べ10％低下した場合には，灌流量を増やす，ヘマトクリット（Hct）を上昇させる，$PaCO_2$を上げるなど，脳血流を増加させる方策を考慮する[1]．

2) レギチーン®（フェントラミンメシル酸塩）

DHCAやRCPを行う場合には，直腸温を18～22℃まで下げる．当院では，レギチーン®を用いて積極的に末梢血管を拡張させ，均一な臓器灌流の維持に努めている．冷却開始前，復温開始前に0.1 mg/kgを体外循環回路内に投与する．麻酔科からも2～3 μg/kg/min程度の持続静注を行っているが，灌流圧，体温などから血管拡張が不十分と判断される場合には，総量0.5 mg/kgをめどに体外循環回路より反復投与を行っている．

2-3 体外循環離脱後

1) 肺高血圧症（PH）と一酸化窒素吸入療法（iNO）

RCPを使用した比較的長時間の体外循環となるため，体外循環離脱後のPH対策は必須である．特に，新生児～乳児期のPABを行っていない患児の場合には，術前の過剰な肺血流のためPHのリスクは非常に高い．当院では，体外循環離脱時よりiNOを開始している．

肺血流を両側Glenn手術でまかなう場合には，肺血管抵抗を下げる目的で，やはりiNOを併用する．

2) 出血

出血量の多い手術なので輸血療法が必須である．MUF後は，赤血球輸血とともに血小板輸血を積極的に行う．

以前は，出血量軽減を目的として，トラジロール®（アプロチニン製剤）を使用していたが，成人の冠動脈バイパス術において，死亡率や腎機

能を悪化させると報告され，現在は使用できなくなった．

3）バソプレッシン（AVP）

新生児～乳児期早期の手術では，ミルリノン注「高田」（ミルリノン）（0.5～0.7 μg/kg/min），ドブミン®（ドブタミン塩酸塩）（5 μg/kg/min），ボスミン®（アドレナリン）（0.2～0.3 μg/kg/min）が必要となることが多い．

動脈圧が低く，特に中枢動脈圧と末梢動脈圧に較差があり，かつ，経食道心エコー（TEE）で心収縮力（心臓の動き）に問題がない場合には，主要臓器，特に冠動脈，脳循環への灌流圧を維持する目的で，ピトレシン®（AVP）（0.3～0.5 mU/kg/min）を投与している[2]．ただし，TEEで心臓の動き自体に問題がある場合には使用しない．手術が終了する頃には，中枢動脈圧と末梢動脈圧の較差は是正されてくることが多い．

外科医　麻酔科医　**臨床工学技士**

Damus-Kaye-Stansel（DKS）手術における体外循環法

1 当院における小児体外循環（人工心肺システム構成と安全制御機構）

メイン送血ポンプに直径150 mmのローラポンプ，大動脈ルートベント，左室ベント，サッカー×2の5基に，限外濾過用（ヘモコン）ポンプ，心筋保護液注入用ポンプ2基（心筋保護液注入用＋血液混合用）を擁している（「サーンズ®アドバンストパーフュージョンシステム（APS1）」（株）テルモ）．脱血は落差脱血（約30 cm）を基本に，陰圧吸引補助脱血（最大陰圧：-30 mmHg）を補助的に用いている（図5，図6）．

人工肺と回路サイズの組み合わせ，および充填液の組成と充填量を表1に示す．また，（一社）日本体外循環技術医学会勧告[3]に基づき，人工心肺システムに各種安全装置を設置している．表2に当院の安全機構とその連動機構を示す．

2 標準的体外循環法

2-1 体外循環開始前

高カリウムなどの電解質補正やブラジキニンなどの有害物質除去を目的に，充填に用いる保存血（RCC-LR（赤血球濃厚液））2単位（260 cc）を希釈・限外濾過処理し，簡易的に洗浄赤血球を作製する．

ヘパリン®2.5 mg/kgを確実なCVPラインから投与し，活性凝固時間（ACT）が200秒を超えた時点でカニュレーションする．

2-2 体外循環開始時（部分体外循環）

灌流指数2.8～3.0 L/min/m^{2}を目指す．著しい低血圧時や末梢循環不全が疑われる場合には，3.2～3.4 L/min/m^{2}の高流量体外循環とする．

2-3 完全体外循環（限外濾過の工夫）

完全体外循環への移行後，循環が安定したらDUFを開始する．DUFおよび体外循環離脱後のMUFの限外濾過用置換液として，浮腫の軽減および代謝性アシドーシスの亢進予防を目的に，重炭酸リンゲル液1000 mLをベース液として，体外循環で通常使用する保険適応薬剤3種（7％メイロン®10 mL，20％マンニットール®10 mL，献血アルブミン25％ 10 mL）を混注したカクテル溶液（浸透圧300 mOsm/L）を用いている（重炭酸リンゲル液500 mLを用いた場合には，各薬剤は5 mLずつ混注）．重炭酸リンゲル液単剤や血液濾過用補充液（保険適応外）に比べ浸透圧を高く調整しており，限外濾過中の置換液の補液に伴う希釈による血中浸透圧の低下を軽減できることで，細胞間質への水分移動抑制効果を有し，また，代謝性アシドーシス亢進が懸念されるMUFにおける，BEのマイナスへの傾きが有意に抑制される[4]．

また従来，体外循環中を通して，ECUM流量100～120 mL/minにて連続的にDUFを

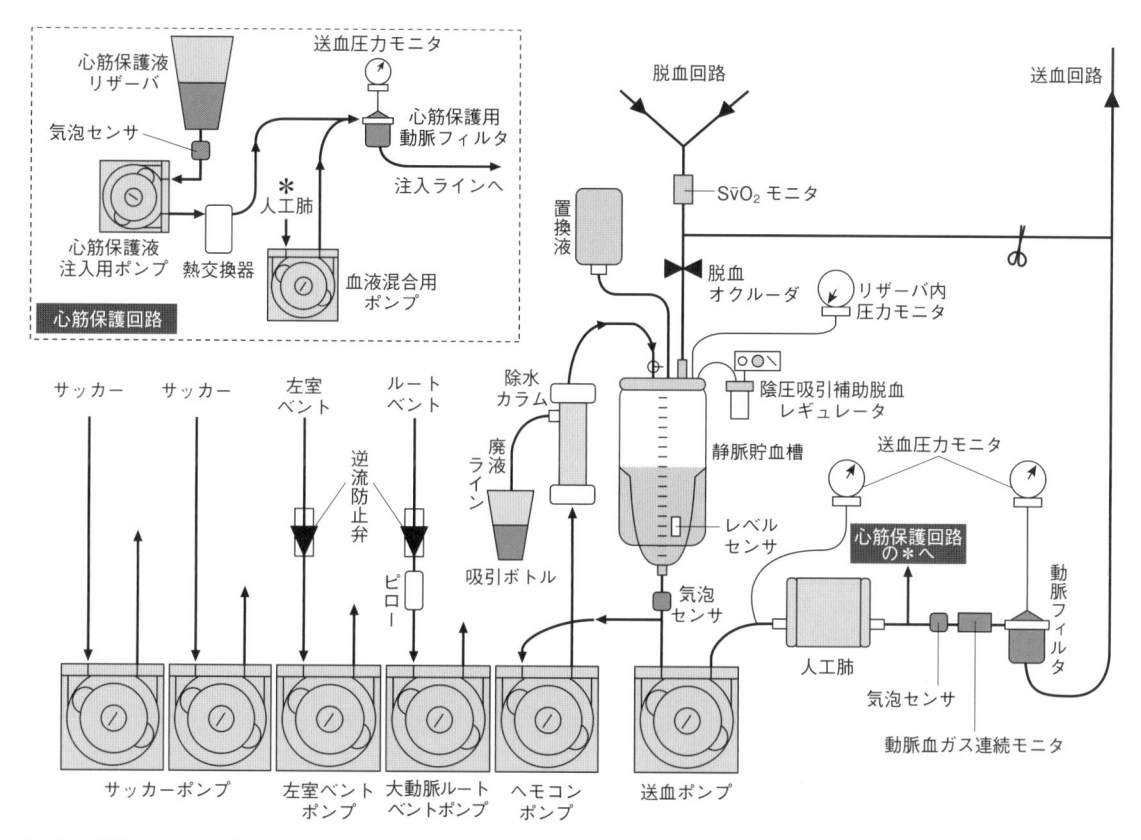

図5　当院の人工心肺システム

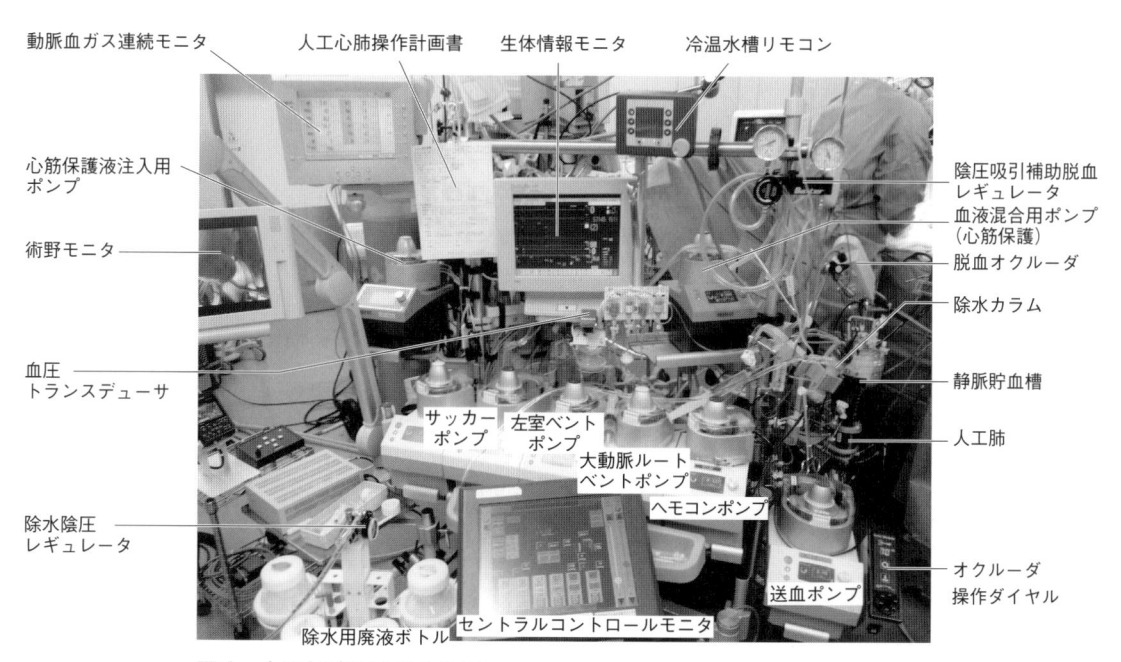

図6　人工心肺システム全景

表1 当院の人工心肺システム

a) 回路・人工肺の組み合わせ

灌流量 [mL/min] （ ）内は患者体重	～900 （< 6 kg）	～1500 （< 13 kg）	～2000 （< 17 kg）	～4000 （< 60 kg）	～1500
回路	SS （ヘパリン コーティング）	S （ヘパリン コーティング）	S （ヘパリン コーティング）	M （ヘパリン コーティング）	プレコネクトS （Xコーティング®）
人工肺	「キャピオックス®RX05」 （テルモ（株））	「LILIPUT 2（D902）」 （ソーリン・グループ（株））	「キャピオックス® RX15」（テルモ（株））	「キャピオックス® FX0.5」 （テルモ（株））
動脈フィルタ	「キャピオックス® 動脈フィルター AF-02」 （テルモ（株））			「ディデコ PTS 動脈フィルター D733」 （ソーリン・グループ（株））	
プライミング ボリューム [mL]	220	250	450	800	200

b) 充填液の組成

灌流量 [mL/min]（ ）内は患者体重		～900（< 6 kg）	～1500（< 13 kg）	～2000（< 17 kg）	～4000（< 60 kg）
人工肺		「キャピオックス®RX05」 「キャピオックス®FX05」 （テルモ（株））	「LILIPUT 2 （D902）」 （ソーリン・グループ（株））	「キャピオックス® RX15」 （テルモ（株））
回路		SS	S・プレコネクトS	S	M
総充填量 [mL]		220	250，200	450	800
充填薬剤組成	ヘパリン®（ヘパリンナトリウム）	⌊(10 mg/輸液量 250 mL + 10 mg/血液量 200 mL) × 0.7⌋ [mg]			
	7%メイロン® （炭酸水素ナトリウム）	10 mL			15 mL
	20%マンニットール® （D-マンニトール）	4 mL/kg			
	献血アルブミン 25% （ヒト血清アルブミン）	50 mL （完全無輸血目標時には使用しない）			
	乳酸リンゲル液	（総充填量−充填薬剤量）[mL]			
	血液充填時輸血量（洗浄 RCC）	（総充填量−充填薬剤量）[mL]			原則なし

表2 当院の人工心肺システムの安全機構と連動制御

安全機構	連動制御
レベルセンサ 【設置場所】静脈貯血槽	警告音
気泡検出 【設置場所】静脈貯血槽出口，人工肺出口，心筋保護回路	警告音および送血ポンプ停止
送血圧力モニタ 【設置場所】送血ポンプと人工肺の間，動脈フィルタの入口，動脈フィルタ以降動静脈再循環回路側枝	高圧時に警告音と送血ポンプの回転数制御 陰圧時に警告音
心筋保護液注入圧力モニタ（回路内圧）	高圧時に警告音と注入ポンプの制御
静脈貯血槽内圧力モニタ（同時に陽圧開放弁設置）	陽圧時に警告音
ベント回路への逆流防止弁設置（同時に過陰圧防止）	
非常時アイテム ・送血ポンプの手動装置を常備 ・ポンプシステムへ全体のバッテリー供給可	

施行（積極DUF）していたが，現在は，輸血時，心筋保護液注入時，大動脈遮断解除時を主として，ECUM流量50 mL/minにて断続的に施行（消極DUF）している．DUFの効果（体外循環離脱時の収縮期血圧やカリウム値の比較）においては，積極DUFも消極DUFも同等であるが，体外循環中の水分バランスのマイナス傾向や血小板温存効果において，消極DUFが有用である[5]．

ベント挿入後，冷却を開始する．当院では28〜32℃の中等度低体温にて施行する症例が多い．

2-4 大動脈遮断

大動脈遮断時の流量減少は，回路内圧の確実なモニタリングと回路内圧異常上昇時の送血ポンプ連動制御を用いることで，現在は行っていない．

心筋保護液を注入し，心停止を得る．心筋保護液は，ミオテクター®500 mLに7%メイロン®20 mLとK.C.L®（塩化カリウム）5 mEq/Lを添加したものを冷却し，初回投与はこの晶質液単独で10〜20 mL/kg注入する（1回注入で30分間許容）．ローラポンプによる注入のため，過負荷にならないようにすべく注入回路内圧を100 mmHg以下に制御し，10〜15 mL/kg/minの速度で注入する．注入と同時に，ヘモコンによる除水（CUF）を開始し，連続してDUFを施行する．

大動脈遮断が長時間に及ぶ場合には，初回の心筋保護液注入から30分を目安に，ミオテクター®：血液が1：1の割合の血液混合心筋保護液を追加注入する（以降，30分間隔で追加）．血液の混合は専用回路（図7）を使用し，人工心肺装置のマスター／スレーブ機能を用い，人工肺出口より心筋保護回路に取り込む．混合時にカリウム値が20 mEq/Lになるように調整する．また本回路は，体外循環離脱後のMUFの加温器としても併用している[6]．

2-5 復温

手術の進行に合わせ，ゆっくり復温を開始する．加温に伴う酸素消費量増加に合わせ，体外循環回路送／脱血の簡易的連続ガスモニタ（PaO_2，SvO_2など）や赤外線酸素モニタ（rSO_2など）の測定値を指標に酸素濃度・流量を調整する．

2-6 大動脈遮断解除

遮断解除と同時に大動脈ルートベントを体循環流量の5〜10%程度の流量で開始し，解除前に心腔内血液充満のために停止していた左室ベントも再開する．

リドカイン塩酸塩を約2 mg/kg，マンニトール®を2 mL/kg投与する．

遮断解除後，心室細動であれば除細動（5〜10 J），あるいは自脈の出現を待ち，徐脈の場合にはワニ口クリップを用い，体外式ペースメーカにて心室（心房）ペース120〜140 bpmで補調する．

2-7 部分体外循環〜離脱

部分体外循環へ移行後（麻酔科医による呼吸開始も連動），体血管側に容量を負荷し，体血圧で10〜15 mmHg程度の脈圧を出しながら十分に補助循環を行い（大動脈遮断解除後20分以上），離脱操作に移行する（体温35〜36℃以上に復温）．

灌流量を1/2に減じ，送脱血流量のバランスがとれたら，上大静脈側の脱血カニューレを抜去あるいは遮断する．塩化カルシウムを約8〜10 mg/kg投与する．

左室ベントを止めて抜去し，続いて灌流量を1/4まで減らし，大動脈ルートベントを止めて抜去し，血行動態の安定をみて離脱する．

2-8 離脱後のMUF

送血カニューレ側枝より脱血，下大静脈の脱血カニューレコネクタロック部より送血するA-V MUFを主として，右房にダブルルーメンカテーテルを挿入して送脱血を行うV-V MUFも必要に応じて使い分けて施行している．目標流量は20〜30 mL/min/kgとする．

MUF終了後，直ちにノボ・硫酸プロタミン®（プロタミン硫酸塩）の投与を開始する（ヘパリン®投与量とほぼ等量）．

a) 心筋保護液供給時

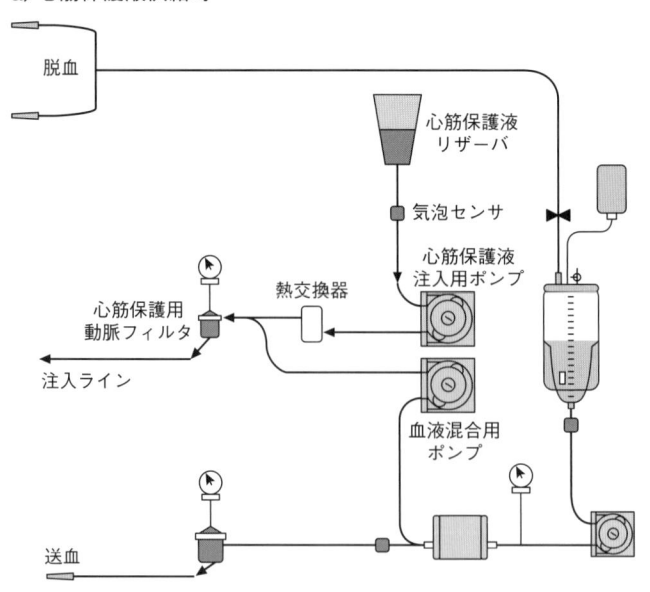

b) MUF 回路および加温器として使用時

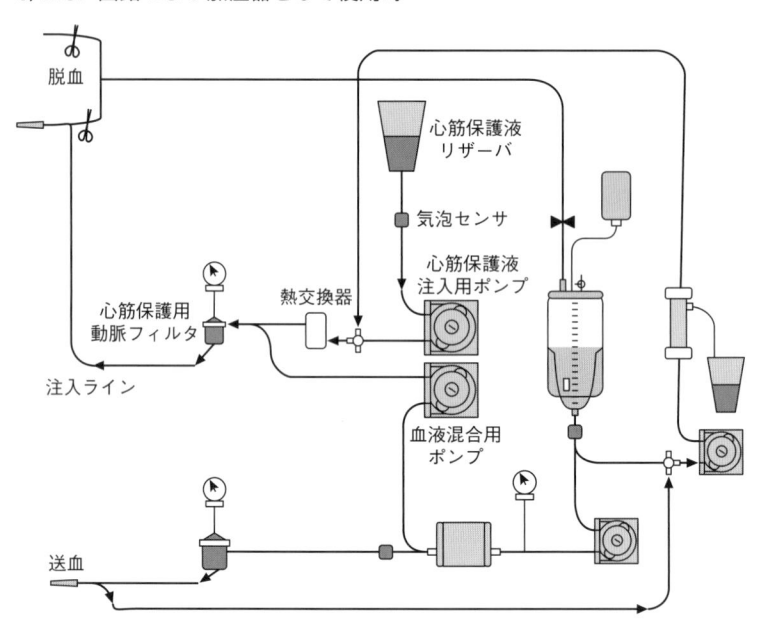

図7 MUF の加温器として併用可能な心筋保護液供給システム

❸ DKS 手術に対応した体外循環の実際とポイント

術式の項で述べられているように，大動脈と肺動脈の2つの大血管を統合した1つの体循環流出路を2つの半月弁を用いて再建する術式をDKS 吻合と広義で称しているが，DKS 吻合が単独で施行される症例は少なく，Glenn 手術やFontan 手術との複合手術や，Norwood 手術に類する上行大動脈低形成の場合の大動脈弓再建を伴うような術式となる．体外循環においては，前者の場合は通常の体外循環に準ずるが，後者の場合，DHCA ＋ RCP が用いられることにな

る．ここでは，当院における DHCA + RCP を主として，体外循環の実際とポイントを述べる．

3-1 通常の体外循環に準じた方法

大動脈が十分に発達し上行大動脈に十分な遮断領域が存在しており，大動脈に対する手技がメジャーでない場合は，上行大動脈送血，上下大静脈 2 本脱血にて，28 〜 32℃の中等度低体温体外循環法を用い，大動脈ルートより順行性に心筋保護液を注入し心停止を得るなど，通常の体外循環に準ずる．

3-2 DHCA + RCP

以下，通常の体外循環との違いを中心に時系列にポイントをまとめた．

1）体外循環開始前〜開始

血液充填にて，目標 Hct 値は，体外循環中は 30％以上，離脱時は 40％以上，MUF 終了時は 50％以上とする．

上行大動脈が細い場合が多いため，右腕頭動脈に人工血管（3.5 〜 4.0 mm）を端側吻合し，人工血管にストレートの送血管（8 〜 10 Fr）を挿入する．右房に脱血管（通常，先端金属曲がり）を 1 本挿入し，体外循環を開始する．冷却中は下半身へも送血するため，動脈管にもう 1 本送血管を挿入して，2 本送血とする．

2）冷却

冷却開始（目標直腸温：18 〜 22℃）．麻酔科医と連携の下，レギチーン®（最大使用量：1 〜 2 mg/kg）やミオコール®（ニトログリセリン）などの血管拡張薬の投与や，吸入麻酔薬のセボフレン®を人工肺に吹送混入（濃度：2.0％）することで積極的に末梢循環を良好に保ち，冷却開始から 20 分間で目標温度に達する．同時に，通常の熱交換器による血液の冷却（加温）以外に，体表背部に冷風ブランケットを敷き，術野ドレープより下層部分全体に冷風が行きわたるようにして，背部のみならず，四肢全体の冷却を促している（復温期には温風に切り替える）．

薬剤の使用で注意したいのは，血管拡張薬は末梢循環を良好に保つためには必要不可欠であり，冷却・復温の時間短縮に影響するが，過剰投与は体外循環離脱時における末梢動脈圧と中枢動脈圧の乖離の問題が残ることである．中枢動脈圧をモニタリングしながら，体外循環から離脱することも少なくないため，血管拡張薬，吸入麻酔薬ともに，目標温度に達した時点で速やかに使用を中止する（レギチーン®は過剰投与により作用時間が延長する可能性が，セボフレン®は低温で血液中に溶解していた麻酔薬が復温とともに気化して高濃度の揮発性麻酔薬を吸入させてしまう可能性がある）．現在は，より良好な血圧管理のための薬剤投与方法の確立を目指し検討している．また，冷却期間中（28℃以下）の脳保護の観点から，pH-stat 法を採用している[7]．

3）大動脈遮断（DHCA + RCP）

目標温度に達した時点で動脈管の送血管は抜去し，動脈管は結紮する．術野にて大動脈弓を遮断（下半身循環停止）し，脳と心臓を灌流させながら大動脈の手術処置を進め，RCP を 40 mL/min/kg にて開始する．

大動脈ルート（上行大動脈）に心筋保護液注入針が刺入できる場合には上行大動脈を遮断して注入針にて，できない場合には上行大動脈を切断して，先端形状がマッチ棒状あるいはバルーン付きカニューレ（2 〜 4 mm）を用いて大動脈開口部を巾着状にしながら，順行性に晶質性心筋保護液を注入する．大動脈の径が細いため，注入圧の上昇に注意する．

術野にて大動脈の処置および肺動脈との吻合処置を進める．追加の心筋保護液は血液混合心筋保護液を用い，大動脈開口部を巾着状にしながら順行性に注入する．卵円孔の拡大が必要な場合は右房を切開して処置を施し，右房を縫合閉鎖する．

4）復温〜離脱

フルフローにて全身灌流を再開（循環停止解除）し，大動脈遮断を解除する．フルフローにして 3 分後に復温を開始する．術野にて右心系の手術処置を完成させる．呼吸開始（iNO 開始）し，復温を待つ．

十分な補助循環の後，体外循環から離脱し，MUFを施行する（20〜30分以上）．

■文献
1) Andropoulos DB, Stayer SA, Diaz LK, et al: Neurological monitoring for congenital heart surgery, Anesth Analg 99(5): 1365-1375, 1994
2) Lechner E, Hofer A, Mair R, et al: Arginine-vasopressin in neonates with vasodilatory shock after cardiopulmonary bypass, Eur J Pediatr 166(12): 1221-1227, 2007
3) （一社）日本体外循環技術医学会：日本体外循環技術医学会勧告 人工心肺における安全装置設置基準（第三版），2011年9月3日，http://jasect.umin.ac.jp/safety/sefty.3th110906.pdf
4) 小塚アユ子，吉田 譲，鈴木孝明ほか：重炭酸リンゲル液をベースとした限外濾過用置換カクテル溶液の検討，体外循環技術 36(2): 147-150, 2009
5) 小塚アユ子，吉田 譲，鈴木孝明ほか：小児体外循環における限外濾過の検討－積極DUFと消極DUFの比較－，体外循環技術 38(3): 427-430, 2011
6) 徳永 満，吉田 譲，関口 敦ほか：MUFの加温器として併用可能な低充填量小児用血液混合心筋保護回路の検討，体外循環技術 36(2): 161-163, 2009
7) 小塚アユ子，吉田 譲，鈴木孝明ほか：小児超低体温体外循環における冷却・復温時間に関する検討，体外循環技術 37(2): 150-152, 2010

■外科医
埼玉医科大学国際医療センター
小児心臓外科
鈴木孝明 SUZUKI, Takaaki

■麻酔科医
埼玉医科大学国際医療センター
麻酔科
西部伸一 NISHIBE, Shinichi

■臨床工学技士
埼玉医科大学国際医療センター
MEサービス部
吉田 譲 YOSHIDA, Yuzuru

本テーマの「麻酔法」は，月刊誌『Clinical Engineering』での連載当時（2012年4月号）の方法である．

索　引

■欧文索引

記号

α-stat（法） ……………… 124, 220

欧字

A

AAE（annuloaortic ectasia, 大動脈弁輪拡張症） ……………… 129
A-A MUF ……………………… 203
ACT（activated coagulation time, 活性凝固時間） ……… 26, 41, 146
　　ACT 測定 ………………… 105
after-drop 防止 ………………… 127
Alfieri 法（edge-to-edge 縫合）… 56
anoxic arrest（無酸素心停止）… 59
anoxic spell（低酸素発作）…191, 194
APCO（arterial pressure based cardiac output, 動脈圧波形解析による心拍出量）……………… 57
Arantius body ………………… 131
AS（aortic stenosis, 大動脈弁狭窄症）……………………… 92, 111
ASD（atrial septal defect, 心房中隔欠損症）………………… 150, 159
AVR（aortic valve replacement, 大動脈弁置換術）………… 91, 109

B

Bentall 手術（大動脈基部置換術）……………………… 118, 125
bio-Bentall 手術 ……………… 102
blood cardioplegia（血液併用心筋保護液）………………… 105
BSA（body surface area, 体表面積）……………………… 113
　　BSA 算出 ………………… 124
BT（Blalock-Taussig）シャント… 193

C

Carpentier's functional classification ……………………… 45
Carrel patch …………………… 131
central strategy ……………… 226
cleft 閉鎖 ……………………… 182
CoA（coarctation of the aorta, 大動脈縮窄症）……………… 215
cold blood CP（cardioplegia）
　……………………… 125, 132
Cox-Maze Ⅲ手術 ……………… 63
crystalloid cardioplegia ……… 223
CUF（continuous ultrafiltration）… 126

D

Damus-Kaye-Stansel（DKS）… 235
DHCA（deep hypothermia circulatory arrest, 超低体温循環停止）
　………………… 221, 239, 244
DKS（Damus-Kaye Stancel）吻合
　……………………… 237, 244
double barrel 法 ……………… 236
DUF（dilutional ultrafiltration）
　……… 146, 168, 201, 220, 240

E

ECUM（extracorporeal ultrafiltration method）……………… 240
edge-to-edge 縫合（Alfieri 法）… 56
Eisenmenger 化 ……………… 160
EOA（effective orifice area, 有効弁口面積）……… 100, 109, 113
EOAI（effective orifice area index）
　…………………………… 113
epi aortic echo ………………… 116

F

fast-track（cardiac）anesthesia
　…………………………… 58, 154
F-F（femoro-femoral）バイパス（大腿動静脈バイパス）…… 40, 142, 147
F_IO_2 …………………………… 41
Fontan 手術（TCPC）
　………………… 225, 227, 228, 244
full root 法 ……………………… 101

G

GIK（glucose-insulin-potassium（K），グルコース・インスリン・カリウム）液 ……………………… 40, 125
Glenn 手術 ……………………… 244
GVHD（graft versus host disease, 移植片対宿主病）…………… 166

H

high K（カリウム濃度の高い心筋保護液）……………………………… 98

I

IABP（intra-aortic balloon pumping）……………………… 39, 81
IDO（indoleamine 2,3-dioxygenase, トリプトファン分解酵素）…… 142
IE（infective endocarditis, 感染性心内膜炎）……………………… 139
IMR（ischemic mitral regurgitation, 虚血性僧帽弁閉鎖不全症）… 54, 73
initial drop …………………… 116
iNO（inhaled nitric oxide, 一酸化窒素吸入療法）………………… 239
INV（innominate vein, 無名静脈）脱血
　…………………………… 226

J

JB-POT（Japanese Board of Perioperative Transesophageal Echocardiography, 日本周術期経食道心エコー認定）…………… 84

K

Kirklin 分類 ………………… 161, 172
Konno 法 ……………………… 111

L

Lac（乳酸）値 ………………… 190
LOS（low output syndrome, 低心拍出量症候群）………………… 47
low K（カリウム濃度が低い心筋保護液）……………………………… 98

M

Manouguian 法 ……………… 111
MAP（mitral annuloplasty, 僧帽弁輪縫縮術）……………………… 73
MAPCA（major aorto pulmonary collateral arteries）……… 192, 205
Maze 手術 ……………………… 63
mBT（modified BT, ブラロック・タウシグ（BT）変法）………… 216
MICS（minimally invasive cardiac surgery, 低侵襲心臓外科手術）… 82
　　MICS での体外循環 ……… 87
modified subcoronary 法 ……… 101
MS（mitral stenosis, 僧帽弁狭窄症）
　……………………………… 34, 37

MSA (membranous septal aneurysm, 膜性部中隔瘤) ………… 160
MUF (modified ultrafiltration)… 128, 179, 201, 220, 240, 243, 244, 245
MVP (mitral valve plasty, 僧帽弁形成術) ………………………………… 82

N

NEC (necrotizing enterocolitis, 壊死性腸炎) ……………………… 238
Nicks 法………………………… 93, 110
Norwood 手術 ……… 214, 216, 244
NYHA (New York Heart Association) 分類 ………… 56

O

open distal 法 ………………… 118

P

PA (pulmonary artery) index (肺動脈発育度) ………………………… 239
PCPS (percutaneous cardiopulmonary support, 経皮的心肺補助 (循環)) ……………… 24, 39, 81, 83
PDA (patent ductus arteriosus, 動脈管開存) ……………………………… 214
PDE (phosphodiesterase) Ⅲ阻害薬 ………………………… 39, 49, 155
PEEP (positive end-expiratory pressure) …………………… 123, 164
PH (pulmonary hypertension, 肺高血圧 (症)) …… 153, 160, 172, 239
　PH crisis (クライシス) … 162, 183, 185

PI (perfusion index, 灌流指数 (指標)) ……………… 68, 212, 220
PPM (patient-prosthesis mismatch) ………………………… 93, 174, 113
PV (pulmonary vein) (肺静脈隔離) isolation ……………… 64, 67, 70

R

Radial 手術 ………………… 63, 64, 65
RAP (retrograde autologous priming) ……………………… 179
Rastelli 手術 …………………… 192
RCP (regional cerebral perfusion, 選択的脳灌流) …… 236, 244, 245
Remodeling 法………………… 129
Rev 手術 ……………………… 192
root inclusion 法 ……………… 101
RP (reduced priming) ……… 178
rSO₂ (regional cerebral oxygen saturation, 脳内組織酸素飽和度) … 121
RS (respiratory syncytial) ウイルス ………………………… 160
RV (right ventricle) /LV (left ventricle) 比 (右室/左室収縮期圧比) ………… 193

S

SAM (systolic anterior motion, 収縮期前方運動) ……………… 46
SCP (selective cerebral perfusion, 選択的脳灌流) ……………… 121
ScvO₂ (中心静脈血酸素飽和度) … 57
Stanford A 型大動脈解離 ……… 118
ST (selective cerebral perfusion) junction ………………… 100, 129

subcoronary 法 ……………… 101
SVR (systemic vascular resistance, 体血管抵抗) の変化 ……… 191

T

TAP (Transannular patch) 法 … 192
TCPC (total cavopulmonary connection, Fontan 手術) … 225, 227, 228, 244
TEE (経食道心エコー) ……… 122
tethering ……………………… 73
TRALI (transfusion-related lung injury, 輸血関連肺損傷) ……… 171
TWBC (terminal warm blood cardioplegia) ………………… 52

U

unifocalization (肺動脈統合術)
……………………… 192, 205

V

V̇A/Q̇ (換気血流比) …………… 41
VAVD (vaccum assisted venous drainage, 陰圧吸引補助脱血 (法))
…… 21, 22, 87, 96, 186, 210, 240
VSD (ventricular septal defect, 心室中隔欠損症) ……… 160, 165
V-V MUF (veno-venous modified ultrafiltration) ……………… 243

W

Wash-out priming 法 ………… 168

■和文索引

あ

圧モニター………………………… 22
圧力損失………………………… 210
アブレーション……………… 65, 67
安全勧告………………………… 177
安全機構…………………… 240, 242
安全限界…………………… 135, 178
安全装置………………………… 210

い

遺残空気………………………… 143
移植片対宿主病 (GVHD) ……… 166
一酸化窒素吸入療法 (iNO) …… 239
一心室修復……………………… 236
イニシャルドロップ……………… 27

陰圧吸引補助脱血 (法) (VAVD)
…… 21, 22, 87, 96, 186, 210, 240
陰圧吸引補助脱血専用コントローラ
……………………………… 124
陰圧吸引補助ライン……………… 22
陰圧コントローラー……………… 22

う

植込み方法……………………… 101
ウォータートラップ……………… 22
ウォッシュアウト……… 86, 95, 127
右室/左室収縮期圧比 (RV/LV 比)
……………………………… 193
右室流出路……………………… 194
右室流出路再建………………… 206
右側左房切開…………………… 36
うっ血性心不全………………… 153

右腕頭動脈……………………… 245

え

エアトラップ……………………… 23
壊死性腸炎 (NEC) ……………… 238
遠心ポンプ…………………… 20, 21

お

オピオイド………………………… 47

か

開存グラフト……………………… 54
外部環流型……………………… 25
開放回路…………………… 22, 23
解剖学的根治手術……………… 234
回路径…………………………… 177
回路長…………………………… 176

回路抵抗	177	
加温器	243, 244	
過換気	165, 217	
覚醒度	173	
ガス交換	20	
ガス交換膜	25	
活性凝固時間（ACT）	26, 41, 146	
カットダウン	83	
カニューレサイズ	210	
カニュレーション	67, 88, 126	
下半身循環停止	121	
壁運動異常	123	
カリウム濃度が低い心筋保護液(low K)	98	
カリウム濃度の高い心筋保護液(high K)	98	
換気	30	
換気血流比（$\dot{V}_A/\dot{Q}$）	41	
換気モード	184	
間欠的基部灌流	55	
緩徐導入	195, 228	
感染	171, 174	
感染性心内膜炎（IE）	139	
完全体外循環	26, 27, 169	
完全房室ブロック	162	
冠動脈空気塞栓	202	
冠動脈再建	120	
冠動脈バイパス	144	
灌流圧	56	
灌流指数(指標)(PI)	68, 174, 212, 220	

き

機械弁	119
気管支ブロッカーチューブ	85
器質的大動脈弁疾患	118
機能の根治手術	234
揮発性吸入麻酔薬	49
気泡(空気)抜き	29
逆流試験	52
逆流テスト	54, 80, 189
逆行性冠灌流	37
逆行性持続冠血液灌流	146
急速輸血	143
急速輸血装置	143
吸入麻酔薬	195, 245
凝固因子	144
狭窄後拡張	117
狭小大動脈弁輪	109, 111
狭小弁輪	100
狭心症	112
強制脱血法	155
極型ファロー四徴症	205
虚血障害	20
虚血性僧帽弁閉鎖不全症（IMR）	54, 73
虚脱	85

く

空気(気泡)抜き	29
空気塞栓	46
空気塞栓予防	151
グルコース・インスリン・カリウム（GIK）液	40, 125
クロスマッチ	176

け

経右房経肺動脈アプローチ	192
経食道心エコー（TEE）	122
経心房中隔アプローチ	35, 36
軽度低体温	40
経鼻挿管	229
経皮的心肺補助（循環）（PCPS）	24, 39, 81, 83
血液希釈	171, 174
血液混合心筋保護液	243, 245
血液洗浄	168
血液濃縮器	231
血液併用心筋保護液（blood cardioplegia）	105
血液ポンプ	20
血液濾過用補充液	240
血管拡張薬	199, 245
血管作動薬	67
血管抵抗	94
血小板	243
限外濾過	240
限外濾過用置換液	240

こ

交換用バイパスライン	105
高灌流圧	99
高灌流量	179, 190, 199, 212
抗凝固療法	47
膠質浸透圧	200, 223, 224
後負荷増大	39
呼吸器症状	150
呼吸循環補助	20
コミュニケーション	72
コンポジット・グラフト	119

さ

再開胸	142
再手術	39, 102
再循環回路	23
最小静脈圧	199
サクション脱血	216
サクションポンプ	147
鎖骨下動脈クリーニング	227
左室後壁破裂	39
左室ベントカニューレ	136
左室容量	192

左室容量可変チャンバ	79
左室流出路	183
左心低形成症候群	214
左心ベント	107, 233
左右短絡	163, 181, 183
酸素運搬能	224
酸素需給バランス	185
酸素消費	29
酸素消費量	127, 173

し

止血	143
止血異常	174
自己血回収装置	32, 165
自己血輸血	132
失神	112
シバリング	122
視野確保	35
収縮期前方運動（SAM）	46
周術期管理	153
充填液	26, 166
充填血洗浄	188, 200
出血	47, 143
出血対策	120
術前評価	238
術中モニタ	67, 163
手動流量制御オクルーダ	96
循環停止	245
循環動態	45
循環パラメータ	123
常温体外循環	77, 173, 179, 210
晶質浸透圧	223
小切開右側開胸アプローチ	150
小児体外循環システム	186
小児体外循環法	165
静脈グラフト	144
静脈血酸素飽和度	30
除細動	30
除水	20
除水能力	232
除水フィルタ組み込み体外循環回路	40, 142, 147
徐脈	37
徐脈化	94
心外導管	192
心筋梗塞	47
心筋肥厚	118
心筋浮腫予防	233
心筋保護（法）	28, 51, 86, 89, 101, 108, 124, 137, 169
心筋保護液	20, 28, 243, 244, 245
心筋保護液注入	52
心腔内遺残空気	86
人工血管	207, 239, 245
人工膠質液	48

人工呼吸器 184
人工心肺 20
　人工心肺システム 20, 69
　人工心肺操作 26
　人工心肺装置の標準的接続方法お
　よびそれに応じた安全教育等に関
　するガイドライン 20
人工肺 20
人工弁 119, 128
　人工弁サイズ 110
心室間交通 181
　心室間交通の狭小化 235
心室中隔欠損症（VSD） 160, 165
新鮮凍結血漿 144
心臓 GP のアブレーション 71
心臓の過伸展 95
心タンポナーデ 144
浸透圧 240
心内気泡除去 90
心内修復 185
　心内修復術 191, 206
心内操作 28
心内膜炎 47
心内膜床欠損 181
心肺機能の代行 20
心拍動下僧帽弁形成術 74
心破裂 123
心不全 112
　心不全症状 150
心房細動 63, 65
　心房細動手術 68
心房中隔欠損孔 214
心房中隔欠損症（ASD） 150, 159

す
水分バランス 243
スイングバック法 236
ステリーシート 177
ステントレス弁 100
スピードパック® 138

せ
生体弁 119
石灰化弁輪 39
セルジンガー法 152
洗浄赤血球 240
全身麻酔 217
選択的冠灌流 116
選択的脳灌流（RCP） 236, 244, 245
選択的脳灌流（SCP） 121
先天奇形 238
先天性大動脈二尖弁 118
前負荷 31

そ
早期覚醒 58
早期抜管 85, 154
総頸動脈圧迫手技 123
送血テスト 26
送血部位 89
送血フィルタ 23
僧帽弁狭窄症（MS） 34, 37
僧帽弁形成術（MVP） 82
僧帽弁後尖 34
僧帽弁前尖 34
僧帽弁置換術 34
僧帽弁閉鎖不全症 34, 37, 82
僧帽弁輪縫縮術（MAP） 73
側副血行路 233
組織損傷 154

た
ターニケット 216
体位 154
体外循環回路の構成 22
体外循環離脱 104
体血管抵抗（SVR）の変化 191
代謝性アシドーシス 212
　代謝性アシドーシス亢進予防 240
体重別回路構成 231
体循環流出路 235
大腿動静脈バイパス（F-F バイパス）
　　　　　　　　　40, 142, 147
大動脈炎症候群 118
大動脈基部置換術（Bentall 手術）
　　　　　　　　　　　118, 125
大動脈基部ベント 99, 107
大動脈弓再建 237
大動脈遮断 28, 126, 169
　大動脈遮断解除 29, 169
大動脈縮窄症（CoA） 215
大動脈非遮断心拍動下僧帽弁形成術 78
大動脈閉鎖不全 126
大動脈弁 91
　大動脈弁位感染性心内膜炎 118
　大動脈弁狭窄症（AS） 92, 111
　大動脈弁置換術（AVR） 91, 109
　大動脈弁閉鎖不全症 92
　大動脈弁輪拡大術 109, 111
　大動脈弁輪拡張症（AAE） 129
大動脈ルートベンティング 127
大動脈ルートベント 233
体表面積（BSA） 113
タイムアウト 97
大量出血 144
ダウン症候群 181, 183
他家血輸血 171
多臓器疾患合併 183

脱血部位 89
ダブルルーメンカテーテル 154, 243
単心室治療 225
短絡血流 185

ち
チアノーゼ性心疾患 191
チアノーゼ発作 196
中空糸膜（フォローファイバ） 25
中心静脈血酸素飽和度（ScvO$_2$） 57
中枢動脈圧 245
中等度低体温 59
超低体温 144
　超低体温循環停止（DHCA）
　　　　　　　　221, 239, 244
貯血槽 20
貯血バッグ 24
鎮静 173
鎮痛 173

て
低酸素血症 214
低酸素発作（anoxic spell） 191, 194
低酸素療法 238
低充填化 174, 178
低出生体重児 183
低侵襲心臓外科手術（MICS） 82
低心拍出量症候群（LOS） 47
低体温循環停止 210
低体温体外循環 27, 77
テルモ血液バッグ CPD® 51
電解質補正 20
電気焼灼 65
電気的隔離 64
伝導異常 185

と
東京女子医大心研分類 160
凍結凝固 65
動脈圧波形解析による心拍出量
　（APCO） 57
動脈管 245
　動脈管開存（PDA） 214
動脈フィルタ 96
動脈瘤破裂 123
トータルフロー 167
トーヌス緊張 38
トリプトファン分解酵素（IDO） 142
トリプルルーメンカテーテル 143

に
二心室修復 236
ニトプロ®（ニトロプルシドナトリウ
　ム水和物） 229

日本周術期経食道心エコー認定(JB-POT) ················· 84
2本送血 ····················· 245
日本体外循環技術医学会勧告 ···240
乳酸(Lac)値 ················· 190

ね
熱交換器 ················ 25, 245

の
濃厚血小板 ·················· 144
脳内組織酸素飽和度(rSO₂) ···121

は
ハードシェル型貯血槽 ········ 22
肺血管抵抗 ·················· 228
肺血管閉塞性病変 ············ 163
肺血流増加 ·················· 238
肺高血圧(症)(PH)
················· 153, 160, 172, 239
　肺高血圧(PH)クライシス
··························· 162, 183, 185
肺静脈隔離(PV isolation) ·· 64, 67, 70
肺静脈狭窄 ·················· 229
肺静脈電気的隔離術 ············ 53
肺静脈閉鎖症 ················· 214
肺体血流比 ············ 150, 183, 224
バイタルサイン ··············· 47
肺動脈径 ···················· 192
肺動脈絞扼術 ················· 160
肺動脈統合術(unifocalization)
··························· 192, 205
肺動脈発育度(PA index) ······239
肺動脈閉鎖兼心室中隔欠損 ····205
バイパスライン ·············· 210
肺保護 ······················ 224
発赤 ························ 154
パッチ閉鎖 ·················· 151
パルスオキシメータ ··········· 174

ひ
非侵襲的モニタ ·············· 217
頻脈 ························· 37

ふ
ファロー四徴症 ·········· 191, 205
フェンタニルクエン酸塩 ······ 154
フォローファイバ(中空糸膜) ··· 25
復温 ···················· 29, 42, 245
腹膜透析 ···················· 218
不整脈 ······················ 153
部分体外循環 ················· 27
プラーク遊離 ················· 123
ブラロック・タウシグ(BT)変法
　(mBT) ······················· 216

ブラロック短絡術 ············ 206
プレコネクト回路 ············· 50
プレコンディショニング ······ 122
プロタミン硫酸塩 ············· 32
プロポフォール ·············· 154
分離型コントローラ ·········· 177
分離したローラポンプ ········ 176
分離送血体外循環 ············ 221
分離肺換気 ·············· 82, 85

へ
ペースメーカ ················ 155
閉鎖回路 ················ 22, 23
並列循環 ···················· 223
ヘパリン化 ··················· 98
ヘパリンナトリウム ··········· 26
変性僧帽弁閉鎖不全症 ········· 44
ベンティング ············ 27, 128
ベント ······················· 68
　ベント・サクションポンプ ······ 20
弁輪温存 ···················· 195

ほ
房室結節 ···················· 182
房室ブロック ················ 185
房室弁 ······················ 181
　房室弁逆流 ············ 183, 185
ホモグラフト ················ 139
　ホモグラフトの遠隔期成績 ······ 141
　ホモグラフトの急速解凍 ······ 140
　ホモグラフト吻合方法 ······ 140
ポンプ脱血 ·········· 21, 155, 165

ま
膜型人工肺 ··················· 96
膜性部中隔瘤(MSA) ·········· 160
麻酔維持 ···················· 103
麻酔計画 ···················· 183
麻酔深度 ····················· 94
麻酔導入 ···················· 102
　麻酔導入薬 ················· 66
末梢循環 ···················· 245
末梢動脈圧 ·················· 245
マルファン症候群 ············ 118

み
ミオテクター® ··············· 146
ミニサーキット ··············· 24

む
無気肺 ······················ 123
無血視野 ····················· 61
無効送血量 ··················· 50
無酸素心停止(anoxic arrest) ···59
無脾 ························ 230

無名静脈(INV)脱血 ··········· 226
無輸血 ······················ 155
　無輸血開心術 ··············· 171
　無輸血手術 ················· 166
　無輸血体外循環 ············· 135

も
モニタリング ················ 102

や
薬物代謝速度 ················ 173

ゆ
有効弁口面積(EOA)··· 100, 109, 113
輸液 ························· 47
　輸液管理 ·················· 154
輸血 ················ 174, 176, 202
　輸血関連肺損傷(TRALI) ····171
　輸血充填 ·················· 124
　輸血ライン ················ 143
癒着剥離 ···················· 142
ユニベントチューブ ··········· 82

よ
陽圧防止弁 ··················· 22
容量負荷 ····················· 44
予定流量 ···················· 189
予防的投与 ·················· 174

ら
落差脱血 ················ 21, 240
卵円孔開存 ·················· 214

り
リークテスト ············ 126, 146
リエントリー回路 ············· 65
リクルートメント ············ 229
離脱 ················· 30, 42, 202
　離脱条件 ··················· 31
リモデリング ············ 46, 73
両方向性Glenn手術 ·········· 225

れ
冷却 ························ 245
連携 ························ 104

ろ
ローラポンプ ············ 20, 21
漏斗部筋性狭窄 ·············· 195
肋間神経ブロック ············ 155

心臓手術の実際 Part 2
外科医が語る術式，麻酔科医が語る心臓麻酔，臨床工学技士が語る体外循環法

2013年4月5日　第1版第1刷発行

監　修	許　俊鋭，山田芳嗣，百瀬直樹
	きょ しゅんえい　やまだ よしつぐ　もも せ なお き

発行人	須摩春樹
編集人	影山博之
（企画編集）	三澤裕子
発行所	株式会社 学研メディカル秀潤社
	〒141-8414 東京都品川区西五反田2-11-8
発売元	株式会社 学研マーケティング
	〒141-8415 東京都品川区西五反田2-11-8
印刷・製本	株式会社 廣済堂

この本に関する各種お問い合わせ
【電話の場合】●編集内容については Tel. 03-6431-1211（編集部直通）
　　　　　　　●在庫，不良品（落丁・乱丁）については Tel. 03-6431-1210（営業部直通）
【文書の場合】〒141-8418　東京都品川区西五反田2-11-8
　　　　　　　学研お客様センター
　　　　　　　『心臓手術の実際 Part 2 －外科医が語る術式，麻酔科医が語る心臓麻酔，臨床工学技士が語る体外循環法』係
【電子メールの場合】info@shujunsha.co.jp
　　　　　　　（件名『心臓手術の実際 Part 2 －外科医が語る術式，麻酔科医が語る心臓麻酔，
　　　　　　　臨床工学技士が語る体外循環法』にて送信ください）

©S. Kyo, Y. Yamada, N. Momose　2013 Printed in Japan.
●ショメイ：　シンゾウシュジュツノジッサイ Part 2 －ゲカイガカタルジュツシキ，
　　　　　　マスイカイガカタルシンゾウマスイ，リンショウコウガクギシガカタルタイガイジュンカンホウ

本書の無断転載，複製，頒布，公衆送信，翻訳，翻案等を禁じます．
本書に掲載する著作物の複製権・翻訳権・上映権・譲渡権・公衆送信権（送信可能化権を含む）は株式会社 学研メディカル秀潤社が管理します．
本書を代行業者等の第三者に依頼してスキャンやデジタル化することは，たとえ個人や家庭内の利用であっても，著作権法上，認められておりません．
学研メディカル秀潤社の書籍・雑誌についての新刊情報・詳細情報は，下記をご覧ください．
　　http://gakken-mesh.jp/

JCOPY 〈（社）出版者著作権管理機構委託出版物〉
本書の無断複写は著作権法上での例外を除き禁じられています．複写される場合は，そのつど事前に，
（社）出版者著作権管理機構（電話 03-3513-6969，FAX 03-3513-6979, e-mail :info@jcopy.or.jp）の許諾を得てください．

装幀・組版設計	株式会社 道吉デザイン研究室（道吉　剛，稲葉克彦）
DTP	中澤慶司，有限会社 ブルーインク
図版製作	有限会社 ブルーインク
編集協力	石川美香子，北谷みゆき